V&R

Franco Biondi

Symbiotische Strickmuster zwischen inniger Liebe und Entwicklungstrauma

Psychodynamik und Behandlung

Mit einer Vorbemerkung von Ellert Nijenhuis

Mit 11 Abbildungen

Vandenhoeck & Ruprecht

Bibliografische Information der Deutschen Nationalbibliothek:
Die Deutsche Nationalbibliothek verzeichnet diese Publikation in der Deutschen Nationalbibliografie; detaillierte bibliografische Daten sind im Internet über https://dnb.de abrufbar.

Umschlagabbildung: Ursula Keupert, Ohne Titel, 2018

Satz: SchwabScantechnik, Göttingen
Druck und Bindung: ⊕ Hubert & Co. BuchPartner, Göttingen
Printed in the EU

Vandenhoeck & Ruprecht Verlage | www.vandenhoeck-ruprecht-verlage.com

ISBN 978-3-525-40747-9

Inhalt

Ellert Nijenhuis

Vorbemerkung: Interpersonale und intrapersonale Verstrickung und Entwirrung: Eine enaktive Vorgehensweise

Einen allgemeinen Zusammenhang von Franco Biondis theoretischen Betrachtungen und praktischen Interventionen anzubieten, scheint mir eine passende Einführung für dieses wichtige Fachbuch zu sein. Ich habe den Eindruck, der Rahmen besteht aus grundlegenden Überlegungen, in dem wir als Menschen

- primär durch unsere Bedürfnisse und Verlangen geleitet, also zuallererst affektive lebende Systeme anstelle von überwiegend kognitiven Strukturen sind,
- vollständig verkörpert und in die Welt eingebettet sind anstelle »in einen Schädel eingeschlossen«, quasi verhirnt sind,
- uns selbst, unsere Welt und uns selbst als intrinsischen Teil dieser Welt hervorbringen und verwirklichen, anstatt interne »Informationsprozesse« und eine »objektiv« bestehende Welt zu repräsentieren.

Der allgemeine Zusammenhang beinhaltet auch die Überlegungen,

- dass wir und unsere gelebte Welt ein Organismus-Umwelt-System oder ökologisches System anstelle von zwei verschiedenen, wenn auch interagierenden Systemen konstituieren,
- und dass wir als dieses ökologische System wie jeder lebende Organismus herausgefordert sind, Bedeutung zu schaffen, anstatt vorgegebene Bedeutungen zu finden.

Diese verschiedenen Überlegungen begründen eine enaktive Perspektive des Lebens, deren Vorgehensweise in der Psychologie, Biologie und Philosophie neuerdings an Boden gewinnt. In diesem Sinne ist Biondis Buch sehr modern. Dennoch sind verschiedene Kernideen der enaktiven Betrachtungsweise auf vorangegangene

Zeiten zurückzudatieren. Sie umfassen Spinozas Philosophie und Psychologie (1677/2014) und die wichtigsten Erkenntnisse von Schopenhauer (1819/1844/2014), ob dies nun gewürdigt wird oder nicht. In diesem Sinne wurzelt Biondis Buch auch in tiefgründigen historischen Quellen.

Um zu verstehen, wie Biondis Sichtweisen und Überlegungen von einer enaktiven Perspektive[1] unseres mentalen und körperlichen Seins umrahmt werden können, ist es hilfreich, die Vorgehensweise etwas genauer zu untersuchen.

Wir können zunächst einmal hervorheben, dass es beim Leben grundsätzlich um den Willen zu existieren geht. Niemand weiß, woher das Verlangen eines jeden Organismus zu existieren und das Streben, diese Existenz zu bewahren, herrühren, aber das ist der Schlüssel des Lebens. Eine zweite Beobachtung ist, dass jede Lebensform unter gefährlichen Bedingungen existiert.

Existenz ist daher ein andauernder Kampf. Es geht darum, dass Organismen, ob sie nun einzelne Zellen, Pflanzen, Bäume, einfache Tiere oder komplexe Lebewesen wie wir sind, Bedürfnisse haben, die nur eine passende Umgebung erfüllen kann. Sie können nur in einer Umwelt gedeihen, die ihnen das bietet, was notwendig und nützlich für sie ist.

Weiterhin ist festzuhalten: Je komplexer Organismen sind, umso mehr Bedürfnisse haben sie normalerweise. Die evolutionäre Vervielfachung von Bedürfnissen hat unsere Existenz zwar bereichert, aber auch immens kompliziert gemacht. Die Menschheit hat sozusagen vom Baum des Verlangens gegessen. Unsere Spezies umfasst natürlich vielerlei Bedürfnisse, Verlangen, Willen. Um nur ein paar zu nennen: Wir verlangen zu atmen, zu essen, zu trinken, zu schlafen,

1 Ich schreibe »eine enaktive Vorgehensweise« anstatt »die enaktive Vorgehensweise«, um darauf hinzuweisen, dass es derzeit mehrere Perspektiven gibt, die sich »enaktiv« nennen. In dieser Einführung und anderswo (2015, 2016, 2017, 2018) stelle ich meine Version/Auffassung davon vor. Mein Verständnis ist durch die Arbeiten von Autoren wie Colombetti (2014), Fuchs (2008, 2010), Fuchs und DeJaeger (2010), Gibson (1977, 1979), Janet (1907), Thompson (2007), Spinoza (1996), Schopenhauer (1819/1844) und Varela (Varela, Thompson u. Rosch, 1993) sowie vielen anderen beeinflusst, selbstverständlich einschließlich derjenigen von Merleau-Ponty (1945/1962).

auszuruhen, zu entspannen, etwas zu erforschen, zu lernen, unter Leute zu gehen, uns zu binden, zu unterstützen und unterstützt zu werden, Sex zu haben, unterhalten und angeregt zu werden, zu spielen, gut auszusehen, uns zu messen, Fürsorge und Aufmerksamkeit zu bekommen, uns zu entwickeln und noch vieles mehr.

Eine dritte Tatsache menschlichen Lebens ist, dass wir stark von anderen abhängig sind. Wenn wir in unsere Welt geboren werden, sind wir körperlich und geistig auf die Gnade unserer Eltern oder anderer Individuen angewiesen, die über Jahre für uns äußerst bedeutsam sein werden. Mit zunehmender Reifung gewinnen wir mehr Autonomie, aber selbst als Erwachsene können wir in vielen Fällen ganz allein nur wenig erreichen. Die meisten menschlichen Bemühungen würden nicht gelingen, wenn wir nicht kooperieren würden. Unser Leben ist grundlegend sozial und gesellschaftlich.

Ein viertes Prinzip ist, dass wir nicht primär ein Gehirn im Tank sind. Ein Gehirn kann ohne einen Körper und ohne eine Welt überhaupt nicht existieren. Inmitten der gegenwärtigen Faszination des Gehirns – einem neuen Götzenbild – sollten wir verstehen, dass unsere (spezielle Art der) Verkörperung und Einbettung die Struktur und Funktion unseres Gehirns stark beeinflussen. Gehirn-Kurzsichtigkeit führt nicht zu einer reichhaltigen Psychologie. Weiterhin sind unsere Bedürfnisse und Verlangen nicht nur mental. Sie sind in gleicher Weise körperlich. Tatsächlich ist eine Trennung von Geist und Körper künstlich. Wir sind eins, nicht zwei. Als Babys und Kinder und auch in späteren Lebensphasen sehnen wir uns danach, von unseren Eltern, anderen Bezugspersonen, unseren Geliebten und Freunden so berührt, umarmt und getröstet zu werden, wie es zu diesen verschiedenen Beziehungen passt. Berührt zu werden und zu berühren ist kein Luxus. Wir nehmen uns wahr und wissen um uns und unsere Umwelt, indem wir berühren, fühlen, schmecken, riechen, hören, schauen, uns bewegen, balancieren sowie durch andere verkörperte Handlungen. Zusammengefasst leben wir als wahrnehmende und selbst-bewusste Einheit, die in sich unser Gehirn, unseren Körper und unsere Umwelt umfasst und grundlegend von Verlangen geleitet ist.

Um das zu bekommen, was nützlich für uns ist, müssen wir, wie jeder Organismus, handeln, und wir handeln als die Art des Körpers, der wir sind, und handeln in der Welt, die wir antreffen. Wir müssen etwas tun. Um das Nützliche zu bekommen, müssen wir uns normalerweise zu dem Objekt/den Objekten unserer Verlangen hinbewegen. Wir nennen diese Dinge »gut« und fühlen uns gut, wenn wir unser Ziel erreichen. Gut ist, was nützlich ist. Gemäß Spinoza (1677/2014) begleitet »sich gut fühlen« eine Stärkung unserer Handlungskraft, unserer Kraft, um unsere Ziele zu erreichen.

Ein Problem menschlicher Existenz ist, dass es schwer ist, unsere vielfältigen Verlangen zu integrieren. Es ist ziemlich normal für uns, dass wir mit Konflikten kämpfen, sich diesem oder jenem »anzunähern«. Beispielsweise lieben es viele von uns, gut zu essen und zu trinken, wollen dabei aber nicht zunehmen. Wir würden gern Zeit mit unseren Freunden verbringen, aber auch gern vermeiden, unsere Partner oder Kinder durch unsere Abwesenheit zu enttäuschen. Wir möchten gern eine Prüfung bestehen, haben aber Schwierigkeiten zu lernen, wenn Freunde eine Party feiern. In solchen Fällen ist es verlockend, sich für die einfachere Handlung zu entscheiden, also das bevorstehende Examen zu vergessen und zu der Fete zu gehen. Wie wir alle wissen, ist es ein weit schwierigeres Unterfangen, von sofortigen Belohnungssituationen abzusehen, um höhere Ziele zu erreichen, die ein weit größeres Engagement an Zeit und Energie benötigen. Sofortigen Belohnungen zu widerstehen, benötigt mehr »Power of Action« (Handlungskraft), als gedankenlos Impulsen zu folgen.

Eine andere Schwierigkeit ist, dass das Leben ein riskantes Unterfangen ist. Die Umwelt bietet den Spezies selten nur das »Gute«. Sie umfasst auch Dinge – Objekte, andere Subjekte, Ereignisse –, die ihnen Schaden zufügen können. Organismen sind daher gefordert, sich gegen diese Kräften zu verteidigen, sich vor dem Schlechten und Bedrohlichen zu schützen. Um ihre Existenz aufrechtzuerhalten, müssen sie das Schädliche auf Abstand halten. Sie benötigen beispielsweise ein Immunsystem, das winzige Eindringlinge abwehrt, die sie zerstören würden, wenn man sie nicht daran hindern würde. Sie erschrecken, fliehen, erstarren, verstecken sich oder wehren mächtigere Feinde ab. Sie können sich totstellen, um ihre Gegner anderweitig zu täuschen. Manche freunden sich mit ihnen an, um ihre Haut zu retten.

Organismen stoßen zusätzlich auf Dinge, die für sie als Spezies oder als Individuum, das sie sind, unwichtig sind. Es ist eine Kunst an sich, zu entscheiden, ob nun unbewusst oder bewusst, was für das Sein und Werden eines jeden irrelevant ist. Die meisten, wenn nicht alle unter uns wissen, wie unsere Gedanken abschweifen können, wie wir uns mit Dingen beschäftigen, die aktuell ziemlich nutzlos für uns sind. Mit etwas Nutzlosem beschäftigt zu sein, ist offensichtlich eine Zeit- und Energieverschwendung. Dennoch kann es uns plagen, u.a. wenn wir müde sind oder wenn unsere Handlungskraft aus anderen Gründen gering ist.

Um ihr Leben gut zu leben, benötigen Organismen demzufolge Kraft, um das Nützliche zu erreichen, Kraft, um mit dem Schädlichen zurechtzukommen, und Kraft, das Nutzlose sein zu lassen, ebenso wie Kraft, diese drei Bereiche zu unterscheiden. Wie bereits erwähnt, gewinnen Organismen mit jedem Erfolg an Handlungskraft. Nichts ist so erfolgreich wie Erfolg. Wenn sie von Leiden beeinträchtigt sind, gelingt ihnen weniger, sie verlieren an Handlungskraft, mit dem Tod als Extrem. Das Nutzlose belässt ihnen ihre Handlungskraft, so dass sie im Prinzip unverändert existieren.

Existenz erfordert daher einen andauernden Tanz oder eine *Kopplung* von Subjekten mit ihren »Objekten«. So wie es hier verstanden wird, sind »Objekte« ein abstrakter Begriff, der für verschiedene andere Abstraktionen steht, so wie »Dinge«, »Ereignisse« und andere Subjekte. »Subjekte« steht für Lebewesen. Das Substantiv »Existenz« und das Verb »existieren« weisen auf diese innewohnende Verbindung zwischen Subjekten und Objekten hin. Die Begriffe stammen aus dem lateinischen »existere/exsistere«, was so viel bedeutet wie »hervortreten, auftauchen, erscheinen, zum Vorschein kommen, entstehen«. Jedes dieser Verben weist auf Handlung hin, eine spezifischen Verbindung oder Kopplung von einem Subjekt und einem Rahmen, in dem das Subjekt hervorkommt, auftaucht, sichtbar wird usw. Niemand lebt oder könnte in einer leeren Umgebung leben.

Subjekte kommen hervor und müssen in einer Umwelt hervorkommen, um das zu bekommen, was sie brauchen, sonst würden sie aufhören zu existieren. Indem sie hervorkommen, wirken sie auf ihre Umgebung ein, genauso wie ihre Umgebung »herauskommt« und auf sie einwirkt, sei es zu ihrem Besseren oder Schlechteren. Leben ist in diesem Sinne ein Tanz von Einwirkungen. Es umfasst wechselseitige

Kräfte von Subjekten und Objekten, die andauernd aufeinander einwirken. Heil (2015) bezeichnet diese Wechselwirkung als »causing« (Verursachung), wie er es präzise formuliert: »causing is where the action is« (»Verursachung ist da, wo die Handlung ist«) (S. 120).

Subjekte und Objekte können auf vielfältige Weise aufeinander einwirken – zum Guten oder Schlechten für einen von ihnen oder für beide. Es gibt Symbiose und Antibiose. Wenn man diesen Gedankengang weiter fortsetzt, können wir feststellen, dass Subjekte und Objekte immer zusammen vorkommen, voneinander abhängig sind und sich zudem sogar gegenseitig bedingen. Wenn es ein Subjekt gibt, gibt es ein Objekt, und ein Objekt ist immer ein Objekt für ein Subjekt (Kookkurenz). Beispielsweise ist eine Mutter als Objekt das Objekt von jemandem. Jede Wahrnehmung, jedes Gefühl, jeder Gedanke, jede Erinnerung und Sichtweise ist die von jemandem. Es gibt keine Sichtweise aus dem Nirgendwo. Subjekte und Objekte sind voneinander abhängig. Organismen können nicht essen, etwas festhalten, wahrnehmen, fühlen, denken etc., wenn es nichts zu essen, festzuhalten, wahrzunehmen, zu fühlen, zu denken etc. gibt. Subjekte benötigen Objekte. Aber es gibt auch nur dann Dinge oder andere festzuhalten etc., wenn es Subjekte gibt, zu denen etwas oder jemand ein Objekt ist.

Diese Ko-Abhängigkeit von Subjekten und Objekten ist eng verbunden mit Ko-Konstitution, also der Tatsache, dass Organismen durch Objekte konstituiert werden. Wir erinnern uns daran, dass Organismen als Subjekte unter gefährlichen Bedingungen leben. Sie haben Bedürfnisse, die nur durch eine passende Umgebung befriedigt werden können. Wo wären wir ohne Luft, Wasser, Nahrung? Wo wären wir ohne »genügend gute« (genügend nützliche) Mütter, Väter, Geliebte und Freunde? Gleichzeitig werden Objekte teilweise durch Subjekte konstituiert. Dass ich »Tasten« berühre, während ich auf meinem »Laptop« schreibe, beinhaltet meine Konzeptionen. Eine Ameise, die die »Tasten« meines »Laptops« untersucht, hat keine Ahnung von »Tasten«, »Laptops«, »Worten« oder meinem »Geschriebenem« und dessen »Zweck«. Ameisen könnte nichts weniger interessieren. Sie leben in einer anderen Welt, einer sehr unterschiedlichen Welt von Objekten, Bedeutungen, also Subjekt-Objekt-Kopplungen. Objekte und ihre Bedeutung oder

Bedeutungen existieren an und für sich gar nicht. Die Ameisen und wir bringen verschiedene Ichs und Welten und Selbst-Welt-Verbindungen hervor. Was nützlich, schädlich oder gleichgültig für Subjekte ist, ist eindeutig speziesabhängig. Was eine Spezies gedeihen lässt, könnte eine andere zerstören.

Weiterhin ist das, was für einen Organismus etwas bedeutet, von seinen aktuellen Bedürfnissen abhängig. Dinge haben keine festgelegte Bedeutung für eine Spezies oder ein Individuum. Insbesondere wenn sich Verlangen verändern, wird ein Objekt immer ein andersartiges Objekt für uns. Beispielsweise ist Wasser, wenn wir durstig sind, ein großes Gut. Wenn wir dagegen ins Wasser fallen und nicht schwimmen können, ist Wasser unser tödlicher Feind. Regen kann ein Segen und ein Fluch sein. Wasser ist unentbehrlich, um ein Aquarell zu erschaffen, es kann unser Objekt wissenschaftlichen Interesses sein, Wasser ermöglicht uns die Konzepte von Flüssigkeit, Transparenz oder Bewegung zu erklären. Der Punkt ist, dass »Wasser« wie grundsätzlich alle Objekte, die für uns existieren, eine Menge an Bedeutungen für uns haben können. Um Gibsons (1977; 1979) Begriff zu verwenden, »erlauben« (»afford«) uns Objekte, sie in unterschiedlicher Art und Weise zu nutzen. Wer hätte vor ein paar Jahrzehnten daran gedacht, dass Sand (Silicium) ein Hauptbestandteil der Computerhardware sein wird? Silicium könnte auch einem Leben ohne Kohlenstoff zugrunde liegen. Zusammengefasst lässt sich sagen, dass Bedeutungen nicht vorgegeben sind; Organismen geben ihnen Bedeutung, aber nicht einfach so, sondern entsprechend ihren Affordanzen, d. h. ihren möglichen Verwendungszwecken.

Organismen sind nicht von ihrer gelebten Welt entkoppelt und diese Umwelt ist nicht entkoppelt von ihnen. Angesichts dessen sollten wir damit aufhören, uns Individuen und ihre Umgebung als zwei Systeme vorzustellen. Wir sollten die zwei als eins betrachten. Manche Autoren sprechen daher von »Organismus-Umwelt-Systemen«. Es ist nicht schwer zu erkennen, dass unterschiedliche Spezies (z. B. Menschen und Ameisen) unterschiedliche Organismus-Umwelt-Systeme konstituieren. Aber man sollte daran denken, dass zumindest ab einem bestimmten Punkt jede intrinsisch verbundene Lebewesen-Umwelt-Einheit ein einzigartiges System konstituiert.

Ich bezeichne Organismus-Umwelt-Systeme als lebende ökologische Systeme. E kann als Symbol für ein ökologisches System stehen, S für Subjekt, O für Objekt(e) und x für Kopplungen/Verbindungen, sodass wir E = S x O erhalten. Die Formel erfasst praktisch und existenziell Sym-Biose, sofern »Bio« sowohl für körperliche als auch mentale Existenz steht: ko-okkurent, ko-abhängig und ko-konstituierend. Es spiegelt intrinsische Subjekt-Objekt-Relativität.

Die Probleme der Verursachung und das Vorhandensein von primordialen Bedürfnissen bringen es mit sich, dass Subjekte und Objekte sich gegenseitig zum Besseren oder Schlechteren beeinflussen können. Subjekte wirken auf O und auf sich selbst ein (Lebensformen sind innerhalb Grenzen selbstorganisierend), wenn ihre Handlungskraft andere Kräfte (Ursachen) übertrifft, die auf sie einwirken. Wenn schädigende oder unwichtige externe Kräfte sie mehr beeinflussen, als sie sie beeinflussen, sind Subjekte in gewisser Weise »passiv«. Das Risiko zu leiden, ist damit eingeschlossen. Manche Personen sind zum Beispiel in der Lage, 100 Kilogramm hochzuheben. Sie handeln, was bedeutet, dass ihre Kraft, das Gewicht zu heben, die Kräfte des Objekts und selbstverständlich der Schwerkraft, die auf das Objekt wirkt, übersteigt. Die meisten Menschen werden es nicht schaffen, solch ein Gewicht zu heben, bleiben daher »passiv« bezüglich der Kräfte des schweren Gegenstands. Spinoza sprach daher von »Tätigkeiten« (Handlungen) und »Leiden«.

Der Unterschied zwischen »Tätigkeit« und »Leiden« scheint vielleicht einfach, wenn nicht gar offensichtlich. Dennoch wird er nicht immer richtig eingeschätzt. Einige Autoren bezeichnen oder definieren »Trauma« gewissermaßen »objektiv«. So sagen beispielsweise manche, dass sexueller Missbrauch ein Trauma darstellt. Aber was ist, wenn eine Person (S), trotz eines solch schrecklichen Ereignisses (O), ein ziemlich unversehrtes Leben schafft? Was, wenn diese Person gesund bleibt, nicht verletzt wird? Sexuellen Missbrauch von vornherein als Trauma anzusehen, scheint eine zu weit gefasste Kategorie zu erzeugen. Manche Autoren scheinen emotionale Vernachlässigung nicht als Trauma anzusehen. Aber was ist, wenn emotionale Vernachlässigung als O S so beeinträchtigt, dass S mental und körperlich verletzt wird (die Forschung hat dokumentiert, dass emotionale Vernachlässigung die Hirnentwicklung beeinflussen kann)?

In diesem Fall wird »Trauma« nicht weit genug gefasst. Wenn E = S x O ignoriert oder missachtet wird, können Fehler in beide Richtungen entstehen. Wir vermeiden die damit verbundenen Schwachstellen, sofern wir »Trauma« (das Wort bedeutet Verletzung oder Wunde) in Bezug auf E definieren.

Biondi zieht unsere Aufmerksamkeit auf Familienkonstellationen, die sehr lange nicht als traumatisierend erkannt wurden. Vor Bowlbys Arbeit (1980/2006) wurde kaum verstanden, wie tief unser menschliches Bedürfnis (und das anderer Säugetiere) nach Bindung ist. Seine Arbeiten wurden anfänglich ernsthaft angezweifelt. Aber jetzt wissen wir es besser. Unser Verlangen, uns an unsere Eltern oder ihre Vertreter zu binden, geht sehr tief. Diese Tatsache scheint jetzt offensichtlich zu sein. Aber ist es genauso offensichtlich für uns, was passiert, wenn die beteiligten Erwachsenen nicht nur nützlich für ihre Töchter und Söhne sind – sodass die Kinder sie als »gut« erleben und begreifen? Was ist, wenn die Eltern der Kinder oder deren vertretende Bezugspersonen gleichzeitig nützlich und schädlich oder »neutral« zu ihnen sind? Was ist, wenn diese Erwachsenen sie »lieben« und »hassen«, an sich ziehen und abwehren, sich in gewisser Weise und in gewissem Grad kümmern, aber auch angreifen und/oder sie emotional (miss-)brauchen oder ignorieren, insbesondere wenn diese Wechsel für das Kind unbegreiflich sind und plötzlich und unvorhersehbar auftauchen? Wie sollen Kinder leben, wenn sie so stark von entgegengesetzten Begehren beeinflusst werden? Wie sollen sie existieren, wenn sie, geleitet vom Bedürfnis nach Bindung, stark dazu tendieren, sich auf sie zuzubewegen, und wenn sie, geleitet vom Bedürfnis nach Verteidigung, gleichzeitig gezwungen sind, sich von ihnen zu distanzieren? Wie können sie leben, wenn sie mit Eltern verbunden sind, die, so wie sie es empfinden, zugleich »gut« und »schlecht« sind? Wie können Kinder, die mit dieser inkonsistenten, wenn nicht paradoxen Realität konfrontiert sind, sich selbst und ihre Umwelt verstehen?

Eine Möglichkeit, um diese schwer nachvollziehbaren und schmerzhaften Realitäten mit Annäherungs-Vermeidungs-Konflikten zu überleben, ist aufzuhören als ein singuläres Individuum zu existieren. Individuum meint wörtlich »das, was nicht geteilt werden kann«. Auch wenn einige Kollegen oder Laien es kaum glauben oder akzeptieren werden, belegen klinische Erfahrung und Forschung sehr eindeutig, dass Individuen als »Dividuen« existieren und handeln können. Das bedeutet, sie können als dissoziatives System existieren, also als zwei oder mehr dissoziativ Handelnde. Biondi nutzt die Begriffe dissoziative »Anteile« oder »Seiten«. E bringt daher hervor oder enagiert (englisch: »enacts«) zwei oder mehr Subsysteme, die in mancher Hinsicht voneinander dissoziiert sind.

Geleitet durch bestimmte Bedürfnisse (unbewusst) und Verlangen (bewusst), ist jeder dissoziativ Handelnde ein Zentrum von Handeln und Leiden, ein Zentrum von Enactment (Enagieren) und Reenactment (Reenagieren). Um als dissoziativ Handelnde »Stimmungen« oder »Modi des Strebens und Verlangens« zu unterscheiden, müssen sie ein bestimmtes und notwendiges Kriterium erfüllen, was bedeutet, dass dissoziativ Handelnde ihren eigenen Sinn und Vorstellungen davon, wer sie sind und wie ihre Welt ist, enagieren und reenagieren. Eher technisch ausgedrückt, enagieren und reenagieren sie ihre eigene Erste-Person-Erfahrung und -Perspektive. Ihre anderen Person-Erfahrungen und -Perspektiven liegen der Ersten-Person-Perspektive zugrunde. Sie umfassen die Quasi-Zweite-Person-Perspektive (»Ich, erfahrungsmäßig und kognitiv bezogen auf mich, ich selbst, mein«, so wie bei »Ich und mein Kopf« oder »Ich in Bezug auf meine Gefühle«). Sie umfassen auch die Zweite-Person-Perspektive (»Ich, erfahrungsmäßig und kognitiv bezogen auf dich«). Eine weitere Person-Perspektive umfasst die Dritte-Person-Perspektive (»Ich in Bezug auf manche Objekte in einem mehr oder weniger ›technischen‹ Sinn«, so wie »Ich und Biondis Text als ein Objekt meiner Aufmerksamkeit und Gedanken«).

Manche Kinder entwickeln solche dissoziativ Handelnden in ihrem Bemühen, mit den meist inkonsistenten elterlichen Affekten, Gedanken und Verhaltensweisen ihnen gegenüber umzugehen. Geleitet vom Verlangen, sich zu binden und alltägliche Bedürfnisse zu erfüllen, werden sie als ein dissoziativ Handelnder immer ihre Eltern als »gut« erleben und neigen daher dazu, sich körperlich und emotional auf sie zuzubewegen. Sie können dieses Muster nur so lange beibehalten, wie sie es emotional und kognitiv schaffen, gegenüber der dunklen Macht ihrer Bezugspersonen genügend ignorant zu bleiben. Geleitet von dem Verlangen, sich vor gefährlichen »Dingen« zu schützen – vor der angreifenden oder emotional ignoranten

Mutter, dem Vater oder anderen bedeutsamen Bezugspersonen –, werden sie sich, als ein weiterer dissoziativ Handelnder, von dem »schlechten« Elternteil oder den Eltern normalerweise entfernen, um Verletzungen so gut es geht zu begrenzen. Weil diese Individuen so viel mehr Handlungskraft haben, fühlen die sich verteidigenden dissoziativ Handelnden typischerweise sehr fragil. Geleitet von dem normalen und bedeutsamen Verlangen, einen Einfluss auf sich und andere zu haben – der Grundlage gesunder Autonomie –, beginnen sie als ein weiterer dissoziativer Teil, sich früher oder später die Methoden der Eltern zu eigen zu machen. Kinder lernen ungeheuer viel durch Modelle und Imitation. In der Folge beginnen diese dissoziativ Handelnden, andere Subjekte emotional und verhaltensmäßig zu kontrollieren, einschließlich der ignoranten und fragilen dissoziativ Handelnden, die sie tendenziell als dumm und schwach einschätzen.

Als ein gesamtes System E enagieren und reenagieren diese drei prototypischen dissoziativ Handelnden tatsächlich immer wieder das, was ich als Trauma-Trinität bezeichne. Diese Trinität umfasst drei hauptsächliche Muster von Handlung und Leiden: Ignoranz, Fragilität und Kontrolle. Ignoranz ist der Versuch, das Realisieren sehr schmerzhafter Wahrheiten zu vermeiden. Es ist das Bemühen, den Schrecken, dem man ausgesetzt war, nicht zu fühlen, nicht zu wissen, nicht zu erinnern, nicht in Worte zu fassen und nicht zu realisieren. Fragilität ist die Erfahrung und das Wissen, dass schädigende Kräfte der Umwelt die eigenen bei weitem übertreffen. Emotionale Kontrolle ist das Verlangen und Streben, Macht auf Kosten anderer zu haben und zu gewinnen. Obwohl diese Teilung ein verwirrendes Leben ermöglichen kann, bringt es ernsthafte Probleme mit sich, die sich teilweise in psychiatrischen Symptomen (dissoziative und anderweitige) manifestieren. Auch wenn es dissoziativ Handelnden gelingen mag, ihre Existenz zu bewahren, stecken sie normalerweise darin fest, ihre traumabasierte Existenz und die damit einhergehenden Kämpfe zu reenagieren.

Die Trinität von Ignoranz, Fragilität und Kontrolle ist tatsächlich allgegenwärtig und umfassend. Sie kennzeichnet die Struktur und Dynamik von Traumatisierten. Sie charakterisiert auch Täter, ihre Komplizen, Zuschauer, Professionelle, Institutionen und Gesellschaften im Allgemeinen. Täter sind normalerweise emotional kontrollierend, zumindest wenn sie Verbrechen begehen. Sie neigen dazu, ihre Opfer als Objekte zu sehen, mehr als »Dinge, die man benutzt«, als als Subjekte, die es wert sind, respektiert, umsorgt und geliebt zu werden. Die »Objekte« ihrer Macht zeigen Gefühl und sind normalerweise fragil, wehrlos – bis sie in ihrer Verzweiflung beginnen, sich dagegen aufzulehnen. Diktatoren verlieren an Macht, wenn diejenigen, die sie unterdrücken, sich weigern, länger versklavt zu sein. Zuschauer, Familienmitglieder, Professionelle, Institutionen und Gesellschaften im Allgemeinen »entscheiden sich« wegzuschauen. Ähnlich wie Täter heimlicher Verbrechen handeln sie in der sichtbaren Welt, als ob nichts falsch wäre. Sie leugnen vielleicht auch stur den Schrecken, den Täter ausüben, und erlauben dadurch, dass das Schlechte geschieht. Es ist eine jämmerliche, schlimme Tatsache, dass viele gesellschaftliche Kräfte es Tätern ermöglichen, ihre Handlungen fortzusetzen. Emotionale Kontrolle bei Traumatisierung umfasst viele Möglichkeiten, wie etwa das Opfer zu demütigen und diejenigen heftig zu attackieren, die protestieren, sowie Einschüchterung, emotionale Erpressung und Drohungen gegenüber Unterstützern von Opfern. Diese kontrollierenden Strategien und Taktiken bleiben wirksam, bis Fakten die Oberhand gewinnen, die die weitere Geheimhaltung sozusagen verhindern. Meistens bezieht diese Dominanz fragile Handelnde mit ein, die im Grunde nichts zu verlieren haben und die beginnen, diejenigen, die sie ignorieren und missbrauchen, zu konfrontieren. Das passiert dann, wenn fragil Handelnde aus Verzweiflung ihre Ängste gegenüber denjenigen überwinden, die sie ignorieren und versuchen zu kontrollieren.

Es ist äußerst schwierig, sich Tätern sowie bedeutsamen Anderen, die ernsthaft emotionale Bedürfnisse missachten, zu widersetzen, wenn man zutiefst von ihnen abhängig ist. Man kann sich auf einen solchen Widerstand nur dann einlassen, wenn man darauf vorbereitet ist, den eigenen grundlegenden Bindungsbedürfnissen nicht nachzugeben, und wenn man bereit ist, die Bindungsbeziehung aufzugeben. Diese Handlungen sind zweifellos sehr hart und überaus schmerzhaft. Die Risiken, in solch problematischen Beziehungen verstrickt zu bleiben, sind groß, wenn die eigene Handlungskraft sehr gering bleibt. Und da die Handlungskraft eine Entwicklungsleistung ist und diese Leistung in großem Maße von einer genügend guten Kindererziehung abhängig ist, können Kinder, die von ihren Eltern benutzt anstatt aufrichtig geliebt und erzogen werden, gefangen bleiben.

Wenn sie sich selbst in dissoziativ Handelnde teilen, teilen sie den motivationalen Konflikt (»Sollte ich bleiben oder sollte ich gehen oder wäre es besser, emotionale Kontrolle nachzuahmen?«). Allerdings ist diese Teilung nur unvollständig. Dissoziativ Handelnde sind normalerweise nicht vollkommen voneinander unabhängig. Sie neigen eher dazu, einander zu beeinflussen, wenigstens in mancher Hinsicht. Beispielsweise fürchtet und vermeidet der ignorante/ignorierende dissoziativ Handelnde zumeist den fragilen und den emotional kontrollierenden Handelnden. Der fragile Teil ist phobisch gegenüber dem emotional kontrollierenden Handelnden und fühlt sich vom ignoranten/ignorierenden Handelnden zurückgewiesen – der wiederum vergleichbar mit dem emotional kontrollierenden/emotional missbrauchenden oder vernachlässigenden Elternteil handelt. Die prototypischen dissoziativ Handelnden, die Traumatisierte tendenziell entwickeln, spiegeln normalerweise die sozialen Strukturen und die Dynamik ihrer verletzenden Umgebung wider. Aus dem äußeren Drama wird also eine innere Tragödie.

Nicht jeder, der auf diese Weise verstrickt wird, hat die Gabe oder empfindet den unbewussten oder teilweise bewussten Drang zu dissoziieren, also dissoziativ Handelnde zu entwickeln, die definitionsgemäß ihre eigene Erste-Person-Perspektive hervorbringen. Manchen Kindern gelingt es trotz missbräuchlichen, vernachlässigenden und, wie Biondi es passend nennt, »symbiotisierenden« elterlichen Handlungen, ein einziges »Ich« hervorzubringen. Eltern, die diese symbiotisierenden Handlungen ausführen, benutzen ihre Kinder, um ihre eigenen Bedürfnisse und Verlangen zu erfüllen, auf Kosten des Wohlbefindens der Kinder und deren Weg in die Selbstständigkeit. Dennoch entwickeln Kinder, die mit einem symbiotisierenden Elternteil (oder beiden Eltern) leben (müssen), voraussichtlich starke Konflikte zwischen gegensätzlichen Modi des Verlangens und Strebens. Diese Konflikte können sie tief verstrickt in den problematischen Beziehungen mit ihren Eltern oder Ersatzeltern steckenlassen, nicht für einen Tag, sondern für lange Zeit.

Biondi beschreibt und analysiert brillant diese emotionale und motivationale Verstrickung. Er beschreibt auch detailliert seine exzellente klinische Praxis mit denjenigen, die versuchen, sich zu »entwirren«. Zu realisieren, was passiert und was vielleicht immer noch passiert, diese verstrickten und verletzenden Beziehungen zu begreifen, ist schwierig und schmerzhaft, aber letztendlich befreiend. In der Therapie geht es eigentlich um die Entwicklung von Kraft, um sich selbst zu befreien: die Verluste zu erfahren, zu bestätigen, zu betrauern und zu akzeptieren und die Gewinne zu genießen.

Es ist eine sehr wichtige therapeutische Betrachtung, dass die Integration traumatisierender Erinnerungen und Beziehungen eine hohe Handlungskraft braucht. Wie Biondi erkennt und praktiziert, ist die Entwicklung einer ausreichend guten Beziehung mit einem glaubwürdigen, kompetenten, transparenten und vorhersehbaren Therapeuten, der dem Patienten in empathischer und gleichberechtigter Weise begegnet, obligatorisch. Entscheidend ist, dass dies die Kraft des Patienten, eine brutale Umwelt anzunehmen, beträchtlich steigert. Es stellt dem Patienten auch ein lebendiges Modell bereichernder menschlicher Kooperation zur Verfügung. Wie Biondi darstellt, muss die Koenaktion einer soliden therapeutischen Allianz zwischen Patient und Therapeut fast immer der Anstrengung vorausgehen, traumatische Erinnerungen an interpersonalen Missbrauch und Vernachlässigung zu integrieren, da die Kraft des Patienten, diese Erinnerungen zu integrieren, gegenüber den gewaltigen integrativen Aufgaben häufig nicht ausreicht[2]. Biondi zeigt auch, dass diese Überlegung für alle Typen dissoziativ Handelnder, die der Patient vielleicht umfasst und die lernen müssen einander zu vertrauen und sich zu schätzen, relevant ist. Um bösartige interpersonale und intrapersonale Verstrickungen und die Leiden, die sie mit sich bringen, zu überwinden, braucht es zuträgliche Koenaktion einer freundlichen und bereichernden äußeren und inneren Umwelt. Kooperation gegen Usurpation.

Aus dem Englischen von Ingrid E. Autenrieth-Novak

2 Die therapeutische Verbindung wird auch gestärkt, wenn es dem Patienten mit Unterstützung des Therapeuten gelingt, traumatische Erinnerungen zu integrieren.

Literatur

Bowlby, J. (1980/2006). Bindung und Verlust. Mutterliebe und kindliche Entwicklung. München, Basel.

Colombetti, G. (2014). The feeling body: Affective science meets the enactive mind. Cambridge, MA.

Fuchs, T. (2008). Leib und Lebenswelt: Neue philosophisch-psychiatrische Essays. Kusterdingen.

Fuchs, T. (2010). Das Gehirn – ein Beziehungsorgan: Eine phänomenologisch-ökologische Konzeption (3., aktual. und erw. Auflage). Stuttgart.

Fuchs, T., DeJaeger, H. (2010). Non-representational subjectivity. In T. Fuchs, H. C. Sattel, P. Henningsen (Eds.), The embodied self: Dimensions, coherence and disorders (pp. 203–214). Stuttgart.

Gibson, J. J. (1977). The theory of affordances. In R. Shaw, J. Bransford (Eds.), Perceiving, acting and knowing (pp. 67–82). Hillsdale, NJ.

Gibson, J. J. (1979). The ecological approach to visual perception. New York.

Janet, P. (1894). Der Geisteszustand der Hysterischen. Leipzig, Wien.

Nijenhuis, E. R. S. (2016/2018). Die Trauma-Trinität: Ignoranz – Fragilität – Kontrolle. Die Entwicklung des Traumabegriffs/Traumabedingte Dissoziation: Konzept und Fakten. Enaktive Traumatherapie. Göttingen.

Schopenhauer, A. (1819/1844/2014). Die Welt als Wille und Vorstellung. Hrsg. V. O. Hallich u. M. Koßler. Berlin: De Gruyter.

Spinoza, B. de (1677/2014). Ethik, nach geometrischer Methode dargestellt (Ethica ordine geometrico demonstrata). http://ethicadb.org/plan.php?lanid=0&lg=de (Zugriff am 14.01.2021).

Thompson, E. (2007). Mind in life: Biology, phenomenology, and the sciences of mind. Cambridge, MA: Belknap.

Varela, F., Thompson, E., Rosch, E. (1995). Der mittlere Weg der Erkenntnis: die Beziehung von Ich und Welt in der Kognitionswissenschaft – der Brückenschlag zwischen wissenschaftlicher Theorie und menschlicher Erfahrung. München.

Einführung

In meinen belletristischen Werken stehen symbiotische Verstrickungen häufig im Zentrum und manchmal auch am Rande des Narrativs. In meiner Novelle »Die Fremdbestimmten« (Biondi, 2020) erfährt der Leser beispielsweise, dass die Freitodkandidatin, einer der wichtigsten Charaktere, mit ihrer Mutter so eng verstrickt ist, dass sie innere Fluchten organisiert. Im regen Kontakt mit dem zweiten Charakter, dem Telefonseelsorger, erzählt sie Geschichten von Existenzen außerhalb dieser Umklammerung. Der Telefonseelsorger erzählt ihr wiederum Geschichten, die an ihrem Selbstverständnis kratzen sollen. So tischt er ihr einmal eine erfundene Geschichte mit folgendem Anfang auf:

»Eine Mörderin wurde zu einer lebenslangen Strafe verurteilt. Das Gefängnis für Mörderinnen eines solchen Kalibers lag in ganz abgelegenen Gegenden. Man kam nur über enge Landesstraßen dahin. Im Gefangenentransporter saß eine einzige Frau, Beate. Als er im Gefängnis eintraf, schlief sie. Die zwei Polizistinnen packten sie am Arm und zerrten sie raus. Gemeinsam ging das Trio durch das Gefängnistor und durchquerte drei Schranken. Die Kollegin, die es empfing, fragte: ›Was haben wir da für eine Bagage?‹ ›Eine Muttermörderin‹, sagte eine der beiden Polizistinnen. Nachdem die Überbringer gegangen waren, bemerkte die Aufseherin: ›Du bist in guter Gesellschaft bei uns, wir haben eine Vater- und eine Muttermörderin.‹ Sie grinste mit einem Anflug an Sarkasmus und fügte hinzu: ›Vielleicht bringt ihr euch jetzt gegenseitig um, dann wäre Gerechtigkeit geschehen‹« (S. 128).

Auch diese Story vermag die Freitodkandidatin nicht zu erschüttern; sie kann weder Hass noch Wut ihrer Mutter gegenüber spüren. Das liegt nicht nur an ihrer Persönlichkeit, sondern auch am gängigen Phänomen der symbiotischen Verstrickung. Dabei sind ihre Erscheinungsformen und Folgeerscheinungen vielfältig. In einem meiner anderen Romane, »Die Unversöhnlichen« (Biondi 1991/2015), ist der in Deutschland lebende Sozialarbeiter Dario Binachi mit seiner Mutter symbiotisch so verstrickt, dass bei ihm das Gefühl aufkommt, das sei der Grund, warum er seine Frauenbeziehungen und seine berufliche Laufbahn nicht geregelt bekomme. Er fährt nach San Martino, seinem Herkunftsort, um in der Familiengeschichte zu recherchieren. Doch diese Recherchearbeit erweist sich auch deshalb als mühsam, weil er und seine Mutter während seines Aufenthalts in ihrer Wohnung unentwegt aneinandergeraten.

Wenn ich gründlich über mein literarisches Werk nachdenke, komme ich nicht umhin, festzustellen, dass symbiotische Verstrickungen so gut wie in jedem Roman ein wichtiges Thema sind. So ist in »Kostas stille Jahre« (Biondi, 2012) der Protagonist so mit seiner Mutter verstrickt, dass es kaum zu einer tragenden und haltenden Beziehung zu einer seiner Freundinnen kommt.

Wenn ich Workshops zum Thema anbiete, grenze ich sofort ein, worüber ich spreche: über eine instrumentelle Inbesitznahme eines Kindes durch ihre Bindungspersonen. Diese Besitzergreifung kann bereits im Mutterleib vonstattengehen oder erst nach der Geburt. Möglich ist sie auch in späteren Phasen der kindlichen Entwicklung, wahrscheinlich aber mit weniger Folgeerscheinungen.

Auch war ich als Romanleser, Kinobesucher und Kunstinteressierter erstaunt, wie oft das Sujet behandelt wurde – ja sogar in vielen Fernsehkrimis, in denen erwachsene Menschen wie Befehlsempfänger einer symbiotisierenden Mutter erscheinen. Im neorealistischen Filmklassiker »Bellissima« (Visconti, 1951) mit Anna Magnani in der Mutterrolle wird erzählt, wie eine Mutter ihre sozialen Aufstiegswünsche auf ihre Tochter projiziert. Dabei setzt die Mutter all ihre Energien ein, um die Tochter so zu formen, dass sie ein talentierter Filmstar wird. Sie nutzt alle erdenklichen Maßnahmen, doch die Tochter hält dem Druck nicht stand und versagt bei den Proben.

Dass es sich bei symbiotischen Verstrickungen um eine Art »Geiselnahme eines Kindes« handelt, zeigen nicht nur viele Biografien erfolgreicher Künstler, Literaten und Spitzensportler, sondern ebenfalls viele literarische Werke. So kommt das Drillthema auch im Roman der Nobelpreisträgerin Elfriede Jelinek »Die Klavierspielerin« (1986) vor, in der die Leidensgeschichte der symbiotisch verstrickten Erika Kohut beschrieben wird. Über die plagende Kontrolle einer emotional dominanten Mutter wird im Roman gezeigt, wie die Protagonistin emotional und sexuell verkümmert, immer mehr ins selbstverletzende Verhalten abrutscht.

Hierzu möchte ich auch eine Passage aus dem Theaterstück von Thomas Bernhard »Am Ziel« (1988) zitieren. Im Stück hält eine ältere Frau ihrer Tochter lange Monologe, darunter:

»Und jetzt / willst du mich verlassen / Nein / du wirst mich nicht verlassen / das kannst du gar nicht du bist nicht gar nicht lebensfähig ohne mich / du kommst um ohne mich wenn du weggehst kommst du um / Aber du bist völlig frei natürlich / Du kannst tun was du willst/ das habe ich dir immer gesagt / frei mein Kind [...] Meine Lieblingsbeschäftigung / die Selbstpeinigung / indem ich dich peinige/indem ich dich verunstaltet habe jahrzehntelang / habe ich mich selbst verunstaltet / in Liebe verstehst du / aneinander gekettet in Liebe in wahrer Mutterliebe mein Kind / trinkt / Die Mutter will ihr Kind nicht hergeben / sie kettet es an sich / und lässt es nicht mehr los / und wenn es sich wegreißt / wird es mit dem Tode bestraft / auf das Wegreißen folgt die Todesstrafe / Du verstehst mich doch / Du bist für mich bestimmt / Ich habe dich f ü r m i c h auf die Welt gebracht [...] / für mich ganz allein / [...] Du zweifelst doch nicht daran / dass du mir gehörst mir allein nur mir allein / du gehörst mit Haut und Haaren mir« (S. 328 u. S. 336).

In seinem Vierpersonenstück erfahren wir über die Selbstbekundungen der Mutter einiges über die Hintergründe dieser Inbesitznahme, da ihre Tochter nicht nennenswert emotional präsent ist. Über die Selbstbekundungen ist ohnehin erschließbar, dass der symbiotisierende Prozess schleichend kontinuierlich gewesen ist.

Auch in der Malerei sind solche Phänomene anzutreffen. Weitgehend unbeachtet ist das Bild »L'esprit de géométrie« von René Magritte (s. Abb. 1). Aus der Biografie des weltberühmten surrealistischen Malers ist bekannt, dass seine Mutter psychisch erkrankt war und sich das Leben nahm, als der junge Magritte 14 Jahre alt war, indem sie sich nachts in der Sambre ertränkte. Mehrere Bilder über eine surrealistisch dargestellte tote Frau am Fluss verweisen auf künstlerische Traumaverarbeitungsversuche.

Einerseits hat Magritte eine *psychologische* Entschlüsselung seiner Bilder abgelehnt, da sie deren universelle Tragweite annullieren und das Motiv auf die Anekdote eines persönlichen Ereignisses reduzieren würde. Andererseits hat er in seinen Bildern wiederkehrende Motive verwendet, die, mit der Traumabrille betrachtet, verarbeitbare biografische Themen in den Mittelpunkt stellen. Auch wenn er eine psychologische Entschlüsselung nicht befürwortet, seine Bilder spiegeln etwas Universelles wider: die Verwundbarkeit des Menschen.

So zeigt das Bild »L'esprit de géométrie« (s. Abb. 1) in der unnachahmlichen surrealistischen Art Magrittes eine Verdrehung der Realität, die nur augenscheinlich eine Verdrehung ist. Im Trauma und im Bereich symbiotischer Verstrickungen stellt das Bild eine Entsprechung der Realität psychodynamisch dar: Ein Kleinkind in den Körperdimensionen eines Erwachsenen hält eine babyförmige Frau, die sofort die Assoziation hervorruft, sie könnte die Mutter sein, für die sich das Kleinkind verantwortlich fühlt und für die es auch Verantwortung übernimmt. Auch die Details im Bild sind keine Verdrehung von Realitäten, da es eine klassische Konstellation des symbiotischen Miteinanders ist, dass Körperkontakt vorhanden ist, über den eine wichtige Funktion der Bindung erfolgt: Halt geben. Doch zwischen den beiden Abgebildeten ist keine emotionale Resonanz zu spüren. So ist der Blick, zentrales Bindungsherstellungsglied, beziehungsabwesend, so abgewandt wie im dissoziierten Zustand. Ja, das symbiotische Miteinander kann unter bestimmten Umständen, die u. a. in diesem Buch diskutiert werden, zu Dissoziationen führen.

Ein Anliegen dieses Buches liegt in der Darlegung, wie sich Bindungen in symbiotischen Verstrickungen entfalten. So will ich anhand bisheriger Befunde in der Forschung im entwicklungstraumatologischen Bereich herausfiltern, ob bei der Etablierung einer symbiotischen Bindung unter Umständen ein Kind während seiner biopsychosozialen Entwicklung bewusst oder unbewusst emotional ausgebeutet wird und welche speziellen Folgen das für dieses Kind hat.

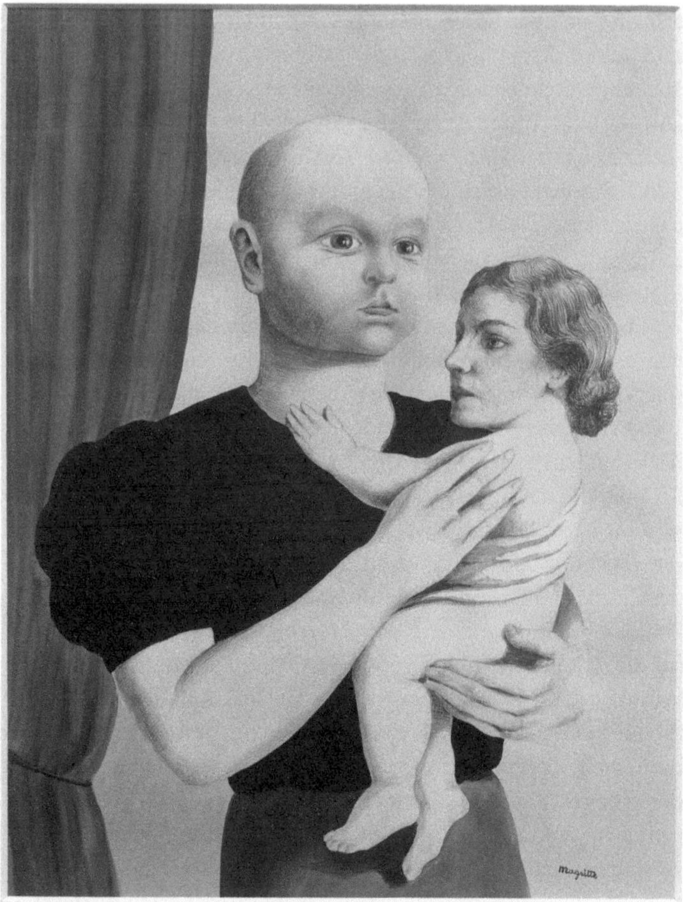

Abbildung 1: René Magritte, L'esprit de géométrie (1937)/VG Bild-Kunst, Bonn 2020

Ein weiteres Anliegen besteht in der Klärung der Frage, wie sich symbiotisch angelegte Verstrickungen herausbilden. Wenn beispielsweise symbiotische Verbindungen sich über die natürlichen Entwicklungsphasen einer Person hinaus konservieren, dann können wir von symbiotischen Verstrickungen sprechen, die bestimmte individuumsbezogene Funktionen erfüllen. Die malignen Folgen einer solchen

Verstrickung treten voraussichtlich seltener im Erwachsenalter auf, umso häufiger jedoch, wenn durch Alltagsstress und/oder bei abnehmender mentaler Energie und mentaler Effizienz die vorhandenen Ressourcen nicht mehr reichen, um sie aufzuhalten.

Um dem symbiotischen Miteinander eine prinzipielle Rahmung zu geben, ist es nötig, zunächst zu klären, was der Begriff »Symbiose« meint und im Bereich der psychodynamischen Prozesse zu suchen hat.

Was mit dem Begriff »Symbiose« gemeint ist

Den Begriff »Symbiose« prägte der deutsche Botaniker Anton de Bary. Nach seinen Forschungsarbeiten über Flechten bot er 1878 auf der 51. Versammlung Deutscher Naturforscher und Ärzte in Kassel an, besonders enge Beziehungen oder Biosysteme zwischen zwei Arten als Symbiose zu bezeichnen. Symbiosen wurden von de Bary (1879) definiert als »das Zusammenleben ungleichnamiger Organismen« (S. 8). Unter diesem Begriff werden inzwischen viele Formen des Miteinanders unterschiedlicher Lebewesen in funktional gegenseitigem Nutzen zusammengefasst, die im Verlauf der Evolution entstanden sind. Das Spektrum reicht von einer sich ergänzenden Lebensgemeinschaft bis hin zu den unterschiedlichsten Formen des Parasiten- und Schmarotzertums. Auf biologischer Ebene ist eine symbiotische Organisation zumeist auf Kooperation angewiesen. Ein symbiotisches Zusammenleben kann sich aber auch auf einseitigen Nutzen stützen. Die Natur zeigt eine schier unendlich erscheinende Vielfalt: von etlichen fließenden Übergängen einer Gegenseitigkeit zweier Arten »zum Parasitismus bis hin zu absolutem Schmarotzertum« (Offenberger, 2014, S. 27). Dennoch ist eine so weit gefasste Definition umstritten; die meisten Symbioseforscher und -forscherinnen fassen unter Symbiose jenes Miteinander, aus dem die Beteiligten einen Nutzen ziehen.

Grundsätzlich sind alle Lebewesen keine Einzelwesen, sondern vielmehr artenreiche Ökosysteme; so ist der Mensch mit zahlreichen symbiotisierten Mikroorganismen ausgestattet. Es sind keine Ausnahmen, sondern ist eher die Regel, dass alle möglichen Tiere, Pflanzen, Pilze und Mikroben nützliche Allianzen zum gegenseitigen Nutzen schließen. Daher wird in der neueren Forschung »Symbiose« neben der »Selektion« als fester Bestandteil der Evolution betrachtet. Margulis (2017) verwendet hierzu den evolutionstheoretischen Begriff der Symbiogenese, um zu beschreiben, dass »neue Gewebe, Organe, Organismen – ja, sogar Arten – durch das Eingehen langfristiger oder ständiger Symbiose« (S. 17) entstehen. Nach dieser Theorie ist die Evolution nicht nur über den Selektionsprozess determiniert, sondern auch über die Vereinigung und Verschmelzung von Zellen mit unterschiedlicher Vergangenheit und unterschiedlichen Fähigkeiten. Haupthypothese der Symbioseforscherin ist: »Die zusätzlichen Gene im Zytoplasma der kernhaltigen Zellen von Tieren, Pflanzen und anderen Lebewesen sind keine ›nackten Gene‹, sondern gehörten ursprünglich zu Bakterien. Sie sind das greifbare Vermächtnis einer brutalen, von Konkurrenz geprägten Vergangenheit, in der schließlich ein Waffenstillstand eintrat. Bakterien, die vor langer Zeit teilweise gefressen und im Körper anderer Lebewesen eingeschlossen wurden, entwickelten sich zu Organellen« (S. 58).

Die Verwendung des Symbiosebegriffs in der Psychodynamik

Die biologische Definition von Symbiose wurde in benachbarten Disziplinen wie Psychoanalyse und Psychologie auf psychodynamische Interaktionsprozesse übertragen und unreflektiert übernommen. So stellt Bauriedl (1984) bei ihrer Reflexion über die Verwendung des Begriffs in der psychoanalytischen und familientherapeutischen Literatur fest: »[...] und ich möchte deshalb vorschlagen, den Begriff der Symbiose in seinem ursprünglichen Sinn, dem der gegenseitigen nichtpathologischen Abhängigkeit zu belassen, während die doppeltparasitäre Beziehung als Verschmelzung zu bezeichnen wäre, wie es in der familiendynamischen Literatur üblich geworden ist« (S. 107). Eine Zuweisung des Symbiosebegriffs geschieht hier im übertragenen Sinne, ohne auf die konzeptuellen Schwierigkeiten zu schauen, die eine solche Anlehnung in sich birgt. Meines Erachtens bedarf die Übertragung des biologischen Grundgerüstes, um Bündnisse innerhalb einer einzigen Art zu beschreiben, wie es in der biopsychosozialen Fachliteratur immer wieder geschieht, jedoch einer eingehenden Überprüfung. So könnten Synonyme wie Kooperation, Teamwork oder Hierarchie in den psychosozialen Disziplinen genauso verwendet werden, wenn der Bezeichnung »symbiotisch« in den psychosozialen Wissenschaften nicht zudem eine emotionale Valenz zugesprochen würde. Dementsprechend wird das Zusammenwirken der werdenden Mutter mit dem Embryo im Mutterleib zumeist positiv aufgefasst, das der Mutter mit ihrem Kind nach der Geburt eher negativ.

Schon von Anfang an existieren in der Fachliteratur psychologische Definitionen zur Symbiose, die zumeist eine negative Umschreibung beinhalten. So hat Erich Fromm 1941 erstmalig eine psychoanalytische Definition geliefert, die Bindende und Gebundene als

Einheit begreift. Aus dem Grundbedürfnis heraus, die eigene Unfähigkeit, »die Isolation und die Schwäche des eigenen Selbst zu ertragen« (1941/1990, S. 118), würden sich psychologische Tendenzen herausbilden, die Fromm als masochistisch und sadistisch beschreibt. »In diesem psychologischen Sinn bedeutet Symbiose die Vereinigung eines individuellen Selbst mit einem anderen Selbst (oder mit irgendeiner Macht außerhalb des eigenen Selbst) [...] und zwar auf solche Weise, dass jeder dabei die Integrität seines Selbst verliert und beide in eine völlige Abhängigkeit voneinander geraten« (S. 118). Fromm merkt weiter an: »Im Falle einer symbiotischen Beziehung kann sich der symbiotisch Gebundene manchmal überlegen, manchmal unterlegen und manchmal auch seinem ›Wirt‹ ebenbürtig fühlen – aber sie sind stets nicht voneinander zu trennen. Man kann diese symbiotische Einheit am besten mit der Einheit der Mutter mit dem Fötus vergleichen. Fötus und Mutter sind zwei und trotzdem eines. Es kommt auch nicht selten vor, dass beide Beteiligten wechselseitig symbiotisch miteinander verbunden sind.« Zentral bleibt hierbei: »Immer ist es die Unfähigkeit, die Einsamkeit seines individuellen Selbst zu ertragen, die in eine symbiotische Beziehung mit einem anderen hineinführt« (S. 119).

In der Folge haben René A. Spitz und Margaret Mahler diese psychoanalytische Tradition der symbiotischen Einheit fortgesetzt; Mahler hat zudem ein psychoanalytisches Entwicklungsmodell herausgearbeitet, nach dem das Kind unterschiedliche symbiotische Phasen bis zur Individuation durchläuft. In ihrem Modell (vgl. Mahler, Pine u. Bergman, 2001) ist Symbiose eine »Metapher«, die »die Fusion mit der Mutter« beschreibt; bei diesem Zustand der Undifferenziertheit ist das Ich noch nicht vom Nicht-Ich unterschieden. In Mahlers Symbiosekonzept wird dem Säugling in den ersten fünf Lebensmonaten eine ausdrücklich passive Rolle zugewiesen, anschließend die Notwendigkeit der allmählichen psychischen Loslösung über die Aktivität beider symbiotisch Gebundenen in Richtung Individuationsprozess des Kindes betont.

Nach Daniel Stern (2007) beruht die Konzeption Mahlers auf der »Annahme infantiler Einstellungen oder Fantasien, nicht aber einer Realitätswahrnehmung« (S. 254). Demgegenüber geht der Säuglingsforscher von der Annahme einer subjektiven Eigenständigkeit des

Säuglings aus, wonach die interpersonale Realitätswahrnehmung den fantasierten Einstellungen vorausgehe. Stern vertritt diesbezüglich das Konzept der Verbundenheit als Ergebnis erfolgreicher psychischer Aktivität der Bindungsperson und des Säuglings in Richtung Individuation. Wenn der Säugling die tatsächlichen Prozesse mit seiner Bindungsperson, die seine inneren Regungen mitreguliert, als subjektive Erfahrung wahrnimmt, dann kann man sowohl eine innere Selbstwirksamkeit als auch eine interaktive Wirksamkeit erkennen (vgl. Beebe u. Lachmann, 2004). Bei diesem Austausch kommt es zur gegenseitigen Befriedigung. Allein dieses Phänomen zeigt, dass bei der Versorgung spätestens ab der Geburt keine symbiotische Bindung zwischen Bindungsperson und Säugling mehr existiert, insbesondere wenn die Bindungsperson das Versorgungsverlangen des Säuglings bewusst und/oder unterbewusst nicht erwidert. Allein dieser Aspekt steht im Widerspruch zum Wesensmerkmal der Symbiose, das einen gegenseitigen Nutzen vorsieht. In den nächsten Abschnitten werde ich das noch genauer aufgreifen.

Letztlich hat sich Franz Ruppert 2010 in »Symbiose und Autonomie – Symbiosetrauma und Liebe jenseits von Verstrickungen« mit diesem Aspekt auseinandergesetzt. Auf der einen Seite führt er zwar die Unterscheidung zwischen »konstruktiver« und »destruktiver« Symbiose ein, auf der anderen Seite klammert der Autor die Bindungskomponente aber derart ein, dass sie nur als Oberbegriff in seiner konzeptuellen Konstruktion präsent ist. Zudem konstruiert Ruppert einen Zusammenhang zwischen Symbiose und Trauma, der ohne eine wissenschaftliche Rahmung und ohne konzeptuelle Verknüpfung zwischen Bindung und Trauma auskommt. Lediglich könnte die Schlussfolgerung, dass symbiotische Verstrickungen die Folgen eines Traumas seien (S. 128), eine interessante Einschätzung anbahnen, die jedoch in seinen weiteren Ausführungen in Generalisierungen und Abstraktionen versandet.

Brauchbar für meine Auseinandersetzung mit dem Thema ist die Betonung, dass Symbiose im menschlichen Bereich nicht nur als negativ zu begreifen sei, sondern dass sie konstruktive Momente in sich trage. Zu konkretisieren wäre, in welcher Weise und wann genau sie bei der Entwicklung eines Menschen nützlich und fördernd ist und wann nicht. Hierzu steht auch die Frage im Raum, welche Ressourcen symbiotische Bindungen fördern und welche sie hemmen bzw. blockieren. Durch entsprechende Antworten würde deutlich werden, dass symbiotische Prozesse nicht in Schwarz-Weiß-Dimensionen abzuhandeln sind. Wahrscheinlich ist nämlich, dass sie sowohl Defizite als auch Ressourcen aufbauen. So kann beispielsweise eine symbiotisierte Person einerseits extrem empathisch sein und andererseits vollkommen beziehungsunfähig.

Schließlich wird vom Psychiater Ernst Robert Langlotz (2015) der Symbiosebegriff für seine Systemaufstellungen in Workshops und Therapie als »systemisches Symbiosekonzept« auch unreflektiert übernommen. Dennoch leistet der Autor in seinen theoretischen Ausführungen wichtige Unterscheidungen und stellt in der Arbeit mit symbiotisierten Personen berechtigterweise den Autonomiebegriff in den Vordergrund. Er unterstreicht: »Eine destruktive Symbiose ist immer Folge einer gestörten Autonomie-Entwicklung. Sie ist das Gegenteil von Autonomie« (S. 42). Dem Autor zufolge sind die primären Symbioseparameter:

- Abgrenzung,
- die Verbindung mit dem Eigenen und
- die unzureichende Ausbildung der Integration aggressiver Impulse bei Symbiosebetroffenen.

Die als unzureichend erlebte Autonomie schafft die Basis zur Herausbildung von Kompensationsmechanismen, die Langlotz sekundäre Symbioseparameter nennt. Diese kompensatorischen Ersatzhandlungen sind:

- Überabgrenzung,
- Dominanz, Manipulation,
- destruktive, unterdrückte Aggression.

Langlotz (2015) leitet diese Symbioseparameter aus der psychoanalytischen Literatur und aus seinen langjährigen Erfahrungen in Aufstellungsworkshops ab und nicht aus dem traumatologischen Instrumentarium der Traumaforschung. Seine Bezüge zum Trauma beziehen sich vielmehr auf das Traumamodell Franz Rupperts, das eine logische Verbindung zu Bindungserfahrungen der traumatisierten Personen vermissen lässt. Dennoch gibt es einige

Aspekte im Werk von Langlotz, die zwar mit einem anderen Vokabular ausgeführt werden, sich aber dessen ungeachtet mit meinen Erfahrungen decken.

Dennoch: Alles in allem erscheint mir der Begriff »Symbiose« für die Psychodynamik zweier Individuen zum gegenseitigen Nutzen wenig hilfreich. Die biologische Konzeption hierfür beinhaltet, wie bereits mehrfach betont, das Zusammenwirken von Lebewesen zweier unterschiedlicher Spezies und nicht das einer einzigen Art. Bei der Interaktion zwischen zwei Organismen, die als physische Lebensgemeinschaft aufgefasst werden kann, geht es um eine gegenseitige Erweiterung ihrer Lebensfähigkeit, die ihrem Status quo und ihrem Überleben dient. Für das Zusammenspiel innerhalb einer einzigen Spezies werden jedoch andere Bezeichnungen herangezogen wie Kooperation, Teamarbeit, Kollaboration, Koproduktion etc. Zudem sind Symbiosen verschiedener Spezies dergestalt, dass bei den Beteiligten tatsächliche oder potenzielle Gefährdungen auftreten (können), wenn das Symbioseverhältnis aufhört, bis hin zu ernsthaften Erkrankungen und in extremen Fällen zum Tod.

Im menschlichen Bereich würde es sich so verhalten: Eine Entsymbiotisierung des Symbionten würde ihn im günstigen Verlauf zur Verselbstständigung führen, ja, bestenfalls zur Individuation und Autonomie. Und im ungünstigsten Fall kann eine negativ sich entwickelnde, symbiotisierte Beziehung zu einer bedrohlichen, einsamen Existenz führen und schlimmstenfalls zu weiteren psychischen Dekompensationen. Da der so verwendete Begriff »Symbiose« eine allgemeine Signatur für diese speziellen biologischen Vorgänge ist, können wir für die psychodynamischen Abläufe bei der menschlichen Spezies bestenfalls von symbioseähnlichen Prozessen sprechen. So kann bei einer Beziehungsorganisation zwischen zwei Partnern, wie sie beispielsweise bei einer langjährigen Ehe vorkommt, die auf gegenseitiger emotionaler Abhängigkeit fußt, von symbiotisch gewordener Partnerschaft gesprochen werden.

Als symbiotische Zusammenschlüsse innerhalb einer Spezies könnten in diesem Sinne Fälle gelten, in denen beide Seiten Unzulänglichkeiten aufweisen, die dann durch die Fertigkeiten oder Fähigkeiten des anderen kompensiert werden. Mitenthalten wären hierin alle binnenfamiliären Konstellationen, bei denen Bindungspersonen und/oder ihr Nachwuchs biopsychosoziale Unzulänglichkeiten aufweisen, die über symbiotische Gegenseitigkeiten kompensiert werden bzw. dic zu kompensieren versucht wird. Hierbei kämen viele familiäre Formationen in Betracht, bei denen biopsychosoziale Behinderungen das Familienleben bestimmen. Gehörlose Familien, geistig behinderte Familienmitglieder, traumatisierte Eltern und diverse Unzulänglichkeiten aller Lebensbezüge könnten daher für die Herausbildung symbiotisch beschaffener Konstellationen besonders anfällig sein. Dieses Miteinander kann auch als Zweckbündnis bezeichnet werden. Doch auch Zweckbündnisse dienen nicht nur der Stabilisierung beider Systeme, sondern auch der Aufrechterhaltung der individuellen Weiterentwicklung. In dem Augenblick, in dem dieses Bündnis aufhört, können die Einzelnen mit ihren Unzulänglichkeiten trotzdem in ihrem Alltag zurechtkommen. Es sei denn, dieses Bündnis hat sie zu Verstrickungen geführt.

Verstrickung ist das Stichwort. Zwar kann jemand sich selbst in etwas verstricken, doch bei den meisten Verstrickungen gibt es einen »Strippenzieher«, also jemanden, der die Fäden in der Hand hält. Verstrickungen bringen per se keine gegenseitige Resonanz der Beteiligten; Resonanz der einen Seite wird von der anderen erzwungen und geht zumeist auf Kosten des natürlichen Entwicklungsstrebens der gezwungenen Seite.

Symbiotische Verstrickungen als Alltagsphänomen

An dieser Stelle möchte ich zur Verdeutlichung dessen, worum es geht, festhalten: *Von symbiotischer Verstrickung kann gesprochen werden, wenn Bindungsperson und Kind auf existenzielle Weise über die natürlichen Entwicklungsstufen hinaus voneinander abhängig bleiben, obwohl sie dies in ihrer jeweiligen individuellen Entwicklung behindert und mindestens eine Person von beiden versucht, vom anderen loszukommen.*

Wenn eine Bindungsperson beispielsweise ihrem Kind in einem ungezwungenen Kontext zuruft: »Du gehörst mir!«, kann ein aufmerksamer und sensibilisierter Zuhörer anmerken, dass sie vielleicht meine, dass das Kind *zu* ihr gehöre. Reagiert die Bindungsperson irritiert und nachdenklich darauf und lenkt scherzend ein, so kann es sich um eine unwillkürliche und unreflektierte Handlung handeln, die auf symbiotische Handlungstendenzen verweist; beharrt die Bindungsperson allerdings darauf, dass sie dazu berechtigt sei, dies kundzutun, dann ist davon auszugehen, dass diese Eigentumsvorstellungen den notwendigen interaktionellen Gleichklang zu ihrem Kind verstellen und eine symbiotische Verstrickung gefördert haben.

In meinem Alltag treffe ich öfter auf Beziehungskonstellationen, die eine ausgewachsene symbiotisierte Verstrickungsstruktur aufweisen. Zwar wirken sie von außen betrachtet »beziehungsverhärmt«, doch die Beteiligten leben damit, ohne diese beachtenswerte Beeinträchtigung zu spüren oder zu benennen. Dabei führen sie auf der einen Seite ein normales Berufsleben, auf der anderen ein gefühlsarmes und eingeschränktes Beziehungsleben. Ein Beispiel (in allen Beispielen wurden die Namen geändert):

Detlef, 66 Jahre alt, erster von zwei Söhnen einer symbiotisierten und symbiotisierenden Mutter (die Großmutter von Detlef war so übergriffig, dass sie sich sogar in das Sexualleben der Tochter und des Schwiegersohnes eingemischt hat), hatte eine relativ normale Kindheit. Schulbesuch und Ausbildung zum Elektromechaniker verliefen ohne nennenswerte Auffälligkeiten. Einer regelmäßigen Arbeit als Flugzeugtechniker ging er bis zur Rente nach. Detlef ist so ausgeprägt familienbezogen geblieben, dass er seit jeher nur mit Mutter, Onkel und Tante in den jährlichen Urlaub gefahren ist. Er hat nur wenige Freunde, mit denen er in der Freizeit Kneipen besucht, Fußball schaut und in gewissen Abständen, wie bei Geburtstagen, Ess- und Trinkgelage veranstaltet. In der Beziehung zu seiner Mutter hatte er gelernt, sich zu fügen, in den passiven Widerstand zu gehen, wenn er sich bedrängt fühlte, und sich blind und taub zu stellen, sobald er Dinge tun sollte, die er nicht wollte. Nach dem frühen Tod des Vaters und kurz danach der Großmutter, als er 35 Jahre alt war, lebte er allein mit seiner Mutter im Einfamilienhaus. Eine Partnerin suchte Detlef nicht, Beziehungen zu Frauen ging er nicht nach. Sobald Detlefs Mutter aufgrund von vagen Andeutungen eine Beziehungsanbahnung ihres Sohnes witterte – ganz gleich von woher –, war sie manipulativ am Werk; ihre verbalen und emotionalen Umlagerungen waren für Detlef wie kalte Duschen und ließen all seine Versuche erlahmen.

Nach der Krebserkrankung seiner Mutter, zehn Jahre später, fing er an, eine Beziehung zu einer zwölf Jahre älteren Frau zu pflegen, die er in der Kneipe kennengelernt hatte und die symbiotisierend mit ihrer erwachsenen Tochter in enger Nachbarschaft lebte. In den Folgejahren, bis zum Tod von Detlefs Mutter mehrere Jahre später, verbrachte er nur einmal mit der Freundin und deren Tochter die Nacht in deren Wohnung, und bereits am frühen Morgen setzte seine Mutter alle Hebel in Bewegung, um aufzuspüren, wo ihr Sohn geblieben sein könnte. Nach ihrem Tod zog seine Freundin ins Familienhaus. Freundin und Tochter zerstritten sich derart, dass die Tochter endgültig mit der Mutter und Detlef brach. Nach dem Gusto der Freundin wurde das Haus umstrukturiert und neu eingerichtet. Das Zusammenleben des Paares glich nach und nach der Art und Weise, wie Detlef mit seiner Mutter gelebt hatte.

Unzufrieden und dauerkrank geht seine Lebensgefährtin inzwischen nicht mehr aus dem Haus und Detlef lebt sein seit seiner Kindheit erworbenes Beziehungsmuster weiter. Und das sogar mit Einschränkungen: Klagen, körperliche Beschwerden und Krankmeldungen seiner Lebensgefährtin führen dazu, dass Detlef von ihr nicht einmal mehr die Erlaubnis bekommt, seine gewohnten Kneipenbesuche weiter zu pflegen.

Symbiotische Verstrickungen führen an für sich nicht zwangsläufig zu pathologischen Entwicklungen. Der eben geschilderte Fall zeigt, dass eine symbiotisch verstrickte Person ein beinah normales Leben ohne stark ausgeprägte psychosoziale Schädigungen führen kann. Dennoch sind in der Beschreibung einige psychosoziale Beeinträchtigungen erkennbar. Detlef scheint die emotionale Nähe in engen Beziehungen nicht zu kennen. Abgrenzungen finden kaum statt und wenn, vollziehen sie sich dadurch, dass sich Detlef taubstellt, über eine stumme innere Verweigerung also. Zumeist treten innere Seiten von Detlef in Erscheinung, die ihn zum beinah gehorsamen und folgsamen Partner machen und an einen emotional bedürftigen Jungen erinnern, welcher so handelt, um angenommen zu werden.

Der symbiotisch verstrickte Alltag kann bei bestimmten Personen auch eine Reihe von psychosozialen Störungen mit sich bringen. Hierzu ein Beispiel:

Leo meldete sich via Mail mit folgender Nachricht: »Ich schreibe dies mit einer Empfehlung von einer Psychotherapeutin, die ich angefragt habe. Sie rät für meinen Fall, eine Therapie nicht bei ihr, sondern bei Ihnen zu beginnen, weil Sie gute Erfolge in dem Problemfeld ›Symbiotische Beziehung‹ hätten. Meine Leiden sind: wenig Zutrauen in die eigenen Fähigkeiten, Perspektivlosigkeit, daher Ängste und Schlaflosigkeit. Mein Hausarzt nennt es: ›reaktive Depression‹. Ursache vielleicht: die sich verändernde Beziehung zu meiner Mutter – ich pflege sie seit fast 10 Jahren und sie ist seit 5 Jahren demenzerkrankt.«

Leo, 54 Jahre alt, hatte sein Elternhaus 29-jährig verlassen, nachdem er eine Stelle in der Nachbarstadt angenommen hatte. Dort lebte er alleinstehend und ohne feste Beziehung ungefähr zehn Jahre lang. Als sein Vater urpötzlich an Herzversagen verstarb, zog er in das Elternhaus ein und lebte in gemeinsamem Haushalt mit seiner Mutter. Nach knapp fünf Jahren traten bei ihr die ersten Krankheitszeichen auf, daraufhin gab er seinen festen Job auf und widmete sich der Pflege seiner Mutter. Zwar besuchte er hin und wieder Bekannte, unternahm mehmals im Jahr tagelange Touren mit dem Rad und versuchte sich an unterschiedlichen Hobbys, doch insgesamt hat er seine Mutter nie lange allein gelassen. Einen Urlaub länger als drei Tage hat er nie gemacht. Seit drei Jahren hat er Pflegepersonal engagiert, das sich um sie kümmert. Eine Pflegerin kommt täglich für zwei Stunden, die andere dreimal am Tag, doch er muss permanent hinter ihnen her sein, weil sie es nicht gut machen würden. Er hört im Hintergrund, wie sich seine Mutter über die Pflegebemühungen dieser Frauen beschwert und sie aufs Übelste beschimpft. Immer wieder muss er dazwischengehen und seine Mutter beruhigen. In diesen drei Jahren hat er sogar zweimal das Pflegepersonal austauschen müssen.

Ihn verfolgt hartnäckig der Gedanke, er könne früher sterben als sie. Der Gedanke, sie mutterseelenallein zurückzulassen, ist ihm unerträglich. Deswegen treibt er viel Sport und ernährt sich gesund, dennoch kann er schlecht schlafen. Wenn er nachts aufwacht, schaut er nach ihrem gesundheitlichen Zustand. Er rückt die Bettdecke zurecht, schiebt das Kissen richtig unter ihren Kopf und streichelt sanft ihre Stirn; manchmals keimt ein Lächeln auf ihren Lippen auf, die Augen bleiben aber geschlossen. Das Schlimmste für ihn ist, wenn er zusehen muss, wie sehr seine Mutter leidet; er will es um jeden Preis verhindern. Tagsüber unternimmt er nur dann etwas für sich, wenn er weiß, dass die Pflegefrauen zugegen sind.

In wenigen Terminen wird erkennbar, dass Leo etwas wegkriegen will, was er unbedingt braucht: die einzig übrig gebliebene wichtige Beschäftigung seines Lebens. Sich um seine Mutter zu kümmern, in der Weise, dass sie nicht leidet, ist seine Lebensaufgabe geworden. Alles, was er tut oder nicht tut, steht in Verbindung mit seiner Mutter. Wie in Trance verweilend, kreist seine innere Welt um sie. Es ist offenkundig, dass alle präsentierten Anregungen des Therapeuten die Funktion bekommen, die Wichtigkeit seiner Person für seine Mutter hervorzuheben. Innere Distanzierungsübungen erzeugen in ihm Angst und Unruhe. Alle denkbaren und ausgearbeiteten Perspektiven sind keine, auch nach einem möglichen Tod seiner Mutter – da existiert für ihn nur Panik, dann Leere. Eine Vertiefung dieses Themas lehnt er erschrocken ab. In seinem Inneren weiß er, er will diese Momente nicht erleben, und am liebsten würde er vor seiner Mutter sterben, doch er hält seiner Mutter zuliebe durch.

Im Laufe unserer Zusammenarbeit stelle ich mir die Frage, ob und wenn ja, inwieweit Leo einen »Kontrolletti-Anteil« hat, der beinah bedingungslos den Satz vertritt: »Dein Wohl, Mama, ist mein Wohl.« Eine Auftragsklärung zu dieser Frage kommt nicht zustande. Leos Auftrag bleibt im Mittelpunkt der Behandlung. Dem Psychotherapeuten in mir begegnet hier ein Klient mit einem boykottierenden Selbstanteil im Hintergrund; Leo wünscht sich palliative Hilfen, die der Boykotteur in ihm abweist, aus welchen Gründen auch immer. Erfahrungsgemäß sind diese inneren kindlichen Seiten gegenüber der symbiotisierenden Bindungsperson extrem loyal und bekämpfen vehement alles, was die Loyalitätsbande gefährdet. Da diese Seiten sehr mächtig sind, braucht die Psychotherapie einen langen Anlauf, bis sie dazu gewonnen werden können, beim Therapieprozess zu kooperieren.

Später werden wir dem im Fallbeispiel dargestellten Thema des boykottierenden, der Bindungsperson gegenüber extrem loyalen Selbstanteils wieder begegnen.

Verkappte symbiotische Verstrickungen, die im Laufe des Lebens als unproblematisch betrachtet wurden, manifestieren sich teilweise erst deutlich in Stresssituation zwischen erwachsenen Personen und ihren alten, pflegebedürftigen Müttern bzw. Vätern und können dann zu erheblichen Symptombildungen führen. Hier ein weiteres Beispiel:

In meiner psychotherapeutischen Praxis meldete sich eine 53-jährige Frau, die angab, unter extremem Herzrasen, starken Schwindelgefühlen, Angstzuständen und Panikattacken zu leiden. In der Notaufnahme der psychiatrischen Abteilung habe man ihr Antidepressiva und Tavor verschrieben. Doch mit der Medikamentierung komme sie nicht klar und habe noch stärkeres Herzrasen und verstärkte Schwindelgefühle bekommen. Nach unserem Erstgespräch wurde eine Einweisung in die Klinik erforderlich, wo sie fünf Wochen lang wegen depressiver Zustände behandelt wurde. Nach ihrer Rückkehr nahmen wir die psychotherapeutische Behandlung wieder auf. Zwar seien die gravierenden Symptome weg, doch frei flottierende Angstzustände sowie gelegentliche, unvermittelte Panikattacken würden sie aus der Bahn werfen.

Als Älteste von fünf Geschwistern blieb sie ihrer Mutter eng verbunden. Ihre Eltern besitzen ein Eigenheim und alle fünf Geschwister bauten sich im Laufe ihres Lebens in unmittelbarer Nähe des Elternhauses ihr eigenes Haus. Auch einige Enkelkinder kauften sich ihr eigenes Heim in unmittelbarer Nähe der Großeltern und der Verwandtschaft. Insbesondere Gudrun, die im Steuerberaterbüro ihres Mannes als Gehilfin arbeitet und selbst vier Kinder großzogen hat, sucht und findet jeden Tag einen Grund, nach den Eltern und, nach dem Tod des Vaters, im Elternhaus nach dem Rechten zu schauen. Kritischer wurde es in den letzten sechs Jahren durch die zunehmende Pflegebedürftigkeit ihrer Mutter. Gudrun gegenüber wurde diese nicht nur fordernder, sondern auch gnadenlos streng. Der tägliche Besuch reichte ihr nicht mehr; sie verlangte von ihrer Tochter nicht nur die Erledigung der täglichen Verrichtungen, die sie nicht mehr zu bewerkstelligen imstande war, sondern auch stundenlange Gesellschaft. Die Einstellung einer Pflegekraft lehnte sie vehement ab und schaffte es auch, drei Pflegepersonen hintereinander zu vergraulen. Ihr Argument war, dass niemand außer Gudrun wisse, was sie brauche. Auf der anderen Seite erntete Gudrun jeden Tag heftige Kritik, was sie alles falsch mache. Egal, was sie tat oder unterließ: Ihre Mutter brachte sie dazu, jeden Tag völlig verzweifelt zu ihrer Familie zurückzukehren. Dabei scheute sich ihre Mutter auch nicht, aggressiv bis gewalttätig auf Gudrun zu reagieren, wenn ihre Tochter in ihrer Verzweiflung in Tränen ausbrach.

In unseren Therapiestunden beschrieb Gudrun den schleichenden Prozess des Verlustes der Selbstbezüglichkeit. Zu Beginn der Tyrannei ihrer Mutter fühlte sich Gudrun imstande, innerlich abzuschalten, notfalls, indem sie sich durch lange Spaziergänge spät am Abend oder durch Meditation abreagierte. Dann fühlte sie sich wie in einem Sog, in dem sie zunehmend ihre Selbstkontrolle verlor und sich mehr und mehr Selbstvorwürfen, Ungenügsamkeitsgefühlen und dem Druck, ihre Tochterpflichten um jeden Preis zu erfüllen, ausgesetzt fühlte. Die Exkursion in die Familiengeschichte zeigte, dass Gudrun im Herkunftssystem immer die brave, gehorsame Tochter gewesen war; kein Kind hatte sich in der Familie getraut, Nein zu sagen oder Widerwillen zu zeigen, wenn es ihm nicht passte, was die Eltern von ihren Kindern wollten. In ihrer Grundnatur sei Gudruns Mutter gefühlskalt, habe nur die Hauspflichten und die Erledigung von Aufgaben im Kopf und nie ein Wort des Lobes in den Mund genommen. Auf ihre eigene Mutter sei Gudruns Mutter nicht gut zu sprechen, doch auch sie habe sich nie getraut, offen Widerspruch anzumelden oder den Anweisungen nicht zu folgen. Gudruns Fazit war: Ihr sei nie in den Sinn gekommen, ihrer Mutter nicht zu gehorchen, auch wenn diese widersinnige Wünsche und Forderungen an sie gerichtet habe; auch wenn sie, wie in der Kindheit, sie überhört oder einfach nur ignoriert habe, habe sie sich ihrem Willen gebeugt. Als ihre psychosomatischen Beschwerden zunahmen und sie den letzten Versuch unternahm, gegen den Willen der Mutter eine Pflegekraft zu etablieren und sie sich dagegen wehrte, indem sie Gudruns Arm blutig biss, traten Angstzustände und Panikattacken auf, die zu einem inneren Zusammenbruch führten.

Unsere psychotherapeutischen Sitzungen konzentrierten sich zunächst auf eine stabilisierende Psychoedukation und auf die Einübung emotionaler Distanzierungsmaßnahmen ihrer Mutter gegenüber. Ihre Mutter hatte ihr den langen Aufenthalt in der Klinik übel genommen und erwartete unverändert die Weiterführung der täglichen Pflege durch die Tochter. Zunächst gelang es Gudrun, ihre Mutter zwei Wochen lang nicht aufzusuchen und ihren Mann eingebunden zu halten. Unsere Übungen konzentrierten sich auf Körper- und Sprechhaltung mit abgewandtem Blick und die Einrichtung einer emotionalen Wand, um Schuldzuweisungen, Erpressungen und all die ihr bekannten manipulativen Strategien ihrer Mutter abzuwehren. Zwar schaffte Gudrun es, bei den Begegnungen mit ihrer Mutter eine innerliche Distanz aufrechtzuerhalten, doch danach meldete sich die innere Unruhe zurück und auch die Angstzustände wurden wieder stärker. In der nächsten Phase der Psychotherapie arbeiteten wir also am Ausbau ihrer Haltung, bei Begegnungen mit ihrer Mutter Neins zu formulieren und niemals in Diskussionen einzusteigen. Je mehr es ihr gelang, desto schwächer wurden die Angstzustände. Dabei verschwanden zwar die Unruhezustände, dafür machte sich aber immer stärker das schlechte Gewissen bemerkbar. Dies war aufgrund der in der Kindheit erlernten Gebote und Verbote unvermeidbar. Gudrun beschrieb in diesem Zusammenhang, wie sie als Kind in Sorge um die Gesundheit ihrer Mutter gewesen sei, als diese nach mehrwöchigem Aufenthalt im Krankenhaus mehrere Monate bettlägerig zu Hause verbracht habe und die achtjährige Gudrun sie habe versorgen müssen. Ihre Bedürfnisse, zu spielen und sich mit anderen Mädchen auf der Straße zu treffen, unterdrückte sie, bis sie sie nie wieder spürte. An dieser Stelle ging die Psychotherapie in die Aufarbeitung kindlicher Erlebnisse über: Erlebnisse, die mit symbiotisch verstrickten kindlichen Selbstanteilen verbunden waren.

Die Arbeit mit Gudrun zeigt, wie eine symbiotisch verstrickte Struktur aus der Kindheit wieder aktiviert wird, sobald Situationen aus dieser Zeit oder ähnliche Situationen reinszeniert werden, und wie dies zu extrem beeinträchtigenden Symptomen führen kann. Gudrun hatte als 53-jährige Frau keine Lösung einer Erwachsenen entwickeln können, da ihre fragilen und kontrollierenden inneren Seiten sich in den Vordergrund stellten, wenn sie sich mit ihrer Mutter befasste.

Die drei Fallbeispiele illustrieren, wie breit das Spektrum symbiotisch verstrickter Lösungen im Umgang mit unverarbeiteten, sich aktualisierenden Situationen sein kann. Symbiotische Verstrickungskonstellationen sind nicht selten Bestandteile von Alltagsbeziehungen, die keine nennenswert belastenden Symptome mit sich bringen. Die betroffenen Personen leiden erst darunter, wenn sie emotionale Beschränkungen ihrer Beziehungsmöglichkeiten aus diesem Hintergrund heraus erfahren, oder sie leiden insofern darunter, dass sie in ihren Beziehungsausgestaltungen ihr Beziehungsleben von vornherein – wie oben bei Detlef gezeigt – in einem reduzierten Modus ausleben. Einschränkungen oder Belastungen im symbiotisierten Beziehungsleben führen auf Dauer jedoch zu inneren Belastungen, die sich auf somatischer Ebene auswirken und zu regelrechten psychischen Störungen entwickeln können, wie sowohl in Leos als auch Gudruns Fall zu erkennen ist.

Meine 35-jährige Berufserfahrung in der Jugendhilfe und Psychotherapie hat mir gezeigt, dass symbiotische Verstrickungen zwar keine diagnostische Klassifizierung besitzen, jedoch ein weit verbreitetes, krank machendes Phänomen sind, dem nicht allein mit systemischen, verhaltens- und tiefenpsychologischen Rahmungen beizukommen ist. Auch die Bindungstheorie in ihrer klassischen Form stößt an ihre Grenze, da sie die Aufhebung der Intimitätsgrenze zwischen Bindungsperson und Säugling/Kind/Heranwachsendem auf Dauer nicht ausreichend fokussiert und die Folgen aus dieser dysfunktionalen Bindungskonstellation unter den üblichen ICD-Diagnosen untergehen lässt.

Genau betrachtet haben emotionale Vernachlässigung und emotionaler Missbrauch ähnlich verheerende Folgen wie die symbiotische Kollusion zwischen Bindungsperson und Kind für die Entwicklung der betroffenen Kinder. Hierauf werde ich im übernächsten Kapitel zurückkommen.

Merkmale von symbiotisierenden Bindungen

In meinen Workshops zum Thema bekomme ich stets die Frage gestellt: »Wann sind symbiotisierende Bindungen Missbrauchsbindungen?« Zwar sind symbiotische Verstrickungen primär emotional missbräuchlich, doch gehört zunächst auch geklärt, ob symbiotische Bindungen auch nichtmissbräuchlich sein können. Das wäre dann der Fall, wenn zwei Personen auf eine Weise emotional miteinander verwoben sind, dass diese Verbindung vorwiegend vorteilhaft für beide ist und die Nachteile bzw. Beeinträchtigungen vernachlässigt werden können. Sicherlich können Beziehungen, die sich auf starker Gegenseitigkeit entwickeln, wie bei jahrzehntelang eingespielten Ehepaaren, das Charakteristikum einer symbiotischen Beziehung aufweisen. Ihr Miteinander ist vorwiegend von einer rigid eingespielten Rolleneinteilung geprägt, durch die sich die Gegenseitigkeit begründet, aber nicht nur, da gelegentlich auch der flexible Geschlechter- und Rollenumgang ein Miteinander hervorbringen kann, das als gegenseitig empfunden wird. Eine solche Selbstorganisation eines Paars kann bestenfalls als symbioseähnlich bezeichnet werden, wenn bei einer eventuellen Beendigung eines solchen Miteinanders einer der beiden sich auf ein Einzelleben umorganisieren kann oder beide dies können. Ist dies nicht der Fall, ist zu vermuten, dass symbiotisierende Vorerfahrungen diese Entwicklung begünstigt haben. Der Grad des Abhängigwerdens voneinander wurde dabei von biografischen Rahmungen bestimmt. Dennoch gehe ich davon aus, dass solche Formen des Miteinanders keiner missbräuchlichen Natur sind.

Emotional missbräuchlich ist hingegen, wenn die Abhängigkeit einer der beiden Personen für eigene Zwecke ausgenutzt wird. Die betroffene Person wird emotional abhängig gemacht und/oder gehalten; diese Abhängigkeit wird emotional missbraucht, die betroffene Person emotional ausgebeutet. Es gibt eine Reihe von Merkmalen, die diesen emotionalen Missbrauch charakterisieren, und zwar wenn Bindungen und Beziehungen:

- zum eigenen Kind einzig und allein den eigenen Bedürfnissen oder inneren Zwängen dienen,
- wie eine Landnahme und mit Besitzansprüchen organisiert sind,
- das Selbstständigkeitsbestreben des Kindes beeinträchtigen oder blockieren, die zunehmende Eigenständigkeit des Kindes verhindert und diese auch geleugnet wird,
- so eng sind, dass die symbiotisierte Abhängigkeit lebenslänglich aufrechterhalten wird und manipulativ instrumentalisiert bleibt.

Es geht darum, dass heranwachsende Individuen während ihrer Entwicklung wohl- oder übelgemeinten, ununterbrochenen Intimitätsgrenzverletzungen ausgesetzt sind. Entweder wird der eigene Raum nicht zugestanden oder nicht respektiert und/oder sie können einen eigenen Raum nicht entwickeln bzw. nicht in Besitz nehmen. Dabei bekommen sie oft vermittelt, dass ihre entsprechenden Bedürfnisse falsch bzw. bedrohlich sind, dass der eigene Raum nicht existent ist, dass nur der Raum der bindenden Bindungsperson bzw. der gemeinsame Raum legitim ist.

Es ist naheliegend, dass Bindungspersonen eine symbiotisierende Neigung zu ihrem Nachwuchs entwickeln, wenn sie sich dauerhaft im Zustand eines gefühlten Mangels befinden und in existierenden Partnerschaften sowie in ihrem Umfeld keinen ausreichenden Halt erleben. Die Folgen von Gewalt-, Missbrauchs-, Deprivations- und Verlusterlebnissen der Bindungspersonen sind mögliche Prädiktoren für die Anbahnung und Aufrechterhaltung einer symbiotischen Verstrickung. Von der psychodynamischen Basis her betrachtet, geht das Streben danach, dass das Kind benutzt wird, von einem Gefühl des Mangels aus. Es können symbiotisierte Verstrickungen aus etlichen alltäglichen Belastungssituationen hervorgehen; entscheidend ist dabei, dass dieser Mangel als so existenzbedrohend erlebt wird, dass die symbiotische Bindung als selbsterrettend erlebt wird. Dabei kann das symbiotisch gehaltene Kind als:

- Existenzkrücke,
- Identitätsstütze,

- Schutzschild für die Außenwelt,
- Zierde für sich und seine Familie,
- Soldat gegen Dritte
- oder Projektionsfläche (positive wie negative) dienen.

Besonders belastende Erlebnisse, die eine verdinglichte Benutzung des Kindes begünstigen können, sind auf der Ebene der Bindungsperson:
- der plötzliche Tod eines Kindes und die Geburt eines Nachfolgers,
- eine Tot- oder Fehlgeburt und ein Nachfolgekind (Wiedergutmachung),
- körperliche oder psychische Behinderungen
- oder das Gefühl eines Mangels, das symbiotisierende Tendenzen begünstigt, wie z. B. das Bedürfnis nach einer Ersatzpartnerschaft, oder zu einer Weitergabe existenzieller Bedürfnisse führt.

Insgesamt gehe ich davon aus, dass die meisten Einflüsse, die bei einer symbiotisierenden Person einen emotionalen Missbrauch des Kindes fördern, einen traumatischen Hintergrund haben. Die eben angeführten Faktoren sind unverarbeitete Erlebnisse, die mit einer gewissen Wahrscheinlichkeit frühkindliche, traumabasierte Entwicklungsstörungen als Ausgangsbasis haben. Als Grundlage hierfür sehe ich in erster Linie die Schwierigkeit der Bindungsperson, eine extrem gefühlte Einsamkeit und das Gefühl der inneren Leere zu ertragen.

Dass ein symbiotisierendes Muster intergenerational weitergegeben wird, ist die eine Variante; eine andere ist, dass eine Bindungsperson in ihrer Kindheit extrem emotional vernachlässigt wurde und aus dieser Vernachlässigungserfahrung heraus Nachkommen funktional gebunden gehalten werden.

Symbiotisch organisierte Verstrickungen können aber auch vom Kind und seiner individuellen Entwicklung ausgehen; dies wird begünstigt durch:
- eine geistige und/oder körperliche Behinderung,
- eine ernsthafte, lang andauernde Krankheit,
- sonstige traumatische Erlebnisse,
- individuelle Besonderheiten, z. B. hohe Sensibilität, Hochbegabung.

Das Erste, was ein Säugling in einer symbiotisierenden Bindungskonstellation erfährt, ist die Wiederholung des Erlebens der eigenen unsicheren Ich-Grenze, die er erstmalig im Augenblick der Geburt erfahren hat. Im Folgenden erlebt er körperlich und emotional, dass Fürsorge und Zuwendung nicht unterscheidbar von Benutztwerden und Manipulation sind. Nach und nach sammeln sein Körper und seine Emotionen die Erfahrung, dass emotionale und körperliche Zuwendungen in der zweisamen Beziehung nicht vorrangig auf das eigene Selbst gerichtet sind, sondern auf sein Im-Dienst-Sein und die Befriedigung des anderen.

Benutztwerden und emotionale Besetzungen liegen vor, wenn Kindern nicht als einem eigenständigen Gegenüber begegnet wird, das im Rahmen der natürlichen Bindungsfunktionen versorgt, gehalten, gerahmt, in seiner Autonomieentwicklung unterstützt und mit der Möglichkeit eines Rückzugsorts gestärkt wird, sondern als Objekt, das die Bindungsperson für ihre emotionale oder sonstige Versorgung braucht. Dies beinhaltet eine anhaltende Funktionalisierung eines Gegenübers für die eigenen Zwecke und ist ein Akt einer organisierten Grenzüberschreitung.

Wie ich eingangs in Bezug auf die Dramatisierung einer Mutter-Tochter-Beziehung in Thomas Bernhards Theaterstück »Am Ziel« angeführt habe, besteht die schwerwiegende Form der symbiotischen Verstrickung in der vollständigen oder weitgehenden Besetzung bzw. Inbesitznahme des Kindes. Vollständig oder weitgehend meint hier die körperliche, emotionale, kognitive und verhaltensmäßige Besetzung des Säuglings/Kindes. Die Bindungsperson hat ihr Neugeborenes bis zur Geburt als Teil ihres Selbst erfahren und kann oder will dieses Gefühl der Einheit nicht aufgeben. Auf körperlicher Ebene kann sich eine Besetzung durch die Benutzung des kindlichen Körpers für die Selbstregulierung über das permanente Festhalten und darüber artikulieren, dass der kindliche Körper an den eigenen Körper gedrückt wird, bis hin zu manipulativen Praktiken, wie sie in der Extremform beim Münchhausen-Stellvertreter-Syndrom (Münchhausen by proxy) angewendet werden.

Die emotionale Besetzung kann von einer Einseitigkeit der Synchronisation bis hin zum Ausbau einer gemeinsamen Identitätsstruktur gehen. Es etabliert sich eine Überschneidung von Personengrenzen, die ich im Kapitel »Die Selbstanteile in symbiotisierten Verstrickungen« ausführlich besprechen werde. Auf kognitiver Ebene läuft es über die Konstruktion von Modellen, wie das Selbst und die Welt zu sein haben und wie sie erlebt werden sollen.

Aus diesen Hintergründen heraus erscheint das wichtigste Merkmal von symbiotisierenden Bindungen die zweckgebundene Manipulierung und das Benutztwerden der emotionalen Welt eines Kindes. Die Zweite-Person-Perspektive in Gestalt von Ich-Du-Beziehungen ist weitgehend verdinglicht. Emotionale Prozesse werden innerhalb der individuellen Personenperspektiven verwischt, sodass ein Kind so gut wie nie ein Empfinden bekommt, das Zentrum intimer Gefühle zu werden. Andre Agassi beschreibt in seiner Biografie »Open« (2009) diesen Zustand und entscheidet sich für eine weniger schmerzhafte Interpretation, wenn er festhält:

»Ich stehe auf und habe das tiefe Bedürfnis, ihm zu verzeihen, weil mir bewusst wird, dass mein Vater einfach nicht anders kann, dass er nie anders konnte, ebenso wenig, wie er sich selbst verstehen kann. Mein Vater ist, wie er ist, er wird sich nie ändern. Und auch wenn er nicht anders kann, wenn er nicht unterscheiden kann zwischen seiner Liebe zu mir und seiner Liebe zum Tennis, ist es dennoch Liebe« (S. 309 f.). Davon, dass der ehemalige Tennisstar seine Gefühle zu sich selbst nicht genau ausmachen kann, ist mehrmals in seiner Autobiografie die Rede. Er kennt es auch nicht, etwas für sich, einzig und allein für sich zu tun. An einer Stelle seiner Lebenserinnerungen stellt er fest: »Ich spiele bei den US Open 2001. Ich spiele *für* die Schule [die Agassi gegründet und finanziert hat, Anmerkung F. B.] und daher spiele ich mein bestes Tennis« (S. 314). Auch wenn diese Begründung im übertragenen Sinn als späte Wiedergutmachung für sich selbst als versagender Schüler erscheint, leistet er das nicht für sein gegenwärtiges Ich, sondern für andere. Also auch in diesem Zusammenhang braucht der Tennisstar äußere Gründe, um sein Bestes aus sich herauszukehren.

Es ist schon bemerkenswert, dass so ein Ausnahmetalent in der Tenniswelt der Jahrtausendwende es so schwer hatte, in eine Verbindung mit seinem Kernselbst zu kommen. Dabei fiel er im öffentlichen Leben mit seinen schillernden Auftritten und mit seinem exzentrischen Outfit regelrecht auf. Das ist ein Kontrastprogramm symbiotisierter Menschen mit ausgeprägten Ressourcen: einerseits nach außen farbenprächtig und glänzend, nach innen emotional aufgelöst, sich verlierend und suchend. Und das ist auch ein hartnäckiges Merkmal von symbiotisierenden Bindungen, ein wesentliches Merkmal symbiotisierter Menschen (ähnlich wie bei der emotionalen Deprivation): der erschwerte Zugang zum Kernselbst.

Zwei Extreme und ähnliche psychodynamische Folgen – emotionale Deprivation und emotionaler Missbrauch

Aufgrund umfangreicher Forschungsarbeit und breiter Fachliteratur gilt es inzwischen als gesichert, dass Traumafolgestörungen bei Kleinkindern und Kindern erfolgen über:

- körperliche, emotionale, kognitive und verbale Gewalt durch anwesende Bindungspersonen,
- abwesende Bindungspersonen (Deprivation, Vernachlässigung, Verlusterlebnisse),
- emotionalen Missbrauch (Verletzungen der Intimitätsgrenzen, Verhinderung der Autonomieentwicklung etc.).

Der Unterschied zwischen Erwachsenentrauma und Entwicklungstrauma lässt sich sehr vereinfacht so zusammenfassen: Beim Erwachsenentrauma findet nach der klassischen Definition Janets (1889/2013) eine Spaltung der Persönlichkeitsstruktur (Ideen und Funktionen) statt, das heißt, die koordinierte und funktionstüchtige Selbstorganisation des Menschen fällt teilweise auseinander. Verantwortlich dafür werden belastende, überwältigende Ereignisse gemacht, die die individuellen Bewältigungskapazitäten und Integrationsmöglichkeiten eines Menschen übersteigen. Pierre Janets Definition geht nicht von der Stärke des auslösenden Traumaereignisses aus, sondern vielmehr vom Zerbrechen der Integrationsfähigkeit eines Menschen. Bei einer Kindertraumatisierung wird jene Integrationsfähigkeit erschwert bzw. bei den jeweiligen Traumaereignissen in den entsprechenden Entwicklungsstufen blockiert. Beim Entwicklungstrauma wächst die Selbstorganisation des Menschen nicht organisch zusammen. Das heißt, grob und schematisch betrachtet, die dreieinigen Gehirne präfrontaler Kortex, limbisches System und Stammhirn vernetzten sich in desorganisierter Weise miteinander.

»Die Tatsache, dass das frühe Beziehungsdrama in einen Lebenszusammenhang eingebettet ist, verweist klar darauf, dass der Säugling meist keine vereinzelten Episoden oder akuten Stress erfährt, sondern dass es sich um kumulativen und chronischen unvorhersagbaren traumatischen Stress handelt« (Schore, 2012, S. 116). Es zeigt sich deutlich, dass »akuter Stress kurzfristige und reversible Defizite hervorruft, während wiederholter, lang andauernder und chronischer Stress mit Langzeitmustern der autonomen Reaktivität einhergeht« (S. 116). Dem Autor zufolge führt diese Art von Stress zu »neuronalen strukturellen Veränderungen [...], was zu permanenter Schädigung, einschließlich neuronalen Verlustes führt« (McEwen 2000, zit. nach Schore, S. 116).

Van der Kolk (2009) spricht konkret von Entwicklungstrauma-Störungen. In seinem Beitrag beschreibt er, wie nach der Gründung des Nationalen Traumanetzwerks für Kinder (National Child Traumatic Stress Network, NCTSN) 2001 deutlich wird, dass die gegenwärtigen diagnostischen Klassifikationen für Zehntausende von traumatisierten Kindern inadäquat sind. Wissenschaftliche Studien im Bereich der Entwicklungspsychopathologie zeigten, schreibt er, die Folgen interpersoneller Traumatisierung, die sich in der Entwicklung der Affektregulation, der Aufmerksamkeit, der Kognitionen, der Wahrnehmung und der interpersonellen Beziehungen niederschlügen. Sein Vorschlag, die Klassifizierung »Entwicklungstrauma-Störung« in das diagnostische Klassifikationssystem ICD-10 aufzunehmen, wurde abgewiesen. Dennoch bestätigen umfassende wissenschaftliche Studien weiterhin die Evidenz solcher entwicklungsbedingteren Störungen.

Aus Deprivations-, Missbrauchs-, Trennungs-, und Gewalterlebnissen im Kindheitsalter gehen zumeist biopsychosoziale Störungen hervor, wie beispielsweise Selbststeuerungsprobleme (hyperaktives oder hypoaktives Verhalten), Nähe-Distanz-Schwierigkeiten sowie unangemessenes Sozialverhalten (situationsunangepasstes Verhaltensmuster). So wäre es u. a. im klinischen Bereich oft notwendig zu überprüfen, ob hinter einem diagnostizierten ADHS nicht doch Entwicklungstraumafolgestörungen vorliegen. Ähnliches gilt für Zwangsstörungen. Ebenso wäre zu untersuchen, inwieweit hinter diagnostizierten bipolaren Störungen sich nicht doch subkutane Aktivitäten von dissoziierten Selbstanteilen verbergen.

Aus diesem Hintergrund heraus stelle ich mir oft die Frage, ob diese Unterscheidungen künstlich sind. Ich persönlich erlebe, dass einige meiner Klienten und Klientinnen weitgehend symptomfrei ins beste Alter kommen, dann extrem stressvolle Situationen in Beruf oder in der Familie, verbunden mit nachlassender mentaler Energie und Effizienz, zu Beeinträchtigungen führen, die nach eingehender Exploration einen Kindheitshintergrund bekommen. Auch Scaer (2014) beschreibt in »Das Trauma-Spektrum« aus seiner Erfahrung heraus, dass anhaltende psychische Beschwerden nach banalen Autounfällen einen traumabasierten Hintergrund aus der Kindheit haben können.

So findet vermehrt in der Fachliteratur auch die Frage Eingang, ob neben den inzwischen gut belegten Bindungstraumata induzierenden Faktoren wie Deprivation, Missbrauch und Gewalt auch andere bindungsbedingte Erlebnisse sich auf die biopsychosoziale Verfassung einer Person traumakumulativ auswirken können. So werden andauernde Erlebnisse von Strenge und emotionaler Kälte, die zu einer »Mikrotraumatisierung« führen (Buchheim, 2002), als Risiko für die individuelle Entwicklung angesehen. Das Vorhandensein von zu viel oder völlig fehlende Liebe der Bindungsperson zu ihrem Kind erscheinen auch als ein Faktor, der sich auf die biopsychosoziale Entwicklung eines Kindes hemmend bis blockierend auswirkt. Praktizierenden Psychotherapeuten und -therapeutinnen ist die Psychodynamik des abgelehnten Kindes geläufig, wonach erwachsene Personen permanent mit dem Gefühl und mit der Reinszenierungsangst leben, abgelehnt und abgewiesen zu werden. Auch die vorgeburtliche psychologische Forschung bringt viele Anhaltspunkte, dass ungewollte Kinder als Erwachsene ebenso ungewollte Kinder in die Welt bringen.

»Es gibt Hinweise, dass das Erwachsenengehirn regredieren kann auf einen Säugling-State, wenn es mit sehr ernstem Stress konfrontiert wird« (Nijenhuis, Vandenlinden u. Spinhoven, 1998). Dies kann unter Umständen geschehen, wenn Gefühle des sozialen Isolationsstresses oder der emotionalen Überwältigung nicht mehr steuerbar sind und die Person vom Isolierungsschmerz überwältigt wird. In beiden Extremen steckt die Erfahrung, dass die Bindungsperson abwesend ist und einen nicht in der Selbst- und Beziehungsregulation unterstützt. Die Folge sind verzweifelter Protest, Verzweiflung und Abwendung (Schore, 2000; Tronick, 2008a) oder einerseits ein Sich-Einüben in sozialer Abhängigkeit und Unterwerfung sowie andererseits ein Sich-Einrichten in pseudoautonomen Strategien mit raffinierten Unnahbarkeitstaktiken. Dies kann im späteren Alter als Ausdruck unreifen Verhaltens betrachtet werden. Es zeigt sich, dass früher Verlust von Bindungshalt die zuständigen Hirnareale für zukünftige Panikattacken sensibilisiert (Panksepp, 2003, S. 250). Im Erleben äußerster Not kann diese Erfahrung in Panikverhalten bis hin zum Amoklauf umschlagen.

Die neurophysiologische Bindungsforschung zeigt, wie die Bindungspersonen den Säugling/das Kind in Bindungssituationen darin unterstützen, synchrone und nichtsynchrone Zustände, also positive wie negative und stressvolle Affekte, zu regulieren und zu modulieren (Schore, 2007). Eine solche Affektsynchronisierung geschieht über die rechtshemisphärischen Regulationsinstanzen (Schore, 2000, 2001, 2005). Anblick, Stimme, Körperberührung und Nähe der Bindungspersonen dienen dem Säugling/Kind als Co-Regulatoren. Von beiden Seiten werden gegenseitig Einstimmung, innere Aktivität und gemeinsames Lernen gefordert. Dabei nehmen Bindungsperson und Säugling/Kind abwechselnd eine passive und eine aktive Rolle ein. Wenn ein Säugling/Kind Nahrung, Geborgenheit, Zuwendung oder Ähnliches von seinen Bindungspersonen erwartet und aktiv danach sucht, entstehen im Verlauf dieser Kommunikation seiner Bedürfnisse Emotionen, die entweder befriedigt oder frustriert werden. Gelingt die kommunikative Emotionsabstimmung, bahnt sich zwischen Bindungspersonen und Säugling/Kind ein synchroner Austausch an (Schore, 2007).

Im Bindungshandlungssystem sind die unmittelbar Beteiligten auf Situationen angewiesen, durch die dem Säugling/Kind ein Rahmen gegeben wird, sich auf sensomotorische und emotionale Resonanzen einzulassen und über die Interaktionen biopsychosoziale Rhythmen zu koordinieren und einzuüben. Unter emotionaler Resonanz verstehe ich eine Wechselwirkung von Schwingungen unterschiedlicher Systeme. In der ersten Lebensphase eines Kindes dient die emotionale Resonanz seiner Bindungsperson dazu, für die eigenen Emotionen einen Bindungshalt zu finden und dabei Selbstwirksamkeit zu erlernen. Hierzu sind sowohl Affektsynchronisation zwischen Bindungsperson und Kind unbedingt erforderlich als auch Fehlabstimmungen. Nach Allan Schore (2007) ist eine gute emotionale Synchronisation die eigentliche Voraussetzung für die Etablierung einer optimalen Regulation. Wenn z. B. der Bindungsschrei unerwidert bleibt, ist der Säugling seinen überflutenden Emotionen überlassen. Der Körper wird mit Adrenalin und Noradrenalin überschüttet und es kommt zu einer Umorganisation der Gehirnstrukturen. Affektsynchronisation etabliert beim Baby die Fähigkeit zur Selbstberuhigung. Sie ermöglicht es nämlich, Zustände der Verzweiflung und Wut zu gestalten und positive Emotionen wiederzuerlangen. Es gilt hier zu betonen, dass die neurologische Entwicklung des Neugeborenen aktiv durch Vermeidung von Überstimulierung, Stress, Schmerz, Isolierung und Deprivation sowie durch Unterstützung der Fähigkeit zur Selbstregulation und Initiative gefördert wird.

Nach Tronick und Weinberg (2008a, 2008b) und Beebe und Lachmann (2004) sind Fehlabstimmungen sogar notwendige und wichtige Prozesse, die die Entwicklung des Kindes ergänzend rahmen. Der Verlauf von unkoordiniert zu synchron ist eine aktive »Reparaturleistung« der Dyade. Die langjährigen Forschungsarbeiten des Teams um Ed Tronick zeigen, dass der Bindungsstress ein notwendiger Bestandteil des Miteinanders zwischen Bindungsperson und Kleinkind ist. Über diesen Bindungsstress lernt die Bindungsperson, sich auf die natürlichen Entwicklungsphasen des Kindes einzustimmen, und das Kleinkind, mit positiven wie negativen Emotionen umzugehen. Hierdurch erlebt das Kleinkind, dass die Bindungsperson zuverlässig ist. In unkoordinierten Interaktionen, die »repariert« werden, übt der Säugling/das Kleinkind weiterhin ein, welche Strategien wann wirksam sind, um Resonanzzustände wiederherzustellen, innere und äußere Realität zu gestalten und mit sozialen Beziehungen umzugehen. Diese Prozesse ermöglichen dem Säugling/Kind, seine Selbstwirksamkeitsprozesse in den ersten beiden Lebensjahren in seinem sensomotorischen und emotionalen und danach auch im kognitiven Gedächtnis zu verankern.

Beim Kleinkind läuft das emotional fokussierte limbische Lernen in erster Linie über die Prozesse der Prägung und neurobiologisch über die Bereitstellung von Mustern neuronaler Aktivierung. Dabei beeinflussen die Bindungserfahrungen die neuronalen Verschaltungen der sich entwickelnden Netzwerke des präfrontalen Kortex. Der Prozess der nutzungsabhängigen Strukturierung über Bildung und Abbau überschüssiger synaptischer Verschaltungen wird zunehmend durch das Bindungssystem bestimmt (Hüther, 2004, S. 60). Hierbei erfolgen die größten Reifungsschritte in der Phase, die beim zehnten bis zwölften Lebensmonat beginnt und bis zum dritten Lebensjahr geht (Schore, 2007). In der Mitte dieser Phase beginnt das sich normal entwickelnde Kind über seine gegenwartsbezogenen Erinnerungen zu sprechen und Erinnerungen abzurufen. In dieser Phase entwickelt es mit seinen Bindungspersonen Geschichten, die aus inneren und äußeren Erlebnissen bestehen (Siegel, 2006). Kodierungs- und Enkodierungsprozesse fördern die Aktivität des Hippocampus und dadurch die Fähigkeiten bewusster und zielgerichteter Aufmerksamkeit und des aktiven und passiven Erinnerns. Diese Prozesse ermöglichen die Herausbildung der Fähigkeit, ein kohärentes Narrativ zu bilden und zu reproduzieren. Die Affektabstimmung zwischen Bindungsperson und Kind fördert diese Entwicklung.

Demgegenüber bergen nachhaltige Behinderungen bzw. Beeinträchtigungen der elterlichen Resonanzen (sensomotorisch, emotional, kognitiv) ein hohes Risiko, dass die bindungsbezogenen kindlichen Signale nicht wahrgenommen werden und/oder auf diese unangemessen reagiert wird. Dies ist zweifelsohne der Fall, wenn sich ein Säugling bzw. ein Kind in Bindungssituationen in den extremen Polen von emotionaler Vernachlässigung und/oder emotionalem Missbrauch befindet. Traumabelastete und nichtsynchrone Bindungskonstellationen, wie emotionale Deprivation und emotionaler Missbrauch, verlangsamen somit den Prozess der kohärenten Narrativbildung oder führen zu Fragmentierungen und partiellen Blockierungen.

Im Jugendhilfealltag findet das sachkundige Personal beides in einem vor: sowohl vernachlässigte als auch bindungssymbiotisierte Säuglinge/Kinder. In solchen Kontexten bahnt sich zwischen Bindungspersonen und Säugling/Kind eine gegenseitige nichtsynchrone Bezüglichkeit an, die einen negativen symmetrischen Verlauf nimmt. Dies ist der Fall, wenn die Bindungsperson einerseits in zweisamen

Kontexten nicht den Blick zum Säugling/Kind richten kann und verstärkend hierzu sprachlich mit dem Säugling kaum oder spärlich interagiert; andererseits klammert sich die Bindungsperson an den Säugling, wenn sie sich extrem einsam fühlt bzw. Trigger sie in dissoziative Zustände zu treiben drohen. Der Säugling könnte dies als Bindungssituation im Leerlauf erleben und hierzu mit erhöhten motorischen Bewegungen sowie mit lautstarken negativen Stressreaktionen reagieren (Sachsse, 2003). Dies könnte die Bindungsperson dazu veranlassen, den Kontakt zum Säugling/Kind unvermittelt zu unterbrechen und damit den lang andauernden Stress zu stoppen oder sich weiter abzuwenden, eventuell sogar aus dem Raum zu gehen, um die eigene andauernde Übererregung herunterzuregulieren und damit die Bindungssituation mit einer Trennungserfahrung aufgeben. Oder umgekehrt könnte sich die Bindungsperson veranlasst fühlen, im Versuch, den Säugling bzw. das Kind herunterzuregulieren, ihn/es überemotional zu überschütten und über den Körperkontakt sein Empfinden der eigenen Körpergrenze zu verwischen.

Die Forschung hat weiterhin ergeben, dass die biopsychosoziale Reaktion auf psychosoziale Traumata auf der Stressachse verläuft, zuerst mit einer sympathischen Reaktion, verbunden mit verstärkter Atmung, erhöhter Herzrate und erhöhtem Blutdruck und Muskeltonus, gefolgt von einer parasympathischen Reaktion, die zu einer vorübergehenden körperlichen und emotionalen Betäubung führt (Nijenhuis, 2008, 2010, 2012). Die parasympathische Phase ist u. a. mit der Ausschüttung von Opiaten verbunden, die eine Beruhigung bringen und eine Anästhesie und Analgesien (Berührungsunempfindlichkeiten) herbeiführen (Van der Hart, Nijenhuis u. Steele, 2008). Dabei erhöht sich der Vagustonus, Blutdruck und Herzraten fallen trotz steigendem Adrenalin stark ab (Sachsse, 2004). In dieser Phase ist der Säugling bzw. das Kind einerseits in einem Untererregungszustand (flacher, verlangsamter Atem, Muskelerstarrung, Blockierung des Sprachzentrums), andererseits befindet er/es sich noch in einem Übererregungsprozess (Noradrenalin, Adrenalin, CRF und Glutamat). Ein gleichzeitiges Einsetzen beider extremer Erregungszustände bringt auch eine Überflutung des Gehirns mit Cortisol mit sich, die eine weitere Destabilisierung begünstigt und zu einer Zurückbildung »bereits entstandener und gebahnter neuronaler Verschaltungen in all jenen Bereichen des Gehirns« führt, »die eine besondere Dichte an Cortisolrezeptoren aufweisen« (Hüther, 2004, S. 61). Die Aktivierung beider gegensätzlichen Erregungszustände führt zu einer Erstarrungsreaktion. Der Säugling oder das Kind schaltet sich von einer existenziell stressigen Bindungssituation ab und organisiert sich auf eine minimal funktionale, selbsterhaltende Autoregulation um. Auf hirnphysiologischer Ebene hat die Überdosierung von Neurotransmittern eine schädliche Auswirkung (Schore, 2002). Auch das Wachstum der Dendriten wird in diskreten Phasen blockiert (Wöller, 2006). Beeinträchtigender ist dabei, dass sie in Entwicklungsphasen, in denen das Gehirn am stärksten an Formbarkeit und Plastizität gewinnt, bindungstraumatisierenden Einflüssen ausgesetzt sind.

Nicht nur die länger andauernden emotionalen Deprivationszustände, sondern auch die unentwegt rücksichtslose Inbesitznahme haben Auswirkungen auf die Reaktionen des symbiotisierten Kindes. Allein auf der Stressachse führen sie zunächst zu einer vorübergehenden körperlichen und emotionalen Betäubung und demzufolge zu dissoziativen Zuständen.

Janet prägte auch den Begriff der Personifikation (zitiert in Steele et al. 2017; van der Hart et al., 2008). Personifikation beinhaltet die Fähigkeit, uns unsere Erlebnisse (Körperempfindungen, Emotionen, Kognitionen und Verhaltensweisen) persönlich zu eigen zu machen und diese vom Erleben anderer Personen als separat zu erkennen. Diese Fähigkeit ist von unseren bindungsbezogenen Resonanzerlebnissen abhängig. Es ist evident, dass fehlende bzw. mangelnde emotionale Resonanzen wie bei Deprivationsprozessen oder in symbiotisierenden Prozessen Erschwernisse in der Personifikation mit sich bringen. Das hat zur Folge, dass Kinder, die in einem symbiotisierenden System aufwachsen, Lücken in ihrer Personifikationsentwicklung erleiden. Diese können über Körperempfindungen, Emotionen und Kognitionen im Zuviel oder Zuwenig davon zum Ausdruck kommen. So kann beispielsweise ein Symbiotisierter körperlich und/oder emotional hypersensibel oder empfindungslos bzw. emotional taub werden.

Zumeist erfährt ein symbiotisch gehaltenes Kind eine emotionale Resonanz nur, solange es in Gleichklang mit der Bindungsperson bleibt. Der Symbiotisierende erwartet ja in seiner Grundhaltung, dass das Kind in Gleichklang bleibt, und reagiert irritiert, wenn das nicht automatisch passiert, lenkt dann bewusst bis unbewusst, um den Gleichklang wiederherzustellen. Säuglinge organisieren sich in den Traumata der Bindungsperson, was zu einer Erleichterung der Symbiotisierungsprozesse führt.

Das alles hat Folgen für die Entwicklung des Kindes. Auf der Ebene der erzwungenen emotionalen Gleichschaltung führt dies zur Einschränkung von nach Autonomie strebenden Impulsen, zur zunehmenden Vernachlässigung der eigenen Bedürfnisse sowie zu einer eingeschränkten Selbstwahrnehmung als klar von anderen abgegrenztem Individuum. Das bringt auch die Schwierigkeit mit sich, die eigenen Gefühle von denen des Symbiotisierenden klar zu unterscheiden. Das Kind hat die Wahl, in emotionaler Resonanz zu bleiben, indem es ihm folgt und sich ihr unterwirft, oder es kommt in die Lage, eine doppelte Buchführung zu entwickeln. Das führt dazu, dass es allmählich lernt, sich entweder emotional zu unterwerfen oder ebenso wie der Symbiotisierende manipulierend und instrumentalisierend zu handeln. Unabhängig davon erlebt das Kind von Geburt an eine Zuwendung, die ihm gilt und doch nicht gilt; ihm gilt sie als verlängerter Teil der Bindungsperson, ihm gilt sie nicht als selbstständiges, noch abhängiges Individuum, das den Mechanismus für eine fortschreitende Entwicklung Richtung Autonomie in sich trägt.

Die Frage, die sich an dieser Stelle stellt, ist: Handelt es sich um Identitätsorte, in denen eine innere Verortung des werdenden Individuums nicht oder nicht zureichend erfolgt oder gar ganz fehlt – ähnlich wie bei einer emotionalen Deprivation –, weil an diesen inneren Orten dissoziierte Bindungsbruchstellen vorliegen? Metaphorisch zum Ausdruck gebracht: Bei emotional deprivierten Personen ist der emotionale Humus ungedüngt, bei symbiotisierten Personen ist der emotionale Humus fremd gedüngt.

Symbiotisierte Kinder suchen nicht selten Räume und Bereiche, in denen es wahrscheinlich ist, dass der Symbiotisierende keinen Zugang hat und es schwer haben wird, Zugänge zu schaffen. Dort entwickelt sich eine Art Nische, in der sie sich suchen und mehr sie selbst werden können. Wenn es ihnen nicht ganz gelingt, sich solche Nischen zu schaffen, dann lernen sie – insbesondere bei gleichzeitigen Vernachlässigungserfahrungen – zumeist ihre Bedürfnisse zu verstecken, um das Angestrebte nicht teilen zu müssen.

Die emotionale Inbesitznahme eines Kindes lässt die Persönlichkeit eines Kindes schlecht sich integrativ ausbilden und spaltet sie, je intensiver die emotionale Invasion erfolgt. Dissoziierte Anteile entstehen, um mit dieser Invasion fertig zu werden. Dies kann beispielsweise über die Erschaffung von inneren Schutzpersonen geschehen, vielleicht sogar über die Aufstellung einer inneren Armee, aber auch über die Hervorbringung von Freunden oder Spielgefährten, die ein Gegenmodell zur bindungsverstrickenden Person darstellen. Gefährdungen an relevanten Schaltstellen, wie dem Eintritt in Kindergarten, Schule und Pubertätspeergroups, und an Übergängen der Entwicklungsperioden mit entsprechender Reifung des kognitiven Gehirns bekommen bei symbiotisch verstrickten Kindern eine besondere Note: das Eingebundensein in eine enge und ambivalente Zweisamkeit.

Ein Fazit dabei ist: Je höher und andauernder der Bindungsstress, desto mehr Energien muss der Organismus für den Selbstschutz bereitstellen, Energien, die dann dem Kind für seine innere und äußere Entwicklung fehlen könnten.

Ein weiteres Fazit ist: Dissoziation ist in stressvollen Bindungssituationen praktisch Bindungsabbruch. Das gilt sowohl für Vernachlässigungssituationen als auch für symbiotisierende Verletzungen der Intimitätsgrenzen. Insofern ist hier die Dissoziation der psychodynamische Versuch, Grenzüberschreitungen mental aufzuheben und das Selbst hinüberzuretten.

Schore (2007) konstatiert: »Zahlreiche unterschiedliche Disziplinen erbringen zwingende Beweise, dass jede früh entstandene Psychopathologie auf Bindungsstörungen beruht und sich in einem Scheitern der Selbst- und/oder der interaktionellen Regulation manifestiert« (S. 46). Diese Feststellung legt also nahe, dass bei vielen psychischen Störungen zwischen schweren dissoziativen Identitätsstörungen und leichten depressiven Episoden bis hin zu ausgeprägten Zwangsverhaltensweisen ein Kontinuum vorliegen könnte, das seinen Auslöser in nicht reparierten Bindungsstörungen hat. Ein hoher Anteil der Schizophrenien könnten auch aus der bindungstheoretischen Forschung heraus erklärt werden (persönliche Mitteilung Njienhuis, 2012). Tatsächlich zeigen viele anamnestische Erhebungen von schizophren Diagnostizierten eine Unmenge Schilderungen traumatischer Erfahrungen, die eine solche Diagnostizierung relativieren oder gar aufheben. Schneider (2007) weist daraufhin, dass neuseeländische Kliniker um den psychologischen Psychiatrieforscher John Read daran arbeiten, »das traditionelle Krankheitskonstrukt der ›Schizophrenie‹ traumatheoretisch zu revidieren« (S. 162). Diese Klinikergruppe begründet ihr »traumabedingtes Neuro-Entwicklungsmodell« mit Erkenntnissen, dass sich *organische* Eindrücke von traumatisierenden Ereignissen und an Schizophrenie erkrankten Menschen im sich entwickelnden Gehirn ähneln.

Bei vielen Studien zu Patienten mit diagnostizierten Borderline-Persönlichkeitsstörungen liegt der Prozentsatz der festgestellten erlebten desorganisierten Bindungserfahrungen zwischen 70 und 90 Prozent; ferner weisen sie eine Komorbidität dissoziativer Störungen von 70 bis 80 Prozent auf. Das ist für mich nicht überraschend, da desorganisierte Bindungsmuster unter dem Blickwinkel der strukturellen Dissoziation dissoziierte Bindungsmuster sind. Hin und wieder wird die Frage diskutiert, ob eine diagnostizierte Borderline-Persönlichkeitsstörung eine Traumafolgestörung ist (Sack, Sachsse u. Dulz, 2011). In ihrer Studie kommen Sack et al. zu dem Ergebnis, dass beide Störungen – die komplexe Posttraumatische Belastungsstörung und die Borderline-Persönlichkeitsstörung – zwei Ausprägungen eines gemeinsamen Störungsbildes sind. Eine Frage wäre für mich auch, inwieweit komplexe Symbiotisierungserlebnisse und in der Borderline-Diagnose aufgelistete Symptome eine Gemeinsamkeit haben. Bei dieser Betrachtungsweise wären all die Phänomene neu zu beleuchten, die psychopathologisch eine Zuordnung zu psychiatrischen Diagnosen bedingen, in Wirklichkeit aber aus Bindungsstörungen resultieren.

Während meiner langjährigen Tätigkeit in der Jugendhilfe und Psychotherapie bin ich zu dem Zwischenergebnis gekommen, dass die Erfahrung emotionaler Deprivation und/oder emotionalen Missbrauchs zwei ungleiche Seiten der entwicklungstraumatologischen Medaille sind. Auf der einen Seite liegt eine emotionale Vernachlässigung, verbunden mit mangelnder emotionaler Resonanz vor, was in der Regel zu einer inneren Verarmung führt, die emotionale Schwingungsschwierigkeiten und Selbststeuerungsproblematiken mit sich bringt. Auf der anderen Seite haben es emotionale Missbrauchs- und Überstülpungsstrategien an sich, dass Grundemotionen und Grundempfindungen der Säuglinge und Kinder von Emotionen und Empfindungen ihrer Bindungspersonen überlagert werden, sodass sie es schwer haben, das Eigene auszumachen, zu entwickeln und zu pflegen. In ihrer extremen Ausprägung haben sowohl die emotionale Deprivation als auch der emotionale Missbrauch verheerende Auswirkungen auf die biopsychosoziale Entwicklung des Nachwuchses. Wenn der Säugling oder das Kind völlig unzureichend oder extrem zu viel mit dem Bindungsfaden eingewickelt wurden und im Folgenden Extremtraumatisierungen durchleben, gelangt er/es unweigerlich in beinah leere Regionen, in denen die Todesnähe gefühlt werden kann. Aus diesen Zonen, wo »nur« das Körper- und Emotionsgedächtnis aktiviert werden können, entspringen oft Nachtwelten mit Schädigungsszenarien und Tagwelten, in denen autodestruktive Handlungen und deren Vermeidungsbemühungen vitale Energien binden.

Festzuhalten gilt: Symbiotisierung ist ein schleichender Prozess. Der Symbiotisierende setzt bewusst bis völlig unbewusst seine Mittel ein, das Kind gebunden zu halten sowie dessen »gefährliche« Autonomiebestrebungen zu unterbinden. So belohnt er alles, was ihm vom Kind als emotionaler Service dient, und bestraft es bei allem, was seinen emotionalen Interessen zuwiderläuft, beispielsweise instrumentell über Entziehung von lieb gewonnenen Gegenständen, aber auch über kalte Abweisungen, über tagelanges Schweigen, über Zuwendungsentzug. Da das heranwachsende Kind unaufhörlich der mentale Ausdruck des Symbiotisierenden ist, bleibt es dessen mentale Verlängerung. Subkutan bekommt das Kind vermittelt: »Nur so bist du richtig: Du musst so denken, so fühlen, so empfinden, dich so verhalten wie ich.« Es soll darauf dressiert werden, dass es nur einen Willen gibt.

Symbiotische Verstrickungen, eingebettet in der Bindungstheorie und Entwicklungstraumatologie

Bowlby (1969/2006, 1976/2006, 1983/2006) zufolge lernen Menschen durch ihre qualitativen Bindungserfahrungen, ihre bindungsbezogenen Alltagssituationen zu bewerten und darin flexibel bis rigide zu handeln; der Grad der Flexibilität bzw. Rigidität steht im Verhältnis zur Qualität ihrer Bindungserlebnisse, die sich über die Lebensjahre zu kognitiven und emotionalen Mustern geformt haben. Die konventionelle Bindungstheorie bietet Konzepte des dynamischen biopsychosozialen Miteinanders, das inzwischen gut erforscht ist und zu dem die qualitativ organisierten Bindungsmuster »sicher«, »unsicher-vermeidend«, »unsicher-ambivalent/präokkupiert« und »desorganisiert/desorientiert« herausgearbeitet wurden.

Diese Signierung von Bindungsqualitäten hat zweifelsohne die Bindungsforschung beflügelt und zu weitreichenden Erkenntnissen geführt. In meiner praktischen Arbeit in und mit symbiotisierten Systemen erweisen sich solche Klassifizierungen in der Praxis jedoch als kaum hilfreich. Das Konkretisierungskonzept der »Feinfühligkeit« greift in meiner psychotherapeutischen Vorgehensweise zu kurz. Ein Klient kann beispielsweise seine enge Bindungsperson der Kindheit als feinfühlig beschreiben. Ich würde ihn dann fragen, ob hinter dem feinfühligen Verhalten ein bestimmter instrumenteller Zweck verborgen gewesen sei. Wenn die eingehende Untersuchung ergibt, dass die betreffende Bindungsperson zugleich feinfühlend und Intimitätsgrenzen missachtend war, so kann ich die Hypothese von einem doppelten Bindungskonto aufstellen: Seine Bindungsperson führte ein Konto für Rücksicht auf die kindlichen Abgrenzungsbedürfnisse und ein Konto für Respektlosigkeit. So kann beispielsweise eine mir gegenübersitzende Klientin die feinfühlige Seite ihrer Bindungspersonen gut in Erinnerung behalten, die grenzüberschreitende hingegen in den dissoziierten Zustand geschoben haben. Komplizierter wird es, wenn dieselbe Bindungsperson auch eine Seite gehabt hat, die in ihrer frühkindlich erworbenen Fragilität extrem anlehnungsbedürftig ist und diese Anlehnungsbedürftigkeit am eigenen Kind – meinem mir gerade gegenübersitzenden Klienten – ausgelebt hat. Wenn diese Seite neben oder gar mit der feinfühligen auftrat, konnte mein Klient die Unterscheidung, ob es neben der Feinfühligkeit seiner Bindungsperson auch emotionale Benutzungsmomente gab, die ihn überforderten, im damaligen Kontext nicht unmittelbar treffen.

Der Begriff der Feinfühligkeit (maternal sensitivity) wurde durch Mary Ainsworth geprägt und bezeichnet die Qualität der Reaktion einer Bezugsperson, durch die diese die frühkindliche Bindung beeinflussen kann. Darum meine Frage: Dient die Feinfühligkeit in erster Linie den Autonomiebedürfnissen des Kindes oder den Stabilitätsbedürfnissen der Bindungsperson? Noch ein kurzes Beispiel: Eine symbiotisierende Mutter könnte die Signale des Kindes richtig wahrnehmen und interpretieren, aber mit Handlungen darauf reagieren, die zwar die Angst des Kindes reduzieren, doch die Neugier des Kindes zugleich an die Bedürfnisse der Mutter gebunden halten. In diesem Sinne ist die Feinfühligkeit, wie sie in der Regel von der Bindungstheorie betrachtet wird, keine Einbahnstraße in Richtung auf die Entwicklung des Kindes.

Einschränkungen der Bindungsqualitäten in drei Kategorien haben Forscher und Forscherinnen dazu gebracht, beobachtete Bindungsverhaltensweisen, die nicht darin unterzubringen waren, einer weiteren Kategorie unterzuordnen: dem desorientierten, desorganisierten Bindungsmuster. In Beobachtungssituationen erscheinen tatsächlich auf den ersten Blick Bindungsverhaltensweisen, sowohl von Kindern als auch von Bindungspersonen, als desorientiert bzw. desorganisiert. Doch wenn ein Beobachter eine entwicklungstraumatologische Brille aufsetzt, kann das desorientierte, desorganisierte Verhalten als eine Ansammlung von konträren Verhaltensimpulsen interpretiert werden, die einerseits ein Nähebedürfnis artikulieren und andererseits zeitgleich bzw. zeitnah einen Distanzierungsdrang in Gang setzen. Konkret geht es darum, dass die inneren Kräfte einer Person Nähe wollen und diese Nähe gleichzeitig als Bedrohung erleben. Dabei können diese sogenannten desorientierten, desorganisierten Verhaltensweisen im Bereich der vorbewussten, unterbewussten bis völlig dissoziativen Handlungstendenzen betrachtet werden. Worauf es mir an dieser Stelle ankommt, ist, dass desorganisierte Bindungshaltungen beim Säugling bzw. Kind rein impulsiv defensive Reaktionen auslösen können, wodurch der Säugling bzw. das Kind in eine Spirale von Hilflosigkeit, Ohnmacht und Ausgeliefertsein gedrängt wird. Somit sind traumatisierende Auswirkungen gegeben. Die Frage ist, ob diese traumatisierenden Momente in der Interaktion von Bindungsperson und Kind repariert werden können.

Ähnlich verhält es sich mit einem vereinnahmenden, symbioseähnlichen Verhalten einer Bindungsperson dem Säugling bzw. Kind gegenüber. Ein solches ist bereits der Fall, wenn die invasiven Bindungspersonen keine Rücksicht auf spontan defensive Aktivitäten eines Säuglings bzw. Kindes nehmen. Zwar sind Säuglinge permanent Situationen ausgesetzt, in denen ihre natürliche Intimitätsschranke übergangen wird; dabei lernen sie die Notwendigkeiten der körperlichen und emotionalen Versorgung kennen, stimmen sich darauf ein und können auch eine aktive Haltung einnehmen. Doch wenn ein Säugling und später ein Kind erlebt, dass diese Intimitätsschranke immer wieder rücksichtslos, andauernd, unvorhersehbar und ohne einen individuell erlebten Grund überschritten wird, muss er bzw. es zu Selbstschutzmaßnahmen greifen. Diese bleiben in langandauernden Vereinnahmungsprozessen der Bindungspersonen zumeist wirkungslos.

In diesem Sinne will ich anstelle von »symbioseähnlich« die Umschreibung »symbiotisierend« beim Vereinnahmungsprozess und »symbiotisierte Bindung« als erfolgte Vereinnahmung anwenden. Die Bezeichnung »symbiotisierte Bindung« bezieht sich auf die mentale Haltung des Besitzergreifens der Bindungsperson, für die der Säugling bzw. das Kind aufgrund seiner Abhängigkeit von der erwachsenen Person keine bindungsbezogene Ausweichalternative besitzt und der er bzw. es demzufolge ausgeliefert ist und hilflos und ohnmächtig gegenübersteht. Diese drei erlebten Zustände sind gute Indikatoren von traumatisierenden Erlebnissen, die, wenn sie nicht durch sich selbst und/oder von den agierenden Bindungspersonen repariert werden, in der Regel zu bindungsbezogenen Traumafolgestörungen führen.

Weiterhin unterscheide ich zwischen symbiotisierenden Bindungen und Verstrickungen einerseits und symbiotisierten Bindungen und Verstrickungen andererseits. Als symbiotisierend erweisen sich die Bindungshaltung und die verstrickenden Strategien der erwachsenen Personen, wenn diese die Funktionen der Bindung für die Entwicklung der Selbstorganisation des Heranwachsenden nicht zur Verfügung stellen und stattdessen alles Verfügbare dazu nutzen, Kinder und Heranwachsenden an sich gebunden (und abhängig) zu halten. Dies kann bewusst oder unterbewusst bzw. gar völlig dissoziiert geschehen. Die Umschreibung »symbiotisierte Bindungen und Verstrickungen« meint die mentalen (körperlichen, emotionalen, kognitiven und verhaltensmäßigen) Interaktionen, die aus der symbiotisierenden Bindung und den Verstrickungsstrategien hervorgehen und eine gegenseitige Abhängigkeit festigen. Symbiotisierte Bindungen und Verstrickung erhärten also eine gegenseitige Abhängigkeit, die im engen Zusammenhang mit einer oder mehreren Entwicklungsblockaden bei einem Elternteil stehen, was eine oder mehrere Entwicklungsblockaden beim Säugling bzw. Kind mitbedingen kann und ihn/es symbiotisiert. Aus diesem Hintergrund heraus wird für den betroffenen Nachwuchs die symbiotisierende Bindung ein »Bindungskäfig«. Diesbezüglich möchte ich noch einmal den ehemaligen Tennisprofi Andre Agassi zitieren, dessen Autobiografie »Open« (2007) eigentlich eine Offenlegung einer symbiotisierten Lebensbeschreibung ist. Er schreibt: »Ich habe meine Kindheit in Isolationshaft und meine Jugend in einer Folterkammer verbracht« (S. 216).

An dieser Stelle ist es mir wichtig, zu unterstreichen, dass es mir nicht hilfreich erscheint, symbiotisierte Bindungen generalisierend als gut oder schlecht zu bewerten. Sie können auf der einen Seite für das wachsende Kind entwicklungshemmend bzw. entwicklungsblockierend sein. Bestenfalls können sie sich für die Betroffenen bei der Bewältigung des Alltags als stabilisierend auswirken. Auf der anderen Seite kann eine symbiotisierende Bindungshaltung von Bindungspersonen deren Kinder zu speziellen Ressourcen hin kanalisieren, schlimmstenfalls können spezielle Ressourcen erzwungen werden. Bekannt sind hier Fälle im musikalischen Bereich oder auch im Leistungssport. Hier zeigt sich, wie in der zitierten Autobiografie Agassis, dass einige der symbiotisierten Personen Ausnahmeleistungen erbringen können, andere hingegen daran zerbrechen.

Entwicklungsfördernd kann in diesem Sinne betrachtet werden, was die Kompetenzen eines Menschen nicht nur erweitert, sondern vor allem auch sein Wohlbefinden erhöht und ihm dazu verhilft, er selbst zu werden. So sind auf der einen Seite beispielsweise Lebensgeschichten aus der Tenniswelt bekannt geworden, wo der »Tennisstar« sich peu à peu vom symbiotisierenden Vater oder von der symbiotisierenden Mutter »emanzipiert« (s. Andre Agassi, aber auch Steffi Graf und Martina Hingis). Die Emanzipation erfolgt zumeist in Form des endgültigen Abbruchs jeglicher Beziehung. Es kann sich auch zum Gegenprozess verkehren, in dem der einst Symbiotisierte die Rolle des Fürsorgers des alternden Symbiotisierenden einnimmt. Auf der anderen Seite sind Hochleistungen, die aus symbiotisierenden Kontexten hervorgehen, von Beeinträchtigungen in anderen Bereichen begleitet. So können hoch anerkannte Leistungsträger im Sport oder in den Künsten emotional behindert, also eine Art »Beziehungskrüppel« sein.

In der Bindungstheorie hat das Konzept der inneren Arbeitsmodelle und inneren Repräsentanten einen zentralen Platz; auch das Mentalisierungskonzept will einen wichtigen Erklärungsbeitrag liefern, wie sich Bindungsrepräsentationen entwickeln und das Bindungsverhalten auch im Erwachsenenalter steuern.

Bowlbys Vorstellung vom mentalen Arbeitsmodell ist verbunden mit dem Selbstverständnis der an den Bindungssituationen Beteiligten sowie dem ihrer Umgebung; insofern ist es von einem systemischen Blick geleitet. Indem Bowlby an der Schwelle der 1960er Jahre die Bindungstheorie formulierte (1969/2006), bildete er mit dem Begriff »inneres Arbeitsmodell« einen Kontrapunkt zu psychoanalytischen Modellen der psychischen Trieblehre, wobei die Konzeption der psychischen Funktionen von Pierre Janet, die im Schatten der Wiener Schule nur noch ein Nischendasein in der psychologischen Fachliteratur fristete, nicht im Radius seiner Wahrnehmung gewesen zu sein scheint.

Ich persönlich habe Schwierigkeiten, den Begriff »Arbeitsmodell« im Bereich der psychodynamischen Prozesse anzuwenden, da in diesem meines Erachtens die resonanten Wechselwirkungsprozesse innerhalb der Person und zwischen Person und ihrer Umwelt unzureichend abgebildet werden. In diesen Prozessen können sich komplexe und sich auch widersprechende Handlungstendenzen widerspiegeln, die in der akribischen psychotherapeutischen Behandlung bedeutsam sein können.

Bereits in seinen ersten Publikationen Ende des 19., Anfang des 20. Jahrhunderts hat sich Janet mit der Entwicklung der psychischen Funktionen und der Handlungstendenzen befasst und bis Mitte der 1930er Jahre seine Konzeption weiterentwickelt. Sie bezieht sich auf eine Grundvorstellung des menschlichen Verhaltens, die weit mehr umfasst und ausdifferenzierter ist als die Konzepte des Arbeitsmodells und der inneren Repräsentanzen. Janets Konzeption der Handlungstendenzen beinhaltet eine hierarchische Einordnung nach deren Komplexität und der sich daraus ergebenden Störanfälligkeit. Sie umfasst:

- *Die niederen Handlungstendenzen:* Sie meinen die elementaren Reflexe sowie die präsymbolischen regulativen und soziopersonalen Tendenzen (Janet, 1938/2013, S. 275; Schwartz, 1951, S. 36 ff.; van der Hart, Nijenhuis u. Steele, 2008, S. 209 ff.).
- *Die mittleren Tendenzen:* Sie umfassen die symbolischen und reflektierten Handlungen sowie die Glaubensfunktionen (Janet, 1938/2013, S. 281; Schwartz, 1951, S. 48; van der Hart et al., 2008, S. 219)
- *Die höheren Tendenzen:* Sie beinhalten die erweiterten reflektierten, die experimentellen und progressiven Handlungstendenzen (Janet, 1938/2013, S. 283; Schwartz, 1951, S. 55 ff.; van der Hart et al., 2008, S. 223 ff.).

Mit der Konzeption der Handlungstendenzen ist die Konzeption von der »geistigen Spannung« (Janet, 1938/2013) verbunden, die in der modernen klinischen Traumaforschung und -behandlung als Konzept der »mentalen Effizienz« sprachlich modernisiert worden ist.

Das Konzept der mentalen Effizienz charakterisiert die Fähigkeit, alle verfügbaren Energien sinnvoll zu konzentrieren und zu nutzen und die eigenen Handlungstendenzen situationsangemessen zu steuern. Mentale Effizienz beinhaltet also den nützlichen und angemessenen Umgang mit den höheren, mittleren und niedrigen

Handlungstendenzen, ohne übermäßig viel Energie zu verschwenden. Das Konzept der mentalen Effizienz bezeichnet aber auch die Vervollständigung der Handlungstendenzen durch einen Beginn und ein Durchhalten bis hin zu einem Abschluss (Janet, 1938/2013; van der Hart et al., 2008, S. 225 ff.).

Die Fähigkeit, sich in der Hierarchie der Handlungstendenzen frei zu bewegen und die mentale Effizienz situationsangemessen zu fokussieren, wird in sicheren Bindungskonstellationen in den ersten Lebensjahren vor allem über Spielverhalten mit der Bindungsperson und später auch allein erlernt und in das innere Repertoire integriert. Natürlich bedeutet dies, dass sie keine konstante Größe ist; wenn ich müde oder erkrankt bin, ist nicht nur meine mentale Effizienz geringer, sondern auch meine Möglichkeiten für meine Handlungstendenzen sind eingeschränkter. Dies gilt auch, wenn ich massive Entwicklungstraumata durchlebt habe und im Laufe meiner individuellen Entwicklung keine ausgleichenden Handlungstendenzen entwickeln konnte.

Emotionale Vernachlässigung und emotionaler Missbrauch haben einen unmittelbar beeinträchtigenden Einfluss auf die Fähigkeit, sich innerhalb der Hierarchie der Handlungstendenzen auf das zu konzentrieren, was angebracht ist, und mit den Handlungstendenzen dementsprechend situationsangemessen umzugehen. Kinder, die in einem desorganisierten und eng symbiotisierenden Bindungskreis aufwachsen, können beispielsweise nicht lernen, sicher mit anderen zu spielen, sich sicher zu binden und die Umgebung sicher zu explorieren; der Kreis der Sicherheit nach Powell, Cooper, Hofman und Marvin (2015), der eine sichere Basis und einen sicheren Hafen bedeutet, existiert für sie nicht. Diese Kinder sind daher auf Strategien der Vermeidung oder auf Substitutionen angewiesen. Sie erleben sich unentwegt im Labyrinth der inneren undurchschaubaren Handlungstendenzen und kommen dann in die Psychotherapie.

Inzwischen ist Janets Konzeption der Handlungstendenzen eine wesentliche Basis der Behandlung komplexer Traumatherapien (van der Hart et al., 2008; Boon, Steele u. van der Hart, 2013; Steele, Boon u. van der Hart, 2017). Sie hat viele Erkenntnisse in unterschiedlichen Disziplinen vorweggenommen, wie beispielsweise laut den Traumaforschern van der Hart et al. (2008, S. 205) der Entwicklungspsychologie (Schore, 2001, 2005), der Psychoanalyse (Fonagy et al., 2004), der Neurobiologie (Damasio, 2000, 2013; Panksepp 2004, Panksepp u. Biven, 2012), der Neurophilosophie (Metzinger, 2003).

Inzwischen hat das Konzept des Mentalisierens der Psychoanalytiker Fonagy, Gergely, Jurist und Target (2004) einen wichtigen und besonderen Platz in der Bindungstheorie eingenommen. Es kann im Prinzip als spezialisierender und vertiefender Teil der Konzeption der Handlungstendenzen Janets betrachtet werden. Die höheren Tendenzen bei Janet erfordern die Konstruktion sowie die Synthese der Individualität und das Vermögen, zu wissen, dass mein Ich ein Subjekt ist wie das aller anderen Menschen auch. Der von Fonagy et al. formulierte Begriff meint die Fähigkeit, eigene und fremde mentale Prozesse wahrzunehmen, zu reflektieren und zu verbalisieren. Die Entwicklung der Mentalisierungsfähigkeit sehen sie im Zusammenwirken wichtiger psychischer Funktionen wie der Fähigkeiten, Emotionen zu regulieren und die Aufmerksamkeit zu fokussieren. »Mentalisierungsentwicklung meint die Bildung eines symbolvermittelnden sekundären Repräsentationssystems der Affekte, des Selbst und der Anderen« (Trost, 2018, S. 123). Die Forscher des Mentalisierungskonzepts betonen, dass sich die Mentalisierungsfähigkeit in den ersten Lebensjahren eines Menschen in Bindungssituationen entwickelt.

In diesem Zusammenhang erscheint mir die Einbeziehung der Polyvagal-Theorie wichtig. Als Vermittler dieser Theorie vertritt Porges (2010) die Position, dass »die Entwicklung des myelinisierten Vagus bei Säugetieren die Herausbildung der Soziabilität« (S. 272) bewirke. Dieser entwickele sich in früher Kindheit zwischen Mutter und Kind und reguliere sich u. a. über den Gesichts- sowie den stimmlichen Ausdruck. In der phylogenetischen Entwicklung des autonomen Nervensystems sieht Porges die Grundlage der Organisation menschlicher Emotionen. Primär phylogenetisch vorhandene Nervensystemstrukturen würden bei akuten Gefahren und Bedrohungen für Immobilisation sorgen. Die später dazugekommene sekundär vorhandene Struktur sei auf Anpassung ausgerichtet und sorge für Mobilisation (Kampf- und Fluchtverhalten). Schließlich diene die dritte sich in der Kindheit entwickelnde Struktur charakteristischerweise den Emotionen und der Kommunikation der Säugetiere. Diese drei Ebenen würden in hierarchischer Weise die Reaktionsstrategien des Menschen gliedern, sodass Emotionen nur im Bereich der sozialen Beziehungen zum Ausdruck kämen (S. 55 ff.).

Porges' Studien führen zum Ergebnis, dass der ventrale Vagus das eigentliche physiologische System der sozialen Kommunikation ist. Porges nennt ihn den ventralen Vaguskomplex; dieser hat die wichtige Aufgabe, in sicheren Umgebungen jene Regelkreise zu unterdrücken, die für Gefahr zuständig sind (den Sympathikus für Flucht- und Kampfverhalten und den dorsalen Vagus für die Immobilisation bei existenziellen Bedrohungen). Er hilft somit, angemessen auf Störungen zu reagieren, Gefühle wie Ärger und Angst zu regulieren, uns selbst zu beruhigen und gelassen zu bleiben. Porges spricht deshalb von der »vagalen Bremse«. Doch ist diese vagale Bremse beim Geburtstermin eines Menschen noch nicht ausgebildet. Nur die Reflexe, wie das Atmen, Schlucken und Saugen, sind bei der Geburt funktionstüchtig und werden über den Vagus koordiniert. Da also das autonome Nervensystem bei der Geburt des Kindes noch unreif ist und erst im Netz sozialer Kontakte zur Reifung stimuliert werden kann, ist es umso bedeutsamer, dass die unausgebildete Selbstregulierungsfähigkeit des Säuglings ein reifes Selbstregulierungssystem als Gegenüber hat, um sich zu formen. Erst über die Einstimmung mit seinem Bindungspartner lernt das Neugeborene, sich selbst zu regulieren.

Der ventrale Vagus ist auch direkt mit den quergestreiften Gesichtsmuskeln verbunden, die von zentraler Bedeutung für die nonverbale Kommunikation sind. In diesem Sinne ist der ventrale Vagus in der Zweierbeziehung Kind–Bindungspartner von größter Bedeutung: für die Funktion der Selbstberuhigung und Selbstregulation sowie für den nonverbalen Austausch. Nach Porges (2010) gibt die »Vagusbremse« dem sich entwickelnden Kind die Möglichkeit, sich auf Situationen, Menschen und Objekte einzustellen und in Interaktion zu treten. Die Vagusbremse ist demnach ein inneres neurophysiologisches Werkzeug, mit dem das Kind das soziale Verhalten probt und erlernt. Sie steht in Resonanz mit dem vagalen Tonus. Porges fasst es so zusammen: »Die Fähigkeit, Zustände zu regulieren, entwickelt sich in den ersten Lebensmonaten in Einklang mit dem allgemeinen Entwicklungsverlauf. Werden die neuronalen Schaltkreise, die für die Beeinflussung von Zuständen wichtig sind, zugänglicher, ergeben sich parallel Möglichkeiten zur Nutzung von Verhaltensweisen sozialen Engagements und zur Entwicklung starker sozialer Beziehungen. Ohne den dynamischen und effizienten myelinisierten Vagus ist es schwierig, das Verhalten zu steuern und die Charakteristika des Systems Soziales Engagement (d. h. den Gesichtsausdruck und den stimmlichen Ausdruck) zu nutzen [...] Soziales Verhalten und die Fähigkeit, mit Herausforderungen fertig zu werden, sind von der neuronalen Regulation des physiologischen Zustandes abhängig. Die neuronalen Schaltkreise, die daran beteiligt sind, werden während der Schwangerschaft und nach der Geburt modifiziert. Sind sie leicht zugänglich und effizient, formen die Gesetze des Lernens und die Wirkung des Erlebens das Verhalten. Sind diese Schaltkreise hingegen nicht zugänglich – entweder aufgrund einer bestimmten Entwicklungsphase oder in Zeiten erhöhter äußerer Gefahr –, wird die Zustandsregulation beeinträchtigt, soziale Fertigkeiten zu erlernen wird schwierig, und der Aufbau sozialer Beziehungen wird stark erschwert. Während des größten Teils des Lebens sind die Vagusbremse und die übrigen Aspekte des Systems ›Soziales Engagement‹ leicht zugänglich und eröffnen zahlreiche Chancen zu sozialem Lernen. Wenn die effiziente Vagusbremse die Defensivsysteme nicht abschaltet und ihre destruktiven Manifestationen (Kampf- oder Fluchtverhalten) nicht abschwächt, ist die Entfaltung prosozialen Verhaltens sehr schwierig, und die Gelegenheiten zum sozialen Lernen und zum Aufbau sozialer Beziehungen sind rar« (S. 150 f.).

Aus diesen Ausführungen ist erkennbar, dass die emotionale Deprivation und der emotionale Missbrauch sowie das Hineinwachsen eines Kindes in ein symbiotisierendes System Auswirkungen auf die sozialen Kompetenzen der davon Betroffenen haben. In einer emotional deprivierten Sozialisation wird die Vagusbremse wahrscheinlich nicht ausreichend ausgebildet und der Betroffene tut sich in der Folge schwer, auf die Resonanz sozialer Beziehungen angemessen zu reagieren und entsprechend angemessen zu agieren. Bei Symbiotisierungsprozessen wird die soziale Beziehungskomponente anders tangiert. Der Symbiotisierte kann in dyadischen Konstellationen mit dem Symbiotisierten sein Defensivsystem nicht abschalten, da Fliehen und Kämpfen beinah ohne Erfolgschancen sind. Er kann ebenso wenig auf prosoziales Verhalten umschalten, da die symbiotisierende Bindung zeitgleich soziale Vereinnahmung ist. Er kann sich nur unterwerfen oder Als-ob-Strategien an den Tag legen und/oder, wenn nichts davon hilft, dissoziieren. In außerdyadischen Situationen ist die Vagusbremse unterentwickelt, sodass er sich eher selbstbeschützend verhalten wird, indem er sich abwartend und in Deckung hält. Wenn sich herausfordernde Gruppensituationen auftun, kann er schnell in die Überforderung hineinrutschen, die er mit inneren emotionalen Leerstellen und tauben Empfindungen überbrückt.

Bindungsrepräsentationen und/oder Bindungsresonanzen?

Die meisten Modelle aus der klinischen Bindungsarbeit und der systemischen Praxis nehmen als Grundlagen ihrer Überlegungen Begrifflichkeiten in Anspruch, die von der Lebendigkeit der Systeme weit entfernt sind. So setzt der Begriff »Repräsentation« voraus, dass in einem lebendigen System eine Stellvertretung aus der Außenwelt existiert oder auf etwas aus dieser verwiesen wird. Diese Annahme geht von der Vorstellung aus, dass beispielsweise eine Bildwahrnehmung eine innere Entsprechung erzeugt. Hier gibt es also ein Repräsentandum und ein Repräsentat, die voneinander getrennt sind und nur durch eine Repräsentationsleistung des Individuums entwickelt werden können. Insofern ist der Begriff »Repräsentation« ein äußerst unsystemischer Begriff.

Die Spiegelung und/oder Verdoppelung der Wirklichkeit ist mehr als bloße Wahrnehmung. Sie erfordert eine geistige Leistung, die nur durch Empfindungen, Emotionen und Kognitionen erlebt, entkodiert und verwertet werden kann. Genaugenommen greift der Begriff »Repräsentation« zu kurz, um das komplexe Zusammenwirken von Empfindungen, Emotionen, Kognitionen und Impulsen in Verbindung mit der Umwelt zu umfassen. Da in der Forschung und in der Klinikarbeit zunehmend anerkannt wird, dass Handlungstendenzen und Handlungssysteme fest mit Empfindungen, Emotionen und Kognitionen verdrahtet sind (Rothschild, 2002; Ogden, Minton u. Pain, 2009; van der Hart et al., 2008; Levine, 2011; Steele et al., 2017; Nijenhuis, 2018) und Letztere relational in Beziehung zu ihrer Umwelt stehen, erscheint es sinnvoller, von Resonanzen zu sprechen.

So schreibt der Hirnforscher Thomas Fuchs: »Neuronale Netzwerke repräsentieren nicht statisch Objekte oder Situationen der

Außenwelt, sondern sie schwingen koordiniert mit Umweltreizen mit, insofern diese in Entsprechung zu bestimmten, schon vorgebahnten neuronalen Mustern angeordnet sind« (Fuchs, 2008/2013, S. 180).

Zwar kommt der Resonanzbegriff ursprünglich aus der Akustik und Physik, doch im Allgemeinen wird unter Resonanz eine Wechselwirkung von schwingenden Systemen verstanden. Lebendige Systeme sind schwingende Systeme. »Das Lebendige definiert sich aus seiner jeweils charakteristischen Eigenfrequenz und manifestiert sich in Kreisläufen« (Grindl, 2002, S. 33). Die im Körper innewohnenden Systeme, Stammhirn, limbisches System und Großhirn, sind über den Körper unentwegt mit ihrer Umwelt verbunden, sie stehen in schwingender Resonanz zueinander. »Das Gehirn lässt sich somit als ein Resonanzorgan auffassen, dessen rhythmische Oszillationen durch interne ebenso wie externe Synchronisierungen eine fortwährende erneuerte Kohärenz zwischen Organismus und Umwelt herstellen. Dies schließt nicht aus, dass die entstandenen Resonanzmuster durch interne Weiterverarbeitung im neuronalen System wiederum Resonanz erzeugen, also ›Resonanzen von Resonanzen‹ bilden« (Fuchs, 2008/2013, S. 181 f.).

Modelle, die das Primat der Neurobiologie, aber auch solche, die Kognitionen in den Vordergrund stellen und Affekte als symbolvermittelnde Repräsentanten begreifen, sind bedeutsame und erkenntniserweiternde Konzeptionen, doch bevorzuge ich es, in meiner psychosozialen Arbeit von der Zentralität der Empfindungen und Emotionen auszugehen. In Körperprozessen und in emotionalen Prozessen entwickeln sich meinem Verständnis entsprechend keine Repräsentationen, sondern es ist vielmehr in jeder Körperempfindung der Körper selbst, der agiert, in jeder Emotion die Emotion selbst, die präsent ist und sich schwingend artikuliert. So sind die Handlungstendenzen lebendiger Systeme in erster Linie über Resonanzen von körperlichen und emotionalen Prozessen geleitet. Körperempfindungen sind mit der sensorischen Motorik eng verzahnt. Unter dem Begriff »Sensomotorik« wird das Zusammenspiel von sensorischen und motorischen Systemen und Aktivitäten gefasst. Die Koordination der inneren vielfältigen Schwingungen regt andere innere Systeme zum Mitschwingen an: Der Organismus ist in diesem Sinne ein riesiger Resonanzkörper mit etlichen Resonanzböden, die schließlich zur Aktivierung motorischer Zentren führen können, wenn die Situation es erfordert. Reizwahrnehmung über die Sinnesorgane und motorisches Verhalten verlaufen zwar zeitversetzt, doch erscheinen sie parallel, wie bei der Wahrnehmung von Schall durch das Ohr und der Drehung des Körpers Richtung Reiz. Körperempfindung ist ein Teil der Selbstwahrnehmung und geschieht durch eine nach innen gerichtete Wahrnehmung über das Erspüren von inneren Bewegungen und sensiblen Regungen der verschiedenen Sinnesorgane. Diese Wahrnehmungen erfahren eine Bewertung und eine multimodale Abbildung im emotionalen und kognitiven Gehirn.

Neurobiologisch betrachtet, entstehen Emotionen über physiologische Resonanzfelder durch Rückkoppelungen zwischen Körper und Gehirn (Damasio, 1995). Ihre Hauptfunktion ist regulativ und besteht in einer Bereitstellung körperlicher Reaktionen zur Aufrechterhaltung der individuellen Homöostase. Emotionen sind zentral im Bindungshandlungssystem, am stärksten und am intensivsten in der frühsten Kindheit, indem sie in dieser Lebensphase die Handlungstendenzen rahmen und die Architektur des individuellen Handelns, Empfindens und Denkens darstellen. Sie bleiben ein zentraler Bestandteil von späteren Bindungen und Beziehungen im ganzen weiteren Leben (Siegel, 2006).

Es ist nicht mein Anliegen, in diesem Buch eine Bindungsresonanzkonzeption vorzulegen. Indem ich mich auf die wenigen beschriebenen Aspekte konzentriere, möchte ich lediglich deutlich machen, auf welcher Basis meine Ausführungen beruhen. So arbeite ich lieber mit dem Resonanzkonzept als mit dem Mentalisierungskonzept nach Fonagy und Target oder mit der Konzeption der inneren Arbeitsmodelle in der Bindungstheorie nach Bowlby (1969/2006) und später Ainsworth (Ainsworth, Blehar, Waters u. Wall, 1979) und Bretherton (2001a, 2001b), weil mir das Resonanzkonzept Zugangswege in die Phänomene des Miteinanders von Kognitionen, Emotionen, Empfindungen und Handlungstendenzen in Verbindung mit der jeweiligen Umwelt bietet. Es sind auch die Folgen entgleister und eingefroren wirkender Resonanzen im Erleben der Klienten und Klientinnen, die Gegenstand der Beratungs- und Psychotherapiestunden werden.

Die körperlichen und emotionalen Resonanzen der Bindungspersonen sind es, die das Kind in seiner Anwesenheit annehmen, es versorgen, ihm Halt geben, ihm Rückzugswege ermöglichen und für seine Entwicklung als Basis dienen. Erfahren Kinder also im familiären Kontext bindungskonsistente Resonanzen, die mit bestimmten Erwartungshaltungen verknüpft sind, so fächert sich beim Kind ein Verhaltensrepertoire auf, das in einem im Kontext stehenden Verhaltens- und Interaktionsmuster wirksam wird. In Resonanzfeldern entwickeln sich Erwartungsfelder und Interaktionen somit nur dann in kongruenter Weise, wenn sie eine sichere, kohärente und konsistente Grundlage haben. Auf dieser entwickeln sich Rollen und Identitäten, die flexibel, sicher in der Gegenwart eingebettet und projektiv durchlässig für Vergangenheit und Zukunft sind.

Anders stellt es sich dar, wenn die Resonanzfelder des Bindungspartners andauernd traumatisierend sind und das heranwachsende Kind keine Möglichkeiten hat, entsprechende Ressourcen aufzubauen. Im desorganisierten Bindungsmodus artikulieren sich beispielsweise Resonanzfelder, die sich in Bindungsinteraktionen widersprechen: Auf der einen Seite schwingen Annäherungsbedürfnisse mit, auf der anderen Seite Selbstschutzbedarfe. Dies ist dann für beide Seiten der Fall – für Bindungsperson und Kind –, wenn der Erwachsene in seinen augenblicklichen annäherungssuchenden Handlungstendenzen ein Flashback aus seiner traumatisierten Kindheit erlebt und das Kind ein Annäherungsbedürfnis empfindet und über den Flashback des Erwachsenen in den Verteidigungsmodus gerät. In dieser kleinen Sequenz sind die Resonanzprozesse asynchron. Wenn diese asynchronen Resonanzbindungsprozesse andauern und nicht repariert werden (s. Tronick u. Weinberg, 2008a, 2008b), formen sie sich in empfindungsmäßigen und/oder emotionalen Koagulaten oder gar Klumpen, welche die bindungs- und beziehungsbezogenen Handlungstendenzen färben.

Andere Nuancen bekommen solche asynchronen Resonanzfelder in symbiotischen Bindungssituationen. Dadurch, dass – bewusst, vorbewusst, unterbewusst, unbewusst – anhaltend symbiotisierende Attacken die Grenzschutzaktivitäten des betroffenen Kindes außer Kraft setzen, oszilliert das Kind permanent in einem Resonanzfeld, in dem es für das Kind schwer wird, eine kooperativ beziehungsbezogene Selbstregulation und Selbstwirksamkeit in sich selbst zu etablieren. Sind nichtsymbiotisierende Bindungspersonen nicht vorhanden oder zumeist abwesend, haben diese Kinder keine andere Wahl, als ihr Selbst in der abhängigen Resonanz zu belassen und in dieser Notprogramme zu entwickeln. Je weniger sie in Interaktion mit fremden Kindern und Erwachsenen treten können, desto mehr bleiben sie im Verteidigungsmodus (ihrer individuellen Grenzen) stecken und können kaum eine gewisse Varianz an Interaktionsressourcen bereithalten, sobald sie anderen Kindern und Erwachsenen begegnen. Kurzum, ihr Rollenrepertoire beim Schutz ihrer individuellen Grenze bleibt beschränkt. Zudem bringt das Hineinwachsen in symbiotisierende Systeme einen Mangel an Erfahrungen und Kompetenzen mit sich, in komplexen Gruppeninteraktionen, wie sie in Tagesstätten, Schulen und Vereinen üblich sind, zurechtzukommen. Aus der Verteidigungsposition heraus, die als Alternativen dominanzgeprägte, manipulative Strategien, soziale Unterwerfung und sich Wegbeamen in sich trägt, sind sie unter Umständen überfordert. So können sich Verteidigungspositionen in mehr oder weniger rigide Rollen verwandeln, Rollen, die im Erwachsenenalter gewisse Sicherheiten in sozialen Interaktionen bieten. Viele symbiotisierte Individuen bevorzugen daher entweder Rollen in stark kontrollierenden Positionen, also z. B. Führungsrollen, oder umkehrt in untergeordneten Funktionen, andere pflegen hingegen mehr oder weniger stark die Haltung eines »Eremiten«.

Ist ein Kind akkumulierenden Traumaereignissen ausgesetzt, wie beim emotionalen Missbrauch, wird sein Inneres ein Trümmerfeld fehlgeschlagener Resonanzen. Vorbewusste, unterbewusste oder gar dissoziierte Selbstanteile gehen aus den unverarbeitbaren Situationen hervor. Kissenbeck und Eckers (2011) haben in der kindlichen Entwicklung eine Entstehungsgeschichte dissoziativer Anteile in vier klinisch relevanten Phasen entworfen. In der ersten Phase erschaffen sich Kinder innere Freunde als Unterstützer in Belastungssituationen; diese bekommen manchmal einen Namen, oft von bekannten Persönlichkeiten. In einer zweiten Phase stellt das Kind fest, dass der innere Freund spontan und ungefragt mit ihm spricht. In der dritten Phase merkt das Kind, dass dieser innere Gefährte kurzfristig die Kontrolle über das eigene Verhalten übernimmt. Diese punktuelle Kontrollübernahme kann manchmal gefährlich für das Kind werden und es kann sich manchmal nicht mehr richtig daran erinnern. In Phase vier bemerkt das Kind, dass dieser Freund sogar die Kontrolle über seinen Körper übernimmt und lange präsent in ihm ist, auch über Jahre. Es merkt, dass es sich des oder der Gefährten nicht mehr entledigen kann (Kissenbeck u. Eckers, 2011, S. 165).

Die Beschreibung der Psychotherapeutinnen Kissenbeck und Eckers zeigt, dass schwer oder nicht bewältigbare Erlebnisse in der kindlichen Entwicklung Übergänge schaffen. Die erste und zweite Phase beschreiben innere Prozesse, in denen der innere Spielgefährte eine bewusstseinsmäßig einigermaßen kontrollierbare Form innehat, während sich in der dritten und vierten Phase dissoziierte Selbstanteile etablieren und völlig nach ihrem Willen handeln.

Aber auch bereits unterbewusste bis halbbewusste Selbstanteile tendieren in unterschiedliche Richtungen, was die Verzweiflung und Versagensangst der symbiotisierten Alltagsperson verstärkt. Insbesondere der alltagsangepasste Bindungssymbiotisierte zeigt gut erkennbare Ersatzhandlungen, die eine mehr oder weniger unterbewusste Ebene der Symbiotisierung in sich tragen. Diese halbwegs oder gänzlich unterbewussten Bindungsebenen sind von kindlichen Selbstanteilen mitgesteuert; sie bringen das uneingelöste Bindungsbedürfnis nach emotionalem Versorgtwerden, nach emotionaler Resonanz mit sich. Ein Beispiel dissoziierter Bindungsebenen in dissoziierten Ersatzbindungen illustriert Abbildung 2.

Die Abbildung zeigt eine zweisame Paarbeziehung, die entweder auf einer bemutternden oder einer bevaternden Partnerrolle basiert. Als Einzelne oder auch als Paar mögen sie im Alltag gut vernetzt und funktionstüchtig sein. Auf Bindungsebene rutscht der Einzelne unterbewusst immer wieder in die bemutternde bzw. bevaternde Partnerrolle, indem er oder sie sich im gefühlten Kindheitsmangel selbst bedient (die bemutternde Erwachsene ist bei dieser Ersatzhandlung bemüht, das verletzte Mädchen zu versorgen so wie der bevaternde Erwachsene den verletzten Jungen zu versorgen bemüht ist). Es erklärt sich von selbst, dass der bindungsbedürftige Einzelne einer Erwiderung bedarf, da Bindungen von emotionalen Resonan-

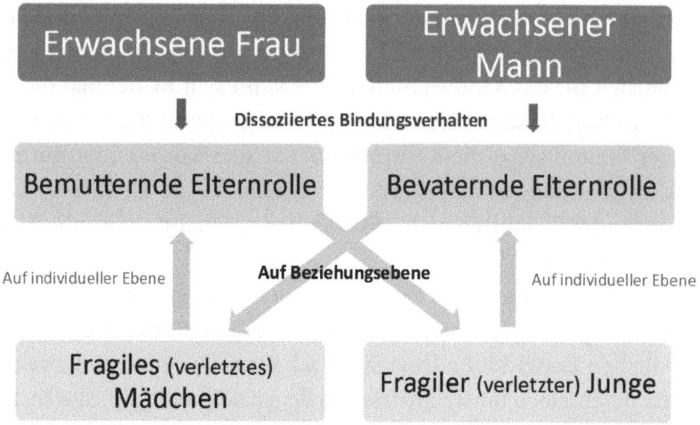

Abbildung 2: Dissoziierte Bindungsebenen in dissoziierten Ersatzbindungen

zen leben und durch diese lebendig werden. Folglich gestalten sich daraus komplementäre und/oder symmetrische Beziehungs- und Bindungsabläufe, die die eingenommenen Rollen bestätigen und zementieren oder frustrieren. Komplementarität findet dort immer statt, wo beide Beteiligten eine Bestätigung ihrer Bedürftigkeit erfahren: die Ehe(haus)frau, die den leistungsgeplagten Ehe(auswärts)mann wie einen emotional zu kurz gekommenen Jungen umsorgt, vielleicht verwöhnt, der Ehemann, der dem emotional zu kurz gekommenen Mädchen all seine Wünsche von den Augen abliest. Doch die unterbewussten Selbstanteile einer bindungstraumatisierten Person sind schwer zufriedenzustellen. Davon hängt es jedoch ab, in welcher Weise und in welcher Schwere sich symmetrische Abläufe anbahnen, die eine symbiotisierte Abhängigkeit erhöhen und eine neue Bindungssuchtstufe, wie die der besessenen Bindungssucht, bringen oder bedrohen können.

Symbiotische Verstrickungen und der Körper

Körperliche Reaktionen aus unmittelbaren symbiotischen Verstrickungserfahrungen oder aus Reinszenierungen symbiotisierter Traumaspuren im Körpergedächtnis sind vielfältig. Hautausschläge, Asthmaanfälle, Atemschwierigkeiten, Reizungen der Haut im Brustbereich, Magenbeschwerden artikulieren sich häufig vielleicht vor, vielleicht während, vielleicht nach symbiotisierenden Angriffen der verstrickenden Bindungspersonen. Während meiner Tätigkeit in der Jugendhilfe war ich u. a. auch Leiter einer Mädchenwohngruppe im Theresien Kinder- und Jugendhilfe-Zentrum. Ein 15-jähriges Mädchen namens Nicole wurde gegen seinen Willen aufgenommen und ich staunte sofort über die Art seiner körperlichen Präsenz: Nicole zitterte am ganzen Körper und wimmerte (wie ein Baby) vor sich hin, während ihre Mutter sehr beherrscht und teilweise nicht wirklich geistig anwesend wirkte. Hier die Zusammenfassung meiner damaligen Aufzeichnungen zu Nicole und ihrem körperlichen Kampf um die symbiotisierte Nähe:

In den ersten zehn Tagen ihres Aufenthaltes verließ sie die Wohngruppe zweimal und tauchte unvermittelt bei ihren Eltern auf. Nicole bekundete, dass die Abwesenheit ihrer Eltern schmerzhaft sei; der Schmerz wurde körperlich: Sie bekam heftige Magenschmerzen und musste Medikamente einnehmen. Im Gespräch wurde deutlich, wie sie vor Trauer und Nostalgie wimmerte, wie Gedanken und Gefühle sich kreisförmig, ja, spiralartig um das Fehlen ihrer Mutter drehten. Das Telefonat mit ihrer Mutter, die sich von ihrer Tochter erpresst fühlte, bestätigte die von ihrer Tochter beschriebenen Sachverhalte. Ihre Krise zog sich in die Länge; Nicole bestellte immer wieder ein Taxi und ließ sich nach Hause fahren. Da ihre Mutter im Büro arbeitete, trieb sie unruhig durch die Wohnung, griff zum Telefon und terrorisierte die Mutter so massiv, dass sie kurzfristig einen halben Tag Urlaub nahm.

Immer wieder ging diese auf die Erpressungen Nicoles ein und ließ sie wieder zu Hause übernachten. Da Nicole sich am folgenden Morgen weigerte, zurück zur Mädchenwohngruppe zu fahren, ließ Nicoles Mutter sie zu ihrer Schwiegermutter gehen. Mich rief sie von der Arbeit völlig verzweifelt an, sie und ihr Ehemann könnten nicht mehr, sie sei fertig mit den Nerven, und auch ihre Beziehung stehe auf der Kippe. Wenn es so weitergehe, gehe die Ehe auseinander und sie werde nervlich krank.

Nicole kam also zurück in die Mädchenwohngruppe; ich beauftragte eine Mitarbeiterin, mit ihr etwas enger in Beziehung zu gehen und Nicole in ihrem Mutterthema zu helfen und parallel dazu zu schauen, wie ihre Interessen ressourcenorientiert aktiviert werden könnten. Doch diese Intervention fruchtete wenig. Nicoles Fixierung auf ihre Mutter war nicht aufzuweichen.

Das symbiotisierte Spiel ging für eine Weile unverändert weiter und die Schuldgefühle, die Ängste und der Hass von Nicoles Mutter auf die Tochter ließen diese im symbiotisierten Kreis drehen. Eine große Familien- und Helferkonferenz wurde einberufen, an der Vater, Mutter, Onkel und Großeltern väterlicherseits, die in Offenbach lebten, teilnahmen. Alle Familienmitglieder bestätigten, dass es Nicole gelinge, alle Erwachsenen ihrer Familie auf Trab zu halten. Es wurde deutlich, wie das Strickmusterspiel mit der Mutter, dann mit dem Vater, dann mit dem Onkel, dann mit den Großeltern weiterging: über manipulative Strategien und Triangulierungen. Kurzum, Nicole gelang es immer wieder, einen Erwachsenen gegen den anderen auszuspielen und einen von ihnen dazu zu bringen, mit ihr zu koalieren.

Ein separates Gespräch der Eltern mit mir brachte die Hintergründe hervor: Das seit der Geburt bestehende innige Verhältnis zwischen Mutter und Tochter war abrupt zu einem Ende gekommen, als Nicoles Mutter eine Stelle als Sekretärin angenommen hatte und seitdem für die Tochter auch abends und am Wochenende nicht mehr zur Verfügung stand. Wohlgemerkt, die Stelle habe sie nur gesucht, um der Umlagerung der Tochter zu entgehen, aber auch, um ihrem Ehemann entgegenzukommen, der gedroht habe, sich zu trennen, weil er von dem verrückten Tanz der beiden die Schnauze voll habe. Nicole sei seitdem wütend auf sie, folge ihr zu Hause auf Schritt und Tritt, rufe sie im Büro zehn-, fünfzehn-, zwanzigmal täglich an, immer mit nervigen Fragen wegen Banalitäten. Nicoles Mutter brach während des Gesprächs mehrmals in Weinen aus, zeigte sich voller Schuldgefühle und Selbstvorwürfe, sie habe ihre Tochter zu sehr an sich gebunden, leider zu oft wie eine Freundin behandelt und ihr bei jeder Kleinigkeit, bei der Nicole sich überfordert gefühlt habe, aus der Patsche geholfen. Nun habe sie die Quittung.

Es war offensichtlich, dass Nicole nicht mehr in der Mädchenwohngruppe zu halten war.

Die anfänglichen körperlichen Symptome und Weinkrämpfe, die sich bei Nicole einstellten, sobald sie heimkehrte, erinnerten mich an die Heimwehreaktionen aus der Dissertation von Johannes Hofer (Hoferus, 1688). Er beschreibt diese Phänomene und die Körperreaktionen minutiös an einem Studenten und an Dienstmägden, die in der Fremde verweilen mussten, und »startete« damit die medizinische Erforschung der »Heimweh-Krankheit«. 1909 beschäftigte sich auch Karl Jaspers damit in seiner Dissertation »Heimweh und Verbrechen« und zeigte auf, dass ausschließlich junge Frauen davon betroffen waren, die aus Armutsverhältnissen stammend sich in der Fremde verdingen mussten. Heute würden wir sagen, es handelte sich um Bindungsphänomene. Die Familie gab den jungen Mädchen Halt. Er ging ihnen verloren, weil sie als junge Menschen in die fremde Welt gehen mussten, und viele von ihnen reagierten mit körperlichen Symptomen, dann mit Gewaltverbrechen. Neben einer ausgezeichneten Literaturübersicht zum Thema illustriert Karl Jaspers das Phänomen des Heimwehs anhand einiger Fallvignetten. Eindrücklich ist die Geschichte eines Mädchens mit dem Namen Apollonia, das einige Parallelen zu Nicole aufweist:

»Als sie die Mutter, die sie gebracht hatte, verließ, brach sie in Tränen aus und alle folgenden Tage sah man sie ihren Schmerz im Weinen stillen. Bald verlangte sie dringend nach Hause. Das Ehepaar, auf das sie einen guten Eindruck machte, tat alles, um ihr den Aufenthalt angenehm zu machen. Man sprach ihr gütlich zu, die Frau suchte sie mit Kuchen zu erfreuen, der Mann versprach ihr ein Paar Schuhe, wenn sie sich ordentlich führe. Doch auf jeden Zuspruch fing sie an zu weinen oder sie änderte ihr Wesen nicht und gab keine Antwort. Bald ließen ihre Leistungen nach. Sie vernachlässigte ihre Arbeit, kümmerte sich wenig um die Kinder, wurde mürrisch, unfreundlich und widerwillig. Zwar tat sie, was ihr aufgetragen war, manchmal musste man es ihr mehrere Male sagen, niemals tat sie es freudig und an der nötigen Genauigkeit ließ sie es fehlen. Für die Kinder hatte sie kein Interesse, spielte nicht mit ihnen, nie sah man sie im Verkehr mit ihnen lachen oder Scherze machen. Wenn sie unbeaufsichtigt war, blieb sie ganz untätig. Ihr Appetit war gering; es kam zuweilen vor, wenn man zu Tische ging, dass sie weinend abseits stand und sich weigerte, etwas zu essen [...] Als sie zu Hause ankam, war sie außerordentlich froh, sie küsste und herzte ihr jüngstes Brüderchen, dann fing sie an zu weinen, und als sie sich ausgeweint hatte, sagte sie, sie könne sich gar nicht eingewöhnen, und bat die Mutter flehentlich, sie nicht wieder fortzuschicken. Diese schlug ihr den Wunsch sofort bestimmt ab, ebenso der Vater und A., eingedenk der Schläge, die ihr Bruder Eugen erhalten hatte, als er mehrmals wegen Heimweh aus dem Dienste fortgelaufen war, fügte sich ins Unvermeidliche. Sie hörte auf zu weinen, ohne Abschied ging sie fort« (Jaspers, 1909, S. 81 ff.).

In der Fallvignette wird im Weiteren genau beschrieben, wie Apollonia das Kind umbrachte, das sie beaufsichtigen sollte, im verzweifelten Versuch, ihr Leid zu beenden.

Im Vergleich zu Apollonia von Jaspers wandte Nicole aus meinem Fallbeispiel zudem die klassischen Aspekte der symbiotischen Verstrickungen an: die exklusive Dyade mit ihrer Mutter, manipulative Botschaften, Erpressung von Nähe, Entweder-oder-Denkmuster, Double-Bind-Kommunikation sowie selbstverletzendes Verhalten, wenn sie nicht sofort zurück zu ihrer Mutter durfte. Selbstverletzendes Verhalten kann ein Versuch sein, belastende Bindungserlebnisse zu regulieren. Das selbstverletzende Verhalten hat unterschiedliche Funktionen (Sachsse, 1999). Es dient zum einen der inneren und äußeren Regulierung, beispielsweise um unerträgliche Gefühle der Leere aus der Reinszenierung von Deprivationserfahrungen, aber auch im Umgang mit schwierigen Beziehungen zu überdecken, wie dies in symbiotisierten Bindungssystemen der

Fall ist. Zum anderen kann es eine Art Selbstbestrafung sein, wenn emotionale und/oder körperliche Gewalt in die eigene Biografie eingeschrieben wurden. Selbstverletzendes Verhalten wird zumeist von dissoziierten Selbstanteilen in Gang gesetzt. In symbiotisierten Kontexten kann es die Funktion der verzweifelten Abtrennungsversuche von der Bindungsperson haben, mit dem der Selbstverletzende sich fusioniert fühlt. Es wird eingesetzt, um innere symbiotische Verschmelzungstendenzen abzuwehren.

Der Kliniker Reinhard Plassmann (2011) notiert: »Das Trauma, welches die magersüchtige Patientin häufig erfahren hat und mit der Ausbildung der magersüchtigen Hilfspersönlichkeit beantwortet, ist, wie ich meine, die permanente Erfahrung emotionaler Überwältigung mit Eindringen fremder, nicht zu ihr gehöriger Gefühle. Alles, was an ihrem Körper weich ist, scheint ihr fremd, als ein falsches Selbst, in sie mit Gewalt hineingepresst. Genauso wird der eigene Körper empfunden, ein falsches Selbst, ein Nicht-Ich« (S. 136 f.). Der Autor von »Selbstorganisation« und anderen bedeutenden Schriften beschreibt ganz genau die körperlichen und emotionalen Folgen symbiotisierender Prozesse.

Die klinische Beschreibung Plassmanns deckt sich mit meiner Darstellung symbiotisierender Verstrickungen, in denen ein Säugling und später ein Kind über alle Sinneskanäle von seiner Bindungsperson vom Diktum überflutet wird: »Du sollst ich werden und ich bin du.« Hier gilt für die Magersüchtige: Je virulenter der symbiotisierte Selbstanteil in ihr regiert, desto heftiger verläuft der innere Kampf der pseudoautonomen Selbstanteile gegen ihn. Es handelt sich dabei um einen erbitterten Kampf zwischen einem täterimitierenden Selbstanteil und extrem kindlichen, nach Autonomie strebenden Selbstanteilen, die nicht aufgegeben haben, an eine Selbstbehauptung zu glauben. Diese extrem energiefressende Auseinandersetzung kann den Betroffenen jedoch in die Sackgasse der Chronifizierung führen, da der täterimitierende Anteil wie einst der Symbiotisierende manipulative und destruktive Strategien beherrscht, die häufig die nach Autonomie strebenden Anteile bremsen und zum Verzweifeln bringen.

Auf den inneren Kampf der Selbstanteile werde ich im entsprechenden Kapitel weiter unten nochmals eingehen. Hier zunächst einmal das Fallbeispiel von Lena und ihren Ausbruchsversuchen, in dem der innere Kampf noch nicht entschieden ist:

Lena, zwanzig Jahre alt, seit dem 14. Lebensjahr mit Störungen des Essverhaltens lebend (zunächst bulimisch, nach der Trennung von ihrem Freund magersüchtig), gerade aus einer psychosomatischen Klinik entlassen, will nicht zu ihrer alleinerziehenden Mutter zurück, sondern unbedingt in einem Internat untergebracht werden. Ihre Mutter, 58 Jahren alt, ehemalige Besitzerin eines Nagelstudios, selbst mit ihrer 86-jährigen Mutter symbiotisch verstrickt, wegen übermäßigen Alkoholkonsums in Frührente gegangen, will unbedingt ihre Tochter bei sich haben. Lena lehnt eine Rückkehr zur Mutter strikt ab. Ihre Hoffnung war, zu ihrem Freund ziehen zu können, doch der Freund hatte über Nacht die Beziehung beendet und sich mit Lenas Freundin liiert. Lenas erklärtes Ziel ist, Abstand von ihrer Mutter und Oma zu bekommen, die an ihr herumzerren. Sie will ein Pädagogikstudium beginnen, doch sie fühlt sich noch nicht imstande, allein zu leben, darum braucht sie unbedingt eine Übergangsphase. Da sich eine Aufnahme in einem Internat als unrealistisch erweist – ihre Mutter rückt keinen Cent heraus –, stellt Lena mithilfe des Therapeuten einen Jugendhilfeantrag beim Jugendamt, mit dem Wunsch, in einer Jugendwohngruppe untergebracht zu werden, was auch von der Klinik befürwortet wird. Ferner will sie gern die ambulante therapeutische Behandlung fortsetzen, »um den Teufel im eigenen Körper auszutreiben«.

Dass der innere Kampf für eine Weile weitergeht, ist wahrscheinlich: Der »Teufel im eigenen Körper« lässt sich nicht austreiben. Jener Teufel ist eine Seite von ihr, die gehört, gesehen und verstanden werden will. Solange Lena nicht den guten Grund der Präsenz dieses Selbstanteils nachvollzieht, solange sie deren innere Agitation nicht erschließt und ihr beikommt, wird sie keinen Frieden mit dem eigenen Körper finden.

Auch das Münchhausen-by-proxy-Syndrom gehört zu den extremen Ausgestaltungsmöglichkeiten symbiotisierter Bindungen. Mit dieser Bezeichnung wird das Phänomen beschrieben, dass – meistens – Mütter einerseits ein sehr fürsorgliches und liebevolles Verhalten ihrem Kind gegenüber zeigen, andererseits dem Drang anheimfallen, eingebildete Erkrankungen ihres Kindes eigenmächtig mit teilweise lebensgefährlichen Medikamenten bzw. Anwendungsmethoden zu behandeln. Sie misshandeln ihr Kind in psychischen Zuständen, für die später eine Amnesie besteht, stellt Plassmann (1998, S. 127) fest. Dass sie die Misshandlung des Kindes anscheinend verleugnen und irgendwelche Erklärungen für die Verletzungen herbeifabulieren, könnte mit einem dissoziativen Zustand im Augenblick der Tat in Zusammenhang stehen und nicht mit Verleugnungsabsichten. Eine genauere Untersuchung der Fälle zeigt, dass die Mütter es sind, »die eine Krankheit nicht am eigenen Körper, sondern am Körper des Kindes erzeugen oder erfinden« (S. 126). Bei ihnen »fällt regelmäßig eine Tendenz zur Selbstschädigung oder körperlichen Selbstmanipulation auf« (S. 127).

In Studien und in psychotherapeutischer Praxis sind unzählige Fälle von Bindungspersonen bekannt, die ihre Kinder heimlich schädigten und auch versuchten, professionelles Personal zu täuschen. Die nähere Analyse der biopsychosozialen Hintergründe dieses Personenkreises in der Fachliteratur zeigt, dass in der Kindheit der Mütter häufig Misshandlungen vorkamen (Plassmann, 1998). In einigen Studien wird auf der einen Seite interpretiert, dass die Tat die Funktion haben könnte, aufkommende psychische Dekompensationen und suizidale Tendenzen abzuwehren, auf der anderen Seite wird berichtet, wie sich die Bindungspersonen mit dem medizinischen Personal identifizieren und sich als Ko-Helferinnen aufdrängen. »Der Umgang der Mütter mit diesen Kindern wird übereinstimmend als extrem symbiotisch beschrieben« (S. 127).

In der Zeit meiner Jugendhilfetätigkeit sind mir zwei Fälle begegnet, die eine solche symbiotisierende Konstellation aufwiesen. Beim einen blieb es beim Verdacht, ohne dass es zu einer klaren Bestätigung kam. Beim anderen zeigte die Mutter ein übersteigertes Nähebedürfnis zum Kleinkind. Sie war auch nicht imstande, ihre Näheübertreibungen zu erkennen, sowie sie nicht eingestehen konnte, ihr Kind mutwillig zu verletzen. Ein vom Gericht verordneter Gutachter hat dann den Fall untersucht und die Fremdunterbringung des Kindes empfohlen.

Die Exklusivität der symbiotischen Dyade und der Ausschluss des Dritten

Die Bindungsgeschichte eines Menschen beginnt in der Triade, unabhängig davon, ob der eine Teil der Dyade präsent ist oder nicht. Ich kenne Biografien von Menschen, die den abwesenden Zweiten bewusst gestalten. Manche organisieren einen »Erzeuger«, andere leben duldend mit dem formal anwesenden, aber emotional abwesenden Zweiten weiter, und bei einigen anderen geschieht es über einen One-Night-Stand oder über eine erlittene Vergewaltigung – bei Vergewaltigung kann eine ungewollte Schwangerschaft manchmal zu einer gewollten mutieren, um sich nicht mehr allein in der Welt zu fühlen.

So natürlich Triaden auch sind, in der psychoanalytischen Theorie (die ödipale Thematik) und Systemtheorie (Triangulationskonzept nach Minuchin, 1977) werden sie eher als konflikthaft betrachtet. Viele Systemtheoretiker und -theoretikerinnen beschreiben die Grundstruktur einer Familie als Konglomerat miteinander verzahnter Dreiecksbeziehungen, das umso komplexer erscheint, je größer eine Familie wird. Es war auch die Pionierin der Systemtherapie, Virginia Satir, die die Ursprungstriade Vater-Mutter-Kind als Ort betrachtete, an dem die Kinder ihre ersten Erfahrungen mit Zugehörigkeit und Ausgeschlossensein machen. In ihrer wachstumsorientierten Arbeit stellt die Triade einen bedeutsamen Ort für die individuelle Entwicklung des heranwachsenden Menschen dar. Bestimmte Aspekte kennzeichnen gedeihende Triaden. Nach Baldwin (2002) lassen sich drei wesentliche »Merkmale einer gesunden Triade« ausmachen:

- Jedes Familienmitglied hat die Freiheit, Ereignisse zu kommentieren und darauf zu reagieren,
- jeder Einzelne in der Familie kann die Art und Weise, wie er Situ-

ationen erlebt hat, kundtun, ohne dass dem individuell Erlebten widersprochen wird, und
- es gibt keinen Zwang zur Konformität.

Baldwins Beschreibung einer gedeihlichen Triade entspricht der Konzeption der sicheren Bindung in der Bindungstheorie. Sie ermöglicht individuelle Entwicklungen. »Das grundsätzliche Dilemma der Triade, einen Freiraum für drei Leute zu schaffen, wo doch immer nur zwei zur gleichen Zeit eine bedeutsame Interaktion haben können, wird akzeptiert (Baldwin, 2002, S. 55 ff.).

Als Gegenstück dazu erweist sich die symbiotische Verstrickung. Bei dieser Konstellation gibt es keine gelingenden Dreier-Interaktionsprozesse. Voraussetzung dafür wäre, dass »jeder einzelne teilnehmen oder den anderen zuschauen kann, ohne das Gefühl zu bekommen, dass er nicht zählt« (Satir, 1972, S. 152). In symbiotischen Bindungssituationen ist jeder dritte Beteiligte ein Ausgeschlossener. Der Ausgeschlossene kann den Einzelnen der exklusiven Dyade nur schwer begegnen und fühlt sich zuweilen wie vor einer emotionalen Mauer stehend.

Im Jugendhilfejargon heißt es salopp »zwei Dotter in einem Ei«, wenn ein erfahrener Jugendhilfemitarbeiter auf ein symbiotisch verstricktes System stößt. Demzufolge wäre das Eiweiß der dazugehörige Dritte. Er gehört dazu – und doch nicht. Die metaphorische Übertragung hat etwas an sich: etwas Zutreffendes und Unzutreffendes zugleich. Schon bei der Entstehung des Eies – unter dem Blickwinkel, dass intergenerationell Dysfunktionen unreflektiert weitergegeben werden – wächst eine Dyade und reift zu einem »Herz mit zwei Seelen« heran.

Die Analogie mit dem Eidotter findet jedoch ihr Ende, sobald wir dynamische Systeme betrachten, in denen erwachsene Bindungspersonen ihre Kinder emotional besetzen und dabei ihre natürlichen Autonomieentwicklungsphasen zu verzögern oder gar zu unterbinden versuchen. Dabei kreist in sichtbarer Weise der ausgeschlossene Dritte wie ein Satellit um das exklusive Paar. Zwar gibt es Familienkonstellationen, in denen mehrere Bindungspersonen, beispielsweise Mutter und Vater oder Mutter und Oma, symbiotisierend auf den Heranwachsenden einwirken, doch die Grundformation ist, dass eine Bindungsperson mit dem Heranwachsenden eine exklusive Dyade bildet und die anderen Bindungspersonen an den Rand gedrängt werden bzw. ausgeschlossen bleiben. Doch es sind auch symbiotische Verstrickungsformationen zu finden, die tatsächlich zwei Symbiotisierende und einen Symbiotisierten haben. Einzelkinder von einem auf das Einzelkind fixierten Elternpaar sind beispielsweise davon betroffen. Meiner Erfahrung nach haben es diese doppelbödig symbiotisierten Kinder noch schwerer, das Eigene zu finden und auszuleben. Gelegentlich fühlen sich manche von ihnen am Rande des Wahnsinns. Dies tritt umso mehr ein, je divergierender die Einwirkungen beider Symbiotisierender auf das Kind sind.

Symbiotisierte Verstrickungen sind unter dem Blickwinkel der Systemtheorie an für sich als Generationsgrenzen überschreitende Koalitionen zu betrachten. Im symbiotisierten System sind Bindungsperson und Kind Partner. Mütter oder Väter bezeichnen die Beziehung zum symbiotisierten Kind oft als Freundschaftsbeziehung. Auf Drei-, Vier-Generationen-Ebene sind zumeist, insbesondere in jugendhilfebetreuten Familien, die intergenerationalen Grenzen verwischt; diese sind gekennzeichnet von einer allmächtigen Oma, einer mit einem Fluchtversuch gescheiterten Tochter mit einem oder mehreren Kindern, die tagtäglich erleben, wie ihre Mutter von der Oma entwertet und im Tochtermodus gefangen gehalten wird. Ähnlich sind die Konstellationen, in denen Frauen in die Familienstruktur des Ehemannes heiraten und sich mit einer dominanten Schwiegermutter konfrontiert sehen, die alles besser weiß, was für ihren Sohn und ihre Enkelkinder gut ist. Solche Frauen stehen oft vor der Wahl, ihre Schwiegermutter als eine Art Ersatzmama zu nehmen oder sich zu fügen, im Gefühl, das fünfte Rad am Wagen zu sein und sich auf den Ehemann nie verlassen zu können, da er sich permanent zwischen den Stühlen erlebt und alles tun will, um mit seiner Mutter nicht in Konflikt zu geraten. Gerade in solchen Erwachsenenkonstellationen, in denen dann Beziehungskonflikte eskalieren, machen die Ehepartner des symbiotisch Verstrickten die Erfahrung des ausgeschlossenen Dritten.

In der sozialpädagogischen Arbeit in der Jugendhilfe sind auch Familienstrukturen anzutreffen, in denen eine – oft alleinerziehende –

Mutter ihre Kinder allesamt im symbiotisierten Modus hält. Diese Kinder werden in unterschiedlicher Art und Weise und in unterschiedlicher Intensität verstrickt. Das geschieht zumeist auf unterbewusster Ebene, da traumaeingefrorene Selbstanteile der Bindungsperson in neuralgischen und traumaunerledigten Bindungskontexten getriggert und aktiv werden. Sie machen allesamt die Erfahrung, in einem Moment symbiotisch verstrickt zu sein und im nächsten der ausgeschlossene, ungeliebte Dritte zu werden.

Symbiotisierte Familienstrukturen haben oft Konstellationen, in denen Mutter und Sohn oder Mutter und Tochter oder auch Vater und Tochter ein »heimliches Paar« sind, das das Familienleben bestimmt, während der ausgeschlossene Ehepartner eine Art »Wasserträgerfunktion« erfüllt. In meiner langjährigen Arbeit in der Jugendhilfe zeigte sich, dass, falls der Ehemann im Familiensystem vorhanden war, dieser sich mit seinem Exklusionsstatus arrangierte, indem er sich in Kompensationsfeldern engagierte, in irgendwelchen Vereinen oder anhand irgendwelcher Hobbys und schlimmstenfalls in Kumpaneisystemen, wo viel Alkohol konsumiert wurde. In anderen Fällen blieb er gern im Hintergrund, mit dem Gefühl: »Wie gut, dass meine Frau mit der Tochter beschäftigt ist!«, und nahm eine Versorgerrolle im Familiensystem ein.

Dreierkonstellationen, die in der beschriebenen Weise verstrickt sind, haben in der Regel eine starke Auswirkung auf die psychodynamische Entwicklung der Persönlichkeit der betroffenen Kinder. Innerlich sind sie emotional in ständige Nähe-Distanzierungs-Kämpfe mit dem Symbiotisierenden verstrickt und erleben, dass ein Teil ihrer biopsychosozialen Herkunft – die des emotional abwesenden Dritten – weder eine sicherheitsgebende noch eine haltende, rückversichernde Instanz ist. Noch dramatischer wird es für das Kind, wenn ein Teil seiner Herkunftstriade offen abgelehnt wird oder gar nicht existieren darf. In solchen symbiotisierten Familiensystemen ist dem symbiotisierten Kind nicht erlaubt, sich mit der abwesenden Bindungsperson auseinanderzusetzen, geschweige denn, sich auch nur teilweise mit ihr zu identifizieren. In solchen Konstellationen versieht die symbiotisierende Bindungsperson den von ihr ausgeschlossenen, offen abgelehnten Dritten mit extrem negativen Zuschreibungen. Der ausgeschlossene Dritte spielt als weggeschobene Instanz umso mehr eine Rolle, desto stärker er vom Symbiotisierenden beziehungsmanipulativ herangezogen wird. Dies ist beispielsweise der Fall, wenn die Symbiotisierende dem eigenen Kind negative Eigenschaften des ausgeschlossenen Dritten zuschreibt, um es zu zwingen, sich besser ihr und nicht ihm anzugleichen. Das bringt das Kind unweigerlich zu inneren Prozessen, die zu einer dissoziativen Selbstorganisation führen können. Noch problematischer wird es, wenn der Symbiotisierende den emotionalen Missbrauch offen ausübt und die Macht der Bloßstellung und der Kränkung in Anwesenheit (ausgeschlossener) Dritter nutzt, um die symbiotisierende Klammer enger zu ziehen. Oft handelt es sich um Familiensysteme, in denen Vernachlässigung, verwischte Familiengrenzen und emotionale Gewalt das Miteinander bestimmen.

Zur familiären Dynamik gehören oft symbiotische Verstrickungen, z. B. zwischen Mutter und Tochter oder Vater und Tochter, die als perverse Dreiecke organisiert sind (Haley, 1977), da das Bindungsverhalten bereits in der frühen Mutter-Kind- und/oder Vater-Kind-Interaktion sexualisiert ist. In solchen Systemen sind symbiotische Verstrickungen der Humus von sexuellem Missbrauch. Schon 1999 merkten die Pioniere der Psychotraumatologie in Deutschland, Fischer und Riedesser, an, dass der kategorische Ausschluss des Dritten auch ein hervorstechendes Merkmal von »inzestoiden« Familien ist bzw. von Familien mit »latentem Inzest« (Hirsch, 1998). »In diesen Fällen flieht beispielsweise die Tochter aus der einengenden Mutterbindung und wendet sich dem Vater zu, der seine ›triangulierende‹, potenziell befreiende Funktion wiederum missbraucht, um eine ausschließlich zweisame inzestuöse Beziehung zur Tochter herzustellen« (Fischer u. Riedesser, 1999, S. 71). Oder andersherum könnte dies als Versuch des sexuellen Missbrauchers anzusehen sein, durch seine sexuelle Gewalt – möglicherweise auch unterbewusst – in die exklusive Dyade zwischen Partnerin und ihrer Tochter einzudringen. In solchen Familien ohne Intimitätsgrenzen bekommen die symbiotisch Gebundenen häufig die Sündenbockrolle. Auf der einen Seite sind sie permanent unerledigten Ressentiments der symbiotisierenden Bindungsperson ausgesetzt. Auf der anderen Seite wird die kindliche Abhängigkeit von der gleichen Bindungsperson als Lücke eines fehlenden Partners emotional ausgebeutet. Intrapsychisch bewegen sie sich zwischen depressiver Selbstaufgabe und narzisstischem Triumph. Kompensationsmechanismen und Ersatzhandlungen wie selbstschädigendes, selbstverletzendes Verhalten, um aus der dissoziativen Klammer herauszukommen, sind in diesen Familienstrukturen häufig anzutreffen.

Die Gleichsetzungen mit dem abwesenden Dritten und dessen tatsächliche Abwesenheit lösen beim symbiotisierten Kind oft ein emotionales Durcheinander aus, das häufig in idealisierten Bildern von ihm mündet. Der abwesende Dritte nimmt die Gestalt eines Befreiers an. In der Fantasiewelt des Kindes bekommt der mit Sehnsucht erwartete Befreier die Gestalt eines »Prinzen« oder einer »Prinzessin« zugeschrieben. Wenn die ersehnte »Prinzgestalt« doch plötzlich greifbar nah ist, melden sich die inneren Selbstanteile und veranstalten ein inneres Tohuwabohu. Es melden sich Anteile, die nach Verrat rufen, Anteile, die alles rückgängig machen wollen, und Anteile, die nach Rettung durch den Bindungsschrei rufen. Die inneren Kämpfe machen die Interaktionen und die Kommunikation widersprüchlich, da die symbiotisierte Seite nicht freiwillig bereit ist, den Platz für den ungebetenen, ausgeschlossenen Dritten zu räumen.

Der ausgeschlossene Dritte (beispielsweise der abwesende Vater) kann eine innerlich nicht erlaubte, anwesende Instanz sein bzw. als mehrere halbbewusste bis völlig dissoziierte Selbstanteile fungieren. Abbildung 3 zeigt die hypothetische innere Präsenz der internalisierten Persönlichkeiten der Bindungspersonen beim Symbiotisierten in einem symbiotisierten System. Die Überschneidungsflächen stellen die unterbewusst gefühlten Selbstanteile oder die gar dissoziierten Selbstanteile dar, die in der jeweiligen Person lauern und mental aktiviert werden können. Sie sind assoziiert mit Erinnerungen, gemeinsamen Erlebnissen oder auch mit gefühlter Verbundenheit und schließlich mit freiwilliger oder erzwungener Anteilnahme, wie sie sich im extremen Fall in der symbiotisierten Bindung zeigt. Im letzten Fall ist das Gefühl der inneren Integrität des kindlichen Selbst einschränkt. Die überlappten Flächen repräsentieren in diesem Sinne die mentale Präsenz des anderen, die die mentalen Handlungen der symbiotisierten Dyade beeinflusst.

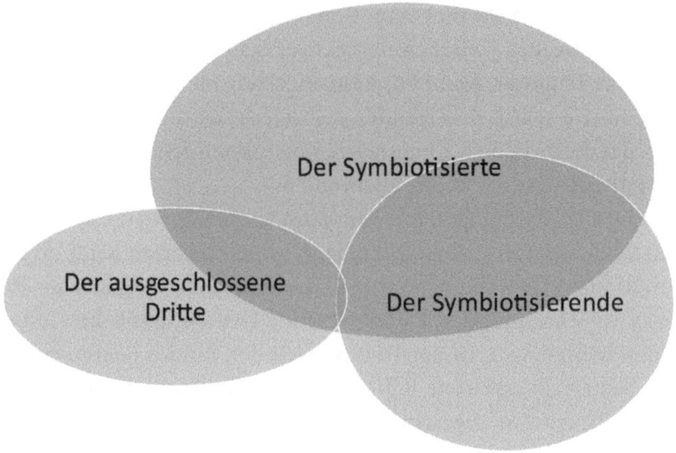

Abbildung 3: Die innere Präsenz der internalisierten Persönlichkeiten der Bindungspersonen beim Symbiotisierten

Beim Versuch der Selbstrettung kommen vereinzelt auch Jugendliche vor, die in eigener Initiative zur Klassenlehrerin oder zum Jugendamt gehen und offenlegen, dass sie sich zu Hause wie im Gefängnis fühlen. Allein dieser Schritt gilt im symbiotisierten System als Hochverrat. Wenn die Heranwachsenden nicht innerlich entschieden genug sind, gerät der Kampf in eine neue Stufe. Eskalierende Konflikte im symbiotisierten System sind für beide Kontrahenten – für den Klammernden und den Ausweichenden – schmerzhaft. Bleibt der Heranwachsende in seinem Ausbruchsversuch standhaft, fällt die Symbiotisierende zunächst in einen emotionalen Hohlraum, aus dem sie schwer herauszukommen scheint. Das nachfolgende Fallbeispiel von Olivia und ihren symbiotisch verstrickten Selbstanteilen verdeutlicht das.

Als ich noch im Theresien Kinder- und Jugendhilfe-Zentrum beschäftigt war, habe ich mit Olivia regelmäßig Gespräche geführt, nachdem ihr ältestes Kind, Katrin, eigenmächtig zum Jugendamt gegangen war, um fremdplatziert zu werden. Die 13-jährige Katrin war ins Heim gekommen, während die zwei jüngeren Kinder (neun und sieben) noch bei

Olivia wohnten. Aus meinen Gesprächsvermerken der Beratungssitzungen ergibt sich: Tief erschüttert und voller Zweifel, ob sie eine gute Mutter sei, schwankte Olivia zwischen der Entscheidung, alle Kinder abzugeben und abzuhauen, und der, weiter durchzuhalten. Der Schmerz durchschüttelte sie. Auch der Gedanke an Suizid stand im Raum. Seit ihrer Jugend hatte sie in gewissen Abständen Suizidimpulse gehabt, die ausnahmslos in Verbindung zu Trennungen standen. Es hatte mit den ewigen Kämpfen mit ihrer Mutter wegen derer Lebensgefährten begonnen. Olivia war damals gegen all die Männer gewesen, die ihre Mutter nach Hause geschleppt hatte. Zuerst war sie für Mutti das Ein und Alles gewesen, dann, sobald ein Mann am Horizont aufgetaucht war, hatte sie als Tochter wie abgemeldet dagestanden. Dass ihre eigene Tochter Katrin jetzt weggegangen war, hatte ihr einen tiefen Schlag versetzt. Gegen Abend, wenn die Kinder im Bett waren, spürte sie die Leere und den Wunsch, sich zu töten und das Gefühl der Leere auszulöschen. Bisher war es nie so heftig gewesen. Sie fühlte sich ohne Halt. Wund. Sie erkannte nicht das Ende dieser Haltlosigkeit. Sie fühlte sich wunder als zu der Zeit, als sie als Kind von ihrem Vater sexuelle Gewalt erfahren hatte. Damals war ihre Mutter ihr scheinbarer Halt gewesen. Sie hatte sie zwar emotional missbraucht und auch immer wieder wegen ihrer Männerbekanntschaften hängen lassen, doch der symbiotische Klebstoff ihrer Mutter hatte ihr eine Art Ankerplatz gegeben. Vielleicht wollte Olivia es bei ihren Kindern anders machen als ihre eigene Mutter, trotzdem machte sie es ähnlich und klebte emotional zu sehr an ihnen, sodass die älteste Tochter hatte die Flucht ergreifen müssen. Bei meiner Interpretation brach Olivia in Tränen aus. Ich führte meine übliche Unterscheidung ein, dass missbrauchte Mädchen ein Problem bekommen könnten, Frau zu werden, weswegen sie im Vermeidungsmodus lieber Mutter werden würden, aber dann fehle ihnen etwas, nämlich das Frausein, und sie würden daher ihre Mutter wiederholen, indem sie ihre Kinder eng, ja viel zu eng an sich halten würden. Auf ihr Nicken folgte das Eingeständnis, dass sie einerseits ihre Kinder auf ihrem Lebensweg gehen lassen wolle, andererseits nicht anders könne: Sie brauche ihre Kinder in ihrer Nähe. Ohne sie fühle sie sich absolut verloren, ja, dem Tod nahe.

Ich bot Olivia eine Vereinbarung über den Umgang mit Suizidversuchungen an, die sie nicht annehmen konnte. Aber sie nahm die Telefonnummer mit. Ihre Perspektiven: Sie erhoffte sich einen Neuanfang und sortierte sich in dieser Richtung: eine neue Wohnung, mit den Kindern in eine Kur, Annahme von Hilfe, um die Krise zu überwinden. Eine Rund-um-die-Uhr-Betreuung, bis sie aus der Krise herauskomme, die ich angeraten hatte, lehnte sie ebenfalls ab. Die Entscheidung für das Leben müsse erst mal her, ergänzte ich. Sie müsse das Muttertier in ihr unter Kontrolle bringen (um die symbiotischen Beziehungen zu entsymbiotisieren) und die Identität als Frau wagen und entwickeln, und zwar nicht als Objekt, sondern als Subjekt, einen anderen Sinn im Leben finden, z. B. durch einen Beruf. Olivia stimmte zu, aber ich merkte, dass das rationale Überlegungen blieben, die ihr Grundgefühl nicht erreichten. Nun wurden also die Kur, die neue Wohnung und auch der Umgang mit ihrer im Heim weilenden Tochter forciert, die inzwischen Heimweh kriegte, insbesondere am Abend, genau wie Olivia – die gleichen Schmerzen aus der symbiotischen Beziehung. Olivia war sehr dankbar für das offene Gespräch. Sie fühlte sich erleichtert.

Im Nachfolgegespräch zwei Wochen später erklärte sich Olivia dann dazu bereit, einen weiteren Antrag auf Hilfe zur Erziehung zu stellen und eine sozialpädagogische Familienhilfe in Anspruch zu nehmen. Insbesondere habe mein Hinweis, zu wenig für sich als Frau zu tun und viel zu viel als Mutter zu leben, sie zum Nachdenken veranlasst. Anderthalb Jahre später nahm sie eine Arbeit als Verkäuferin an und wollte ihre beiden Söhne, inzwischen neun und acht, in der Heilpädagogischen Tagesgruppe unserer Einrichtung unterbringen. Aber nur für den Achtjährigen beanspruchte sie dann diese Hilfe zur Erziehung tatsächlich.

Die Schilderung der Erlebnisse als Kind im Fallbeispiel von Olivia zeigen eindrücklich, wie sie den Mechanismen des »exklusiven Zweiten« und des »ausgeschlossenen Dritten« ausgesetzt war. Die Wechselbäder vom einen Extrem, das Ein und Alles für die Mutter zu sein, hin zum Abgemeldetsein, sobald diese einen Mann im Schlepptau hatte, hinterließen tiefe Spuren im emotionalen Gedächtnis. Sie sind später die Folien für Wiederholungsmuster als Symbiotisierende. Ferner offenbart ihr Eingeständnis, dass sie die Nähe ihrer Kinder als eine Versicherung gegen ihr Gefühl der Verlorenheit nutze, sodass der Weggang ihrer Tochter Olivia sie mehr wund habe fühlen lassen als der sexuelle Missbrauch durch ihren Vater.

Der sexuelle Missbrauch von Kindern in der Familie steht stets im Zusammenhang mit dem Sachverhalt, von der anderen Bindungsperson nicht geschützt worden zu sein. Wenn die nicht schützende Bindungsperson gleichzeitig das sexuell missbrauchte Kind über eine symbiotisierende Bindung emotional missbraucht, wird das Gefühl der Verlorenheit gigantisch. Es findet keinen Platz im Selbst und sucht ihn in einem anderen Selbst. Dies macht das missbrauchte Kind anfälliger für Bindungsersatzhandlungen wie die Symbiotisierung der eigenen Kinder, sobald sie erwachsen werden. Je tiefer der Schmerz der Verlorenheit in der Welt ist, desto stärker wird für die Person der Drang, exklusive Dyaden mit ihren Kindern zu etablieren, nach dem Motto, je exklusiver, desto besser, und je mehr Kinder, desto größer das Auffangnetz.

Das symbiotisierte Entweder-oder-Beziehungsmuster

Nach seiner Geburt, in den Phasen des inneren und äußeren Wachstums, ist ein Kind in seiner Autonomieentwicklung auf die unterstützende Begleitung seiner unmittelbaren Bindungspersonen angewiesen. Eltern, die auf Persönlichkeitsreifung achten und klare sowie durchlässige Grenzen setzen, fördern ihre Kinder in ihrer Autonomieentwicklung. Hingegen neigen überfürsorgliche Elternteile dazu, den Autonomieerprobungen ihres Schützlings angstgeleitet beizustehen und ihn eher auszubremsen als zu unterstützen. Symbiotisierenden Eltern geht es hingegen hauptsächlich nicht um Überfürsorglichkeit, sondern um ihre eigenen Bindungsabhängigkeiten. Ihre Angst ist nicht so sehr an reale Gegebenheiten geknüpft, die potenziell eine Gefahr für ein Kind sein können, sondern vielmehr mit der Gefahr assoziiert, das in Besitz genommene »Territorium Kind«, auf das sie sich stützen, zu verlieren.

Aus diesem Szenario heraus haben Symbiotisierte ein von inneren Selbstanteilen geleitetes Kontrollmuster aufgebaut, auf das sie zurückgreifen, sobald Gefahr lauert. Eine weitere innere Selbstorganisation symbiotischer Verstrickungen in ihrer stark ausgeprägten Form ist nämlich das Entweder-oder-Grundmuster. Dieses Entweder-oder-Muster organisiert und teilt Erlebnisse in zwei Extremkategorien: »Du bist ein Teil von mir oder du bist mir fremd.« Darin gestaltet sich Erleben in vereinheitlichter Weise: Wir haben die gleichen Gedanken, die gleichen Gefühle, die gleichen Empfindungen, die gleichen Impulse. Bauriedl (1996) umschreibt es so: »Wenn zwei teilweise oder ganz ›ineinander sitzen‹, gibt es kein ›und‹ zwischen ihnen. Der ›Kontakt‹ und damit die Bindung zwischen beiden findet nur in Form von Grenzverletzungen statt« (S. 18). Demzufolge fehlt ihnen nicht nur das »und«, sondern auch das »Sowohl-als-auch«.

Von der Grundstruktur sozialer Beziehungen haben wir es mit zwei gegensätzlichen Phänomenen zu tun: einerseits mit einer Orientierung am Selbst und andererseits mit einer Orientierung am anderen. Grundsätzlich pflegen viele Menschen eine flexible Mischform, die kontext- und bedürfnisabhängig ist. Andere wiederum haben biografische Rahmungen als Hintergrund, die sie dazu veranlasst haben, das Muster »Entweder du oder ich« zu entwickeln und ihm auch folgen. Diese Menschen sind sozusagen im beinah permanenten Verteidigungsmodus: Kampf oder Flucht. Diese stark ausgeprägte Art der Selbstorganisation wird von unterschiedlichen psychodynamischen Schulen dem Borderline-Syndrom oder auch dem Schizophrenenkreis in der Gestalt von Schwarz-Weiß-Denken zugeschrieben. Jenseits der vielen Lesarten dieses Phänomens, das sich sowohl im individuellen als auch im gesamtgesellschaftlichen Bereich manifestiert, führt dieser Modus der Selbstorganisation zu einem existenziellen Leben mit Bedrohungsszenarium. Totalitäre gesellschaftliche Systeme haben eine Entweder-oder-Grundstruktur. Sie ist das Markenzeichen von existenziellen und extremen Lebensformen. Der Mensch, der mit einem Traumaereignis konfrontiert wurde, erlebt sich entweder als überlebt habend oder als tot, also entweder als lebend oder als tot. Traumatisierte Systeme neigen zu einer solchen Selbstorganisation.

Mir geht es an dieser Stelle darum, dass diese Art des Umgangs mit dem eigenen Selbst bindungszentriert ist. Je extremer die symbiotisierende Struktur aktiv ist, desto stärker wird das »Wir« in der Dyadengestalt gefühlt, empfunden und kognitiv gerahmt. In der Substanz sind in der Dyade die Grenzen verwischt, in der unmittelbaren Bindungsumgebung der Dyade rigide und/oder abweisend. Bauriedl hat die Regel aufgestellt: »Was nicht voneinander unterschieden werden kann, schließt sich gegenseitig aus« (S. 17).

Das Wesen der symbiotisierten Grundhaltung lässt sich in der verdichteten gefühlten und empfundenen Kognition zusammenfassen: »Wir beide gehören zusammen und die Welt außerhalb von uns ist fremd, bedrohlich und fern von uns zu halten«, wobei folgende verdichtete Kognitionen impliziert und dem symbiotisch Gebundenen rituell in seiner Erlebniswelt eingebrannt werden: »Wir halten zusammen gegen die Welt, die schlecht, bedrohlich und gegen uns ist«, »Du und ich machen das schon und Papa hat seine eigenen Dinge«, »Entweder hältst du zu mir oder du bist gegen mich und hältst zum Papa«, »Du bist vollkommen frei und kannst natürlich zu ihm ziehen, aber dann brauchst du dich nie mehr bei mir blicken zu lassen«.

Da solche Menschen Entweder-oder-Kategorien in ihrer Selbstorganisation pflegen, verbunden mit einer rigiden Haltung gegenüber sich und der Welt, ist davon auszugehen, dass sie eine Verankerung in sich selbst als unzureichend erleben. Je rigider und eingeschränkter der Symbiotisierende sich in seinem Selbstempfinden erspürt, desto wahrscheinlicher wird er die symbiotisierte Dyade mit Abgrenzungsverboten arrangieren. Als innere Energielieferanten symbiotisierender Handlungen erscheinen mir in erster Linie die Angst vor Bindung und zugleich vor Bindungsverlust und die sie wie Satelliten umkreisenden Bindungsphobien. Hierzu werden stark polarisierte Ambivalenzen und Dichotomien, die in diesen Fällen meines Erachtens im Grunde genommen Ausdruck von Selbstanteilen einer Person sind, außerhalb der exklusiven Dyade auf mehrere Personen verteilt. Diese Verteilung erfolgt innerfamiliär, vor allem zwischen den symbiotisch Verklammerten und den Dritten. Oft entstehen polarisierte Erlebnisweisen; diese Polarisierungen folgen einem groben Schwarz-Weiß-Schema (ja–nein, gut–böse, verherrlichend–verteufelnd). Insofern läuft hier immer ein Grundmuster der Aufwertung und der Entwertung ab.

Es entfaltet sich dabei eine Beziehungsdynamik, die mit dem Kriterium der Brauchbarkeit fortgesetzt wird. Ein symbiotisiertes Kind kann z. B. mit guten und schlechten Anteilen gesehen werden; die schlechten Anteile sind nicht brauchbar im Sinne einer symbiotischen Bindung, da werden nur die guten Anteile gebraucht. Diese werden in dem Maße gefördert und gestärkt, wie sie zur Ersatzbefriedigung der unerfüllten Wünsche bzw. der existenziell erlebten Bedürfnisse nutzbar sind. Nicht brauchbare Teile des Kindes werden abgelehnt, anderen Dritten in naher Umgebung zugeschrieben und abgewiesen; dies kann bis zur radikalen Ablehnung großer Teile des Kindes führen, bis zur Annahme lediglich eines kleinen Restes. Das kann das Kind in schwerwiegende psychische Belastungen bringen: einerseits dem getrennten oder geschiedenen Partner der

Bindungsperson tatsächlich ähnlich zu sein und dies andererseits doch nicht zu dürfen. In ihm kommt es zu einer doppelten Selbstverneinung und zur emotionalen Vergewaltigung. Eine alleinerziehende Person mit ihrem symbiotisierten Kind kann ihm beispielsweise all die negativen Eigenschaften anhängen und ihm alle negativen Zuschreibungen vorhalten, mit dem expliziten Wunsch, es möge diese endlich ablegen, damit die Bindungsperson es lieben könne. Diese Strategie hat zumeist einen nahezu bewussten manipulativen Charakter, kann aber unterbewusst bis dissoziiert eingesetzt werden, um die Einheit der Dyade zu festigen.

Nicht alle symbiotisierenden Systeme sind über Entweder-oder-Grundmuster organisiert. So kann es durchaus vorkommen, dass ein symbiotisiertes System den Einfluss Dritter auf das symbiotisierte Kind billigt. Einige symbiotisierende Bindungspersonen dulden beispielsweise, dass ihr Partner auch eng mit dem symbiotisierten Kind verbunden sein darf. Andere Familiensysteme teilen sich ihr Objekt der Begierde, indem jede Bindungsperson sich nur in Teilbereichen am Kind symbiotisierend bedient, beispielsweise die eine im Leistungsbereich, die andere in emotionalen Belangen. Schließlich sind in Familien, die im Bereich der Jugendhilfe Hilfen zur Erziehung in Anspruch nehmen bzw. nehmen müssen, viele symbiotisierte Familiensysteme mit einer gewissen Varianz an symbiotisierenden Entweder-oder-Verstrickungsstrategien vorzufinden. Sie werden von der Bindungsperson gegenüber den einzelnen Kindern und Situationen unterschiedlich gehandhabt. Mal können sie dazu dienen, die Kinder gegeneinander auszuspielen und sie enger an den Bindungspersonen zu halten, mal dazu, das symbiotisierende System zu festigen und zu beschützen. Insgesamt neigen diese Bindungspersonen dazu, ihre Kinder nach dem Grad ihrer gefühlten Nähe unterschiedlich zu symbiotisieren. Auf diese Weise kann eine Bindungsperson die älteste Tochter bei der Übernahme mütterlicher Aufgaben symbiotisieren, während die jüngste Tochter für die eigene emotionale Stabilisierung funktionalisiert wird.

Eine Einheit sein und Ausschließlichkeit in der Beziehung sind im Großen und Ganzen große Worte in streng symbiotisierten Systemen. Symbiotisch verstrickte Personen können es schwer aushalten, zwei konträr organisierte Standpunkte im kognitiven und emotionalen Gehirn nebeneinander zu tolerieren. Für sie ist ein Sowohl-als-auch-Erfahrungsmuster eine Quelle der Bedrohung. So kann sich eine symbiotisierende Mutter, die eine ambulante Jugendhilfe für ihre Tochter in Anspruch nehmen muss (sonst droht das Jugendamt mit einem Antrag auf Sorgerechtentzug beim Gericht), nur vorstellen, dass die Einzelbetreuerin ihrer Tochter ausschließlich deswegen da ist, um sie ihr auszuspannen. In der Tat scheitern etliche Jugendhilfemaßnahmen ab dem Moment, in dem ein Betreuer oder eine Betreuerin ohne Fingerspitzengefühl mit dem symbiotisierten Kind Aktivitäten unternimmt, die das symbiotisierte System unterhöhlen. Das ist der Fall, wenn sie einen betreuten symbiotisierten Heranwachsenden zu mehr selbstständigem Denken, Fühlen und Handeln verhelfen will. Sobald die symbiotisierende Bindungsperson derartige Bestrebungen konstatiert, würde sie solche Autonomiebestrebungen torpedieren oder gar bestrafen.

Viele meiner Klienten und Klientinnen berichten von ihren in der Kindheit erlebten Ängsten oder gar Blockaden, sich abzugrenzen. Abgrenzungsimpulse waren mit Beziehungsentzug, emotionalen Bestrafungen und verbalen Erpressungen gekoppelt. Im Grunde genommen entwickelten sie bereits Bindungsängste sowie Ängste und Phobien vor Bindungsverlust, wenn sie impulsgeleiteten Autonomiebestrebungen folgten und »unerlaubte« Räume auszukundschaften versuchten. Einige von ihnen berichten von aufkommenden Todesängsten, andere vom Gefühl einer entleerten Existenz, sobald der Auszug aus dem Elternhaus bevorstand oder bereits, wenn die Aussicht auf den Umzug in eine andere Stadt in Deutschland sich eröffnete.

Es ist offensichtlich, dass die Okkupation des Symbiotisierenden und dessen Leitsatz: »Wir und die Welt, die gefährlich und problematisch ist«, es dem sich entwickelnden Kind erschwert, Beziehungen außerhalb seines häuslichen Umfelds unbeschwert und in adäquat resonanter Weise einzugehen. Seine Verunsicherung schlägt sich im Umgang mit Gleichaltrigen und dem Erziehungspersonal in Tagesstätten und Schule nieder. Unterbewusst sucht es absichernde Bindungssituationen bei anderen symbiotisierten Personen. In informellen Gruppenkonstellationen spürt das Kind Einsamkeit und Angst und sucht einen Halt bei imaginierten Gefährten. In strukturierten Gruppen kann es sich an die gestellten Aufgaben klammern und nicht selten damit glänzen. In Stresssituationen geht es oft in die soziale Unterwerfung oder in die innere Lähmung. Sobald es Personen zu finden glaubt, die ihm eine symbiotisierende Entsprechung signalisieren, testet es das Spiel des Nähe-Distanz-Tanzes. Insgesamt ist das Kind bemüht, entweder in dem ihm von zu Hause bekannten symbiotisierten Modus sein Leben zu gestalten oder ein Gegenmodell zu entwerfen. Doch der Weg ist steinig und die Gefahr einer Weitergabe an die nächste Generation sehr groß.

Entweder-oder-Grundhaltungen etablieren sich oft als intergenerationales Muster. In meiner Tätigkeit in der Jugendhilfe war es mir über zwanzig Jahre möglich, die intergenerationale Weitergabe symbiotischer Verstrickungen zu beobachten und zu analysieren. Ganz gleich, ob ich in den ambulanten Diensten oder im halbstationären und vollstationären Bereich tätig war, symbiotisierte Familiensysteme waren an der Tagesordnung. Augenfällig waren auch die symbiotischen Verstrickungskämpfe zwischen Großmüttern und Müttern um die Enkelkinder. Nachdem Großmütter bereits ihre Töchter und/oder Söhne emotional aufgesaugt hatten, waren manche von ihnen emotional noch nicht befriedigt. Während einige Großmütter sehr stark mit ihren psychischen und/oder somatischen Krankheiten beschäftigt waren, waren andere bemüht, in der unmittelbaren Nähe ihrer bevorzugten Enkelkinder zu bleiben. Als wären sie emotionale Vampire, waren sie sehr eifrig damit beschäftigt, etliche Strategien zu entwickeln, um ihre symbiotisierenden Ziele zu erreichen. Es erschien mir alles sehr logisch. Ich hatte allerdings schon damals meine Zweifel, dass nur der berechnende Verstand beteiligt war, wenn eine Großmutter ihrem Enkelkind eine Eigentumswohnung schenkte, in der ihre Tochter nicht einmal wohnen durfte. Um Aufenthalte des Enkelkindes bei den Großeltern zu erzwingen, drohte eine Großmutter, ihre Tochter zu enterben. Und sie tat es in dem Moment auch, in dem ihre Tochter nicht klein beigab. In einem symbiotisierten Familiensystem ging die Großmutter sehr strategisch vor:

Zuerst trieb die Großmutter, die mit dem Großvater im ersten Stock wohnte, während die Familie der Tochter im Erdgeschoss wohnte, ihren Mann aus dem Haus. Sie ließ sich kurzerhand scheiden und klagte unentwegt gegenüber der Tochter, wie schwer die körperlichen Krankheiten ihr zusetzten. Es war spürbar, dass sie bestrebt war, die Wohnung im ersten Stock zu vermieten und zur Tochter ins Erdgeschoss zu ziehen. Das kleine Zimmer neben den Zimmern beider Enkeltöchter wurde bisher als Bügelzimmer genutzt. Ihre Anspielungen machten deutlich, dass sie dort einziehen wollte. Es war nur eine Frage der Zeit. Ihr kam allerdings der Schwiegersohn in die Quere. Er wollte keinesfalls die Wohnfläche mit seiner Schwiegermutter teilen. Nur über die jüngste Enkelin gelang es ihr, ihn umzustimmen. Der symbiotisierende Weg war einfach. In der alltäglichen Betreuung der Kinder malte sie ihnen aus, wie schön es für sie wäre, wenn die Großmutter auch abends mit ihnen zusammen wäre. Wenn die Eltern müde und geschafft von der Arbeit heimkehren würden und vor dem Fernseher säßen, wäre die Oma »putzmunter da« und könnte den Kindern aus dem Buch etwas vorlesen!

Aus Hintergründen, wie sie das Fallbeispiel verdeutlicht, sind symbiotisierte Kinder im Erwachsenenalter oft bemüht, eine geografische oder sonstige Distanz zu ihrem Herkunftssystem herzustellen, um den Einfluss symbiotischer Verstrickungen zu minimieren. Enkelkinder bekommen dann die Funktion des Bindegliedes, wobei die generelle Tendenz jedoch in der Herstellung einer exklusiven Dyade zwischen Großmutter bzw. Großvater und einem Enkelkind besteht. Zwar werden die Konflikte zwischen den Eltern und ihren nun erwachsenen Kindern vordergründig über Erziehungshaltungen ausgefochten, doch unterschwellig geht es weiterhin um die üblichen Nähe-Distanz-Kämpfe aus der symbiotischen Verstrickung.

Varianten dieses symbiotisierten Musters begegne ich weiterhin, jetzt in meiner psychotherapeutischen Praxis. Während eine Klientin (s. das Fallbeispiel von Christine im Kapitel »Die Selbstanteile in symbiotischen Verstrickungen«, S. 129 ff.) trotz pflegerischer Versorgung ihrer Mutter von ihr zugunsten einer jüngeren Schwester enterbt wurde, wurde eine weitere Klientin von ihrer Mutter zwar nicht enterbt, doch täglich mit schlimmen Beschimpfungen und Beleidigungen gequält. Diese Klientin hatte das Empfinden, sie fahre nicht zur Wohnung ihrer Mutter, um sie täglich zu pflegen, sondern um sich emotional misshandeln zu lassen. Nach dem Konzept der strukturellen Dissoziation (van der Hart et al., 2008; Nijenhuis, 2016,

2018) waren bei der Mutter dieser Klientin kontrollierende Selbstanteile aktiv, die dissoziativ täterimitierend im symbiotischen Verstrickungsmodus die versorgende Tochter drangsalierten.

Bei Entwicklungstraumata entwickeln Kinder ohnehin kontrollierende Bindungsstrategien, aus denen Selbstanteile hervorgehen, beispielsweise strafende, versorgende, beaufsichtigende, vereinheitlichende, abkapselnde sowie unzählige weitere Varianten. Grundsätzlich organisieren sich um diese Selbstanteile – bei andauernd resonanzlosen Bindungskonstellationen wie bei symbiotisierten Bindungsmustern – Bindungsphobien und/oder Phobien vor Bindungsverlust. Selbstanteile, die widersprechende Bedürfnisse verfolgen, z. B. Bindung suchen und Bindung vermeiden, erzeugen schwere, energiegeladene innere Konflikte zwischen den fragilen/kontrollierenden und den funktionierenden Anteilen. Das ist oft der Auslöser für selbstverletzendes Verhalten.

So kann beispielsweise ein dissoziierter Selbstanteil, der eine Phobie vor Bindungsverlust entwickelt hat, den unterbewussten Wunsch herausgebildet haben, dass die Gesamtpersönlichkeit im Erwachsenenalter von Ersatzbindungspersonen reguliert und auch getröstet wird. Dieses Individuum fühlt sich dann von diesem Selbstanteil wie »fremdgesteuert«. Oft entwickelt es in seinem Leben etliche Strategien, um nicht allein sein zu müssen und sich an einen Partner gebunden zu halten – diesen also in eine symbiotisierte Gebundenheit zu pressen. Dabei bleibt die unverarbeitete Schlüsselszene erhalten, sodass der kindliche Selbstanteil symbiotisierende Beziehungen weiterhin als verletzend und okkupierend erlebt.

Nicht selten kommt in der Behandlung von Bindungstraumata vor, dass zwei kindliche, bindungsgeschädigte Seiten einer Gesamtpersönlichkeit aneinandergeraten. Das geschieht z. B. oft, wenn sich durch das Auftauchen einer begehrenswerten Person eine Bindungssehnsucht meldet. Der kindliche, sehnsuchtsbeherrschte Anteil will auf die Beziehung eingehen und mit diesem Partner zusammen sein. Der kindliche, beziehungsphobische Anteil will diese Beziehung hingegen um jeden Preis verhindern, um nicht erneut Verletzungen, Kränkungen und die Besetzung durch einen »Fremden« zu erleben. Das führt dazu, dass der eine Anteil vehement gegen den anderen kämpft, was die Gesamtpersönlichkeit insgesamt lähmt und unter Umständen zu unkontrollierbaren Handlungen verleitet. Weiter unten werde ich ausführlicher auf das psychodynamische Miteinander der Selbstanteile eingehen.

Ein Musterbeispiel symbiotischer Verstrickungen und die Grenze der Entstrickung aus dem Entweder-oder-Modus

Um das Phänomen der Verstrickung und die Grenze der Entstrickung aus dem Entweder-oder-Modus zu veranschaulichen und zu konkretisieren, stelle ich nachfolgend eine exemplarische Symbiotisierung vor. Vor einigen Jahren begleitete ich psychotherapeutisch eine Frau, die mitten im Entstrickungskampf mit ihrer Mutter stand. In der dreijährigen Psychotherapie konnte sie wesentliche Entstrickungserfahrungen machen, doch einige symbiotisierte Seiten blieben offen.

Die 39 Jahre alte Margot kam mit dem konkreten Anliegen zu mir in die Praxis, »ihr Kopfkino abzustellen«. Sie hatte seit geraumer Zeit enorme Schwierigkeiten durchzuschlafen. Häufig lag sie nachts im Bett und konnte die innere Bilder- und Gedankenflut nicht abschalten. Morgens kam sie schwer in die Gänge und auch tagsüber erlebte sie sich matt, innerlich betrübt, streckenweise von der Außenwelt wie von einer Glasscheibe getrennt und zeitweise wie innerlich betäubt. Obwohl der Verstand ihr sagte, im Recht zu sein, fühlte sie sich seit dem Beziehungsabbruch zu ihren Eltern von massiven Schuldgefühlen geplagt. Dabei verließ sie das Empfinden nicht, nicht genug wert zu sein. Auch in ihrer Rolle als Mutter eines siebenjährigen Mädchens war sie stark verunsichert. In Konfrontationssituationen mit ihrem Lebensgefährten erlebte sie, wie sie plötzlich verstummte, im Gefühl, doch alles falsch zu machen und sogar selbst falsch zu sein. Mit der gedrückten Stimmung, die daraus entstand, empfand sie sich als blockiert und war unfähig zu denken. Abends saß sie dann mit ihrem Lebensgefährten zusammen und registrierte, dass sie sich verspannte, sobald sie sich mit ihm unterhielt, danach tauchte sie mehr und mehr innerlich unter, obwohl sie es sich anders wünschte und gar von ihm getröstet werden wollte. Ihre Rückzugshandlungstendenzen wurden so stark, dass sie die Neigung verspürte, »alles stehen und liegen zu lassen und ganz weit wegzuziehen«. Bisher hatte ihr Beruf ihr sehr viel Freude gemacht, ja, sie sah, wie sie einst in ihrem Beruf als Inhaberin einer Praxis für Physiotherapie und Krankengymnastik voll aufgegangen war. Doch jetzt merkte sie immer stärker, wie sich Unlust breitmachte und sie den Handlungsimpuls verspürte, »das Zeug hinzuschmeißen«: »Am liebsten würde ich von allem, was mich umgibt, nichts mehr wissen wollen und mich gehen lassen.« Aber dann spürte sie, wie die Angst hochstieg und ihr den Hals zuschnürte. Die Aktivitäten ihrer Eltern erlebte sie als Psychoterror, dem sie sich wehrlos ausgeliefert fühlte.

Margot ist das dritte und letzte Kind ihrer Eltern. Ihre Brüder sind fünf und sechs Jahre älter. An ihre Kindheit und Jugend hatte sie nur wenige episodische Erinnerungen, dennoch war ihr im Gedächtnis geblieben, wie ihre Mutter in der familiären Umwelt nach dem Prinzip »teile und herrsche« agiert hatte. Ihre Mutter hatte für ihren Vater selten ein gutes Wort übrig gehabt und alle drei Kinder gegen ihn einzuspannen gewusst; dabei hatte sie ihre Tochter jahrelang als Vertraute benutzt. Niemand in der Familie hatte sich dem entziehen können. Gleichwohl hatte Margot ihre Mutter blind geliebt. Erinnerlich war ihr auch, dass sie oft innerlich abgeschaltet und stumm und entrückt herumgesessen hatte. Oft hatte sie erlebt, wie ihre Mutter Ereignisse verzerrt und verdreht vor Verwandten und Freunden wiedergegeben und sie dazu gezwungen hatte, ihr beizupflichten. Margot hatte sich selten getraut, eine andere Position als die ihrer Mutter zu vertreten, und wenn es geschehen war, war sie schroff angefahren, mit Liebesentzug bestraft und solange ignoriert worden, bis sie kleinlaut Reue bekundet hatte. Meistens hatte ihre Mutter auch gedroht: »Wenn du nicht tust, was ich sage, gebe ich dich ab!« Ihre eigenen Bedürfnisse waren stets schon im Keim erstickt worden. Legere Kleidung, Pferdereiten und Mofafahren waren ihr nicht erlaubt worden, obwohl ihre Eltern ein Mofa von einem Bruder gekauft und ihr zu ihrem Geburtstag geschenkt hatten. Hingegen hatte ihre Mutter von ihr erwartet, sich nur an deren Vorstellungen zu orientieren. Eine Ablösung von ihrer Mutter hatte im Pubertätsalter nicht stattgefunden. Stattdessen war sie von ihr genötigt worden, mit ihr und ohne ihren Vater in Urlaub nach Italien zu fahren. Dort hatte sie erlebt, wie ihre Mutter sich auf außereheliche

Affären eingelassen hatte. Bereits als Kind hatte sie ihre Mutter zu ihren Lovern begleiten und draußen im Hof warten müssen, bis diese von ihrem Date zurückgekommen war. Die Drohungen der Mutter, sie abzugeben, wenn sie irgendjemanden davon erzähle, hatten sie so eingeschüchtert, dass sie erst jetzt endlich davon sprach. Sie war insgesamt so eingeschüchtert gewesen, dass sie auch später, wenn sie von der Universität heimgekommen war, in sich gekehrt mit den Eltern zu Abend gegessen hatte oder direkt in ihr Zimmer gegangen war, wo sie sich eingeschlossen hatte. Was sie dort die ganze Zeit gemacht habe, wusste sie nicht mehr. Nur das Empfinden war geblieben, dass sie sich abgeschottet hatte, als hätte sie sich wie unter Wasser gefühlt und gewartet, dass sie wieder das Haus verlassen könnte.

Durch das Kennenlernen ihres Ex-Mannes hatte sie den Absprung vom Zuhause geschafft. Die schnelle Heirat hatte aber keine richtige Ablösung von ihrer Mutter gebracht. Mit ihrem Mann hatte sich schnell eine ähnliche Beziehung wie zu ihrer Mutter entwickelt: ängstlich, unterwürfig, mit dem Zwang, für ihn da zu sein. Der Geburt ihrer Tochter Tamara war gleich die Trennung gefolgt, fünf Jahre später die Scheidung. Die Trennung, die Geburt der Tochter und die Berufstätigkeit hatten eine neue Abhängigkeit von ihrer Mutter gebracht. Da Margot ihre Ausbildung als Physiotherapeutin hatte abschließen wollen, hatte sie die Versorgung Tamaras ihren Eltern überlassen müssen. Sie hatte nicht ahnen können, dass ihre Mutter Tamara so wie ein eigenes Kind behandeln würde. Einerseits anders als bei ihr selbst, indem sie Tamara verwöhnt und alles hatte machen lassen, und andererseits genauso wie bei ihr und ihren zwei Brüdern, nämlich manipulierend und überstülpend. Margot war froh gewesen, einen neuen Partner gefunden zu haben, bei dem sie sofort eingezogen war und mit dem sie sich die Versorgung nun teilen konnte.

Die erste Phase der Psychotherapie begleitete und unterstützte Margot mit dem Ziel, ihre Selbstwirksamkeitsgefühle zu stärken. Zentral blieb der Konflikt mit ihrer Mutter. Es ging weiterhin darum, ihn zu beleuchten und zu verarbeiten. Jedes Mal, wenn sie Tamara bei ihren Eltern abgeholt hatte, hatte es Zoff gegeben, weil ihre Mutter alles besser gewusst hatte, was Tamara brauche, und sie nicht ohne Weiteres der Tochter hatte übergeben wollen. Sie hatte ihr Enkelkind nur dann mitgehen lassen wollen, wenn Margot sich von ihrem Freund trennen würde. Inzwischen lag ein Kontaktabbruch zwischen Margot und ihren Eltern vor. Tamara durfte bis auf Weiteres die Großeltern nicht besuchen. Vorausgegangen war eine Auseinandersetzung, in der ihre Eltern ihren Ex-Mann dazu gebracht hatten, gegen Tochter und Lebensgefährten vorzugehen. Zur Eskalation war es gekommen, als Margot an einem Wochenende zu einer Fortbildung gefahren war und ihre Tochter bei ihrem Partner gelassen hatte, anstatt sie wie bisher sie zu ihren Eltern zu bringen. Daraufhin hatte ihr Ex-Mann gemeinsam mit den Ex-Schwiegereltern eine Anzeige gegen den Lebensgefährten mit dem Hinweis auf Verdacht des sexuellen Missbrauchs erstattet. Mithilfe der Polizei hatten der Ex-Mann und die Großeltern Tamara aus der Wohnung des Lebensgefährten herausgeholt. Der Anzeige waren die Einschaltung des örtlichen Jugendamtes und des Familiengerichts und eine Gegenanzeige seitens des Lebensgefährten gefolgt. Zur Verschärfung der Krise hatte auch beigetragen, dass ihre Eltern in der Vergangenheit des Lebensgefährten recherchiert und ein Dossier aus Gerüchten zusammengestellt hatten, um dadurch die Tochter unter Druck zu setzen, damit sie sich von ihm trennen würde.

Ein Dauerthema in der Therapie wurde, dass ihre Eltern seit dem Kontaktabbruch aus dem Hintergrund agierten; ihr Vater beschattete offen und sichtbar alle Bewegungen der neuen Familie, insbesondere am Wochenende. Beiden Brüdern, der eine in Kanada, der andere in München lebend, war aufgetragen worden, mit ihr zu sprechen, um sie zur Räson zu bringen. Das taten sie auch, sodass Margot permanent unter Rechtfertigungsnot geriet. Zudem passten die Großeltern das Enkelkind auf dem Weg zur Schule ab und machten mit ihrem Ex-Mann Front gegen die Tochter, indem sie sein Umgangsrecht nutzten, um das Enkelkind bei sich zu haben. Ihr Ex-Mann hatte zudem ein Familiengerichtsverfahren angestrengt.

Dennoch ergriffen Margot und ich jeden aktuellen Anlass, um ihre Kindheitserlebnisse zu rekonstruieren und die laufenden Prozesse besser zu verstehen. Margot berichtete also, dass sie in einer exklusiven Art zur Vertrauten ihrer Mutter geworden war, indem sie die Intimitäten aus deren Ehe berichtet bekommen hatte und Zeuge ihrer zahllosen außerehelichen Beziehungen geworden war. Gleichwohl war sie dazu gezwungen worden, am Aufbau von Lügengebäuden für den Vater, die Brüder und Verwandten mitzuwirken. Die enge Bindung zwischen Mutter und Tochter war in mehreren Hinsichten doppelbödig gewesen: Einerseits war sie als Bündnispartnerin behandelt, andererseits aus der Bindungsexklusivität gnadenlos verstoßen worden, sobald sie irgendwelche Individuationsversuche unternommen oder sich ihrem Vater genähert bzw. Verständnis für ihn gezeigt hatte. Kurzum, sie hatte in einem symbiotischen Grundmuster des Entweder-Mutter-oder-Vater bzw. Mutter-oder-Selbst gesteckt, aus dem sie kein Entrinnen ausmachen konnte. In ihrer physischen und psychischen Abhängigkeit war ihr bisher nichts anders übrig geblieben, als sich mit dieser Struktur »einverstanden zu erklären«, auch wenn sie darunter gelitten und auch gespürt hatte, wie ihre »Gehversuche in die Autonomie« (selbstbestimmte Bekleidung, Hobbys, die Impulse, sich nicht zu schminken etc.) schon im Keim erstickt worden waren. Schon damals hatte sie das Gefühl gehabt, sie dürfe nicht mehr sein und nicht mehr haben als ihre Mutter. In der ständigen Schaukelbewegung zwischen der Angst vor der Vereinnahmung und der Angst vor der Verstoßung hatte Margot ein inneres Gleichgewicht gesucht, aber nur ein Gefühl gefunden, ein fremdes Selbst zu haben (»Es fühlt sich so an, ich bin nur, wie es von Mutti erlebt und erwartet wird. Das andere Ich von mir gibt es nicht.«). So hatte sie vor einer unglaublichen Leere gestanden, die sie gefühllos gemacht hatte. In diesem Sinne sind die dissoziativen Zustände in ihrer Kindheit und Jugend sowie das innere Wegtauchen in der Studentenzeit zu verstehen, die sich dann auch in ihrer ersten Ehe reproduzierten, schließlich zur Scheidung führten und sich nun in ihrer neuen Partnerschaft wieder abzeichneten. Bei der Auseinandersetzung mit den Ängsten und den Drohungen ihrer Mutter hatte Margot gelernt, »vernünftig« zu sein, was zur Lähmung der eigenen Gefühlswelt und zur inneren Übernahme des »Identitätsbesatzers« als täterimitierende Seite geführt hatte. Sogar in der aktuellen Krise, in der sie in die schamhafte Situation versetzt worden war, von ihrer Mutter beschuldigt zu werden, ihre siebenjährige Tochter einem »notorischen Kindesmissbraucher« anzuvertrauen, konnte sie keine Wut und keinen Ärger empfinden, eher erst Entsetzen, dann Verständnis für ihre Mutter, obwohl sie sich sicher war, dass die Vorwürfe an ihren Lebensgefährten haltlos waren (»Mutti tut es, um mich und meine Tochter nicht zu verlieren«). Zwar konnte sie erkennen, dass sie bei ihrer Mutter immer noch um ein Gesehenwerden und um Anerkennung buhlte, dass sie als

Kind ihre Mutter blind geliebt hatte und sicherlich von ihr auf ihre Art auch geliebt worden war, doch konnte sie dies nicht fühlen, da Margot Liebe und Geborgensein mit Verschmelzung und Abstandnehmen und Trennung mit Verstoßung verwechselte. Hinsichtlich dieser emotionalen Vorgänge lag bei Margot eine Verletzung des »psychischen Immunsystems« als Verlust der Unterscheidungsfähigkeit zwischen dem Eigenen und Fremden vor.

Im Verlauf der ersten Phase der Psychotherapie kam es zu einer Stabilisierung der inneren Psychodynamik. Es traten keine weiteren akuten Belastungssituationen auf. Die bedrückenden Stimmungslagen blieben weitgehend aus, vermutlich, weil die Auseinandersetzungen mit ihren Eltern erneut aufgekocht waren und Margot nicht mit Rückzug reagiert hatte. Auch ihre Anwesenheit als Mutter konnte sie besser erfüllen. Ebenso erlebte sie sich in ihren beruflichen Aktivitäten in der Praxis für Physiotherapie und Krankengymnastik zugewandter. Deutlicher als früher erfuhr sie sich in ihren Gefühlslagen blockiert (also begann sie, ihre Gefühle und ihren Körper zu spüren). Mehr denn je zweifelte sie an ihrer Beziehungs- und Bindungsfähigkeit, die ja durch die Einwirkung der Symbiotisierung erheblich eingeschränkt wurden und nur durch zuversichtliches Probehandeln aufgebaut werden konnten. Es handelte sich um die Schwierigkeit, Emotionalität zu zeigen, sich tatsächlich zu freuen und Gefühle wie Trauer und Wut zuzulassen. Oft erging es ihr so, als habe sie einen Schleier um sich oder eine Glaswand, die sie zwar nicht daran hinderte, gut zu funktionieren; doch fühlte sie sich wie behindert, richtig in Kontakt mit anderen Menschen zu treten und ihre Emotionen in diesen Kontakten zu spüren. Das ist ein Phänomen, das aus der Symbiotisierung heraus erklärbar ist, da emotionale Missbrauchssituationen das emotionale Selbstempfinden mehr oder weniger gravierend stören. In diesem Sinne empfand Margot sich zwanghaft gesteuert. Aus der Unsicherheit heraus ging sie im familiären Alltag (mit Lebensgefährten und Tochter) ständig auf Vermeidungskurs, worunter sie zugleich stark litt.

Bestärkt durch die beginnende psychotherapeutische Aufarbeitung ihrer Kindheit stellte sich Margot den familiären Auseinandersetzungen mit ihren Eltern und ihrem Ex-Mann. Nach mehreren Treffen, zuerst mit ihrem Vater, im Folgenden mit Vater und Mutter (in Cafés oder bei gemeinsamen Spaziergängen zusammen mit ihrer Tochter), schlug sie ihren Eltern vor, ihre Lage in der städtischen Beratungsstelle unter Mithilfe zweier Psychologen zu klären. Ihre Eltern stimmten dem zu, doch die Termine in der städtischen Beratungsstelle machten Margot deutlich, dass ihre Eltern an den Treffen nur teilgenommen hatten, weil sie sich dadurch eine Wiederherstellung der alten Verhältnisse erhofften bzw. dass ihr Enkelkind sich wieder ohne Beisein von Margot tageweise bei den Großeltern aufhalten können werde. Zudem hörte Margot, dass ihre Eltern weiterhin die Vorwürfe an den Lebensgefährten aufrechterhielten. Sie waren felsenfest davon überzeugt, dass er sich an dem Enkelkind vergangen hatte. Margots Angebot, mit ihrer Tochter ihre Eltern zum Kaffeetrinken zu besuchen und umkehrt, die Eltern bei sich zu Besuch zu empfangen, schlugen die Eltern aus. Unterdessen wollten ihre Eltern das Umgangsrecht ihres Enkelkindes auf rechtlichem Weg erzwingen, während ihr Ex-Mann – trotz eines von Margot erwirkten gerichtlichen Verweises – seine Tochter bewusst zu den Ex-Schwiegereltern brachte. Nach langem Zögern entschied sich Margot daher, den Sachverhalt beim Familiengericht klären zu lassen.

Auch in der zweiten Phase der Psychotherapie schaffte Margot es, sich weiter innerlich zu stabilisieren und daraufhin ihre Personengrenzen (Gefühle, Körper) deutlicher wahrzunehmen, sie zu markieren und dadurch zu stärken. In den Begegnungen mit ihrer Mutter gelang es Margot, die Kommunikationslinie über den Vater abzuschalten und direkt mit ihrer Mutter zu kommunizieren. Das bisherige Muster, auf Forderungen und Vorwürfe der Mutter mit Verstummung, blinder Erklärungsnot und Kleinbeigeben zu reagieren, konnte sie immer häufiger durchbrechen. Hierzu wurden Rollenspiele und Körperübungen erforderlich; die Richtung der Blicke, die Körperhaltung, die körperliche Distanz zu ihrer Mutter, die Intonation der Stimme wurden solange ausprobiert, bis es zum Aussprachetermin kam. So gelang es ihr endlich, ihren Standpunkt zu vertreten und klare Grenzen zu setzen. Auch dem enormen Druck der Brüder und weiterer Verwandten, ihre Mutter »mit ihrer Sturheit« kränker zu machen, ja, sie aufgrund ihrer Herzerkrankung ins Grab zu schieben, konnte sie entgegentreten, indem sie ruhig und anklagefrei auf ihre persönlichen und familiären Gründe hinwies. Zwar erkannte sie, dass sie sich immer noch wünschte, von ihrer Mutter geliebt zu werden, doch wusste sie nun, dass deren Art von Mutterliebe von ihr eine Art Selbstverleugnung einforderte und eine emotionale Ausbeutung der Kinder und jetzt des Enkelkindes war.

Danach trat eine kurze Phase ein, in der sie Trauergefühle zulassen konnte. Das hatte zur Folge, dass sie sich im Folgenden erneut in konflikthafte Auseinandersetzungen mit ihren Eltern verstrickte, in denen es wieder um Abgrenzung ging. Hierbei mauerte Margot, in den Verteidigungsmodus geraten, ihre Gefühlswelt erneut ein. Doch gaben ihr die aktuellen Auseinandersetzungen mit ihrer Mutter und die fortschreitende psychotherapeutische Aufarbeitung verstärkt ein Gefühl der inneren Stärke. Zum ersten Mal in ihrem Leben sah sie sich in der Lage, ihr eigenes Leben in die Hand zu bekommen, ohne die subtile bis grobe Beeinflussung ihrer Mutter. Aufgrund dessen, dass sie auch den Zusammenhang zwischen den eigenen Schwierigkeiten, Gefühle zuzulassen und sie auszuleben, und der Vereinheitlichung von einer ihrer inneren Seiten mit ihrer Mutter erkannte, wollte sie die Fortsetzung der Psychotherapie dazu nutzen, diesen Gefühlsknoten anzugehen und sich davon zu befreien.

Ermunternd wirkte auf sie, dass sie ihre Gefühlsunsicherheit im beruflichen Kontext, z. B. in der Beziehung zu ihren Angestellten, inzwischen ein bisschen überwunden hatte; Margot konnte jetzt notwendige fachliche Erfordernisse an ihre Mitarbeiter ohne gefürchtete Ablehnungsangst kundtun. Belastungssituationen konnte sie ohne massive Ängste und resignative Haltung angehen. Aus den familiären Auseinandersetzungen mit ihren Eltern war sie gestärkt hervorgegangen. Mit ihrem Ex-Ehemann konnte sie verantwortlicher und selbstbewusster Konflikte in Bezug auf die Belange ihrer Tochter und ihre Position als Mutter austragen, endlich offen und konstruktiv Lösungen suchen. Gegenüber ihrem Lebensgefährten konnte sie ihre Bedürfnisse artikulieren, ihre Gefühle (zumeist im Nachhinein) benennen und gelegentlich Konflikte aktiv und konstruktiv gestalten. Worauf es in symbiotisierten Verstrickungen ankommt: Sie konnte nun ihr »Nein!« artikulieren und nicht mehr aufgrund einer »Einsicht« davon abweichen.

Und doch war diese Entwicklung noch nicht gefestigt. Immer wieder erlebte sie sich sowohl im familiären Umfeld als auch in beruflichen Bezügen, wo sie als freie Unternehmerin rund zwanzig Mitarbeiter leitete, in ihrer Entscheidungs- und Durchsetzungsfähigkeit erheblich eingeschränkt; ihr fiel es plötzlich wieder schwer, »Nein« zu sagen, und sie neigte dazu, ähnlich wie einst bei ihrer Mutter, anstehende Konflikte zu vermeiden. Zumeist merkte sie zu spät, dass sie gegen ihre Interessen und Bedürfnisse gehandelt bzw. entschieden hatte. Danach fühlte sie sich sehr unglücklich und eingeschränkt in ihren Handlungsmöglichkeiten. Noch saß ihr der Schatten ihrer Mutter im Nacken. Sie spürte immer wieder den Wunsch, sich mit ihrer Mutter zu versöhnen und von ihr akzeptiert zu werden, obwohl sie vom Verstand her wusste, dass ihre Mutter sich nicht mehr verändern konnte und ihr immer noch manipulativ begegnete.

Die gezielte Arbeit an ihren Gefühlen fand immer wieder ihre Grenze, wenn Margot sich nicht die Erlaubnis geben konnte, sich innerlich – und geschweige denn ihrer Mutter – zu sagen: »Ich gehöre mir, ausschließlich mir!« Schon die Vorstellung, diesen Satz auszusprechen, löste bei ihr ein heftiges Zittern aus, das äußerst angsteinflößend war. Dabei assoziierte sie ein wuchtiges Erdbeben, das sie und ihre neue Familie verschütten würde. Die Angst, das, was sie jenseits der Mutter aufgebaut hatte, zu zerstören, blockierte ihre Muskeln und ihre Gefühle verschwanden wie Lava im Ozean.

Hinzu kam, dass die Ansätze, in der städtischen Beratungsstelle das Verhältnis Mutter-Tochter zu klären, endgültig gescheitert waren. Das von ihren Eltern angestrengte Gerichtsverfahren auf Umgangsrecht wurde zugunsten von Margot entschieden. So wurde ihrem Ex-Mann untersagt, gegen den Willen der leiblichen Mutter seine Tochter heimlich zu den Großeltern zu bringen. Seitdem bestand zwischen Margot und ihren Eltern kein Kontakt mehr. Gelegentlich meldete sich ihr Vater, der zwar vorgab, den Kontakt nicht endgültig versiegen zu lassen, doch bei Treffen im städtischen Café immer noch als Sprachrohr seiner Frau wirkte. Dabei appellierte er an ihre Tochtergefühle, die Mutter endlich zu verstehen und klein beizugeben.

Im weiteren Verlauf der Psychotherapie gelangten wir beim Thema, inwieweit das Entweder-oder-Grundmuster in ihr durch ein Sowohl-als-auch-Denken und -Fühlen umorganisiert werden könnte, ins Stocken. Die Trauergefühle gegenüber dem Verhältnis zu ihrer Mutter brachen immer wieder auf. Der Rückblick auf das, was sie alles als Symbiotisierte durchgemacht und durchlitten hatte, ließen im Handumdrehen Erklärungen und Entschuldigungen auftauchen, warum ihre Mutter das und jenes getan hatte, niemals Wut, niemals eine Spur Aggressivität.

Ich schlug vor, die kindliche Margot in ihr in die Therapiesitzung einzuladen und mit ihr zu untersuchen, welche wichtigen, guten Gründe diese daran hinderten, sich von ihrer Mutter loszusagen und sich mehr und mehr an der erwachsenen Margot anzulehnen. Dieses Angebot löste in Margot starke Ängste aus, doch, tränenüberströmt, stimmte sie ihm zu. Die damit verbundene Weiterbeschäftigung mit dem kindlichen Selbstanteil wurde von der Nachricht gestoppt, sie sei schwanger. Ihre Tochter Tamara reagierte darauf mit Rückzug. Auf das freudige Ereignis fixiert, verschwand von nun an ihre Bereitschaft, sich mit ihrer kindlichen Seite vertiefend zu beschäftigen.

Auch im erzieherischen Umgang mit ihrer Tochter wurde Margot auf einmal strenger, fordernder bis überfordernder. Dass Tamara in ihrem Alltag Schaden aus der symbiotischen Umklammerung ihrer Oma genommen hatte, dass sie immer noch im Gefühl stecken könnte, schuld am familiären Konflikt zu sein, der so furchtbar unversöhnlich geworden war, konnte Margot jedoch annehmen. Aber nur kurzfristig. Die Bezüge zu ihrer Kindheit und zu ihren kindlichen Überforderungssituationen erreichten sie kognitiv und punktuell emotional. Dabei schien ihr Lebensgefährte und künftiger Ehemann mehr und mehr die mentale Rolle ihrer Mutter einzunehmen, während Margot verstärkt wieder in eine Tochterhaltung hineinrutschte und sich weniger als Ehefrau in die Partnerschaft einbrachte. Nach der Geburt eines Sohnes bahnte sich in der Familie eine Zweiteilung an: große Aufmerksamkeit auf den Neugeborenen und große Strenge der Tochter gegenüber, die der Mutter und dem Stiefvater nichts recht machen konnte.

Einige anberaumte Paartermine präsentierten einen Lebensgefährten, der rigide auf Prinzipien bestand und wenig Verständnis für Margots Entwicklung hatte. Schließlich entschied sich Margot, für Tamara eine Kinder- und Jugendlichen-Psychotherapie einzuleiten, die Tamara zeitnah bei meiner Frau begann. Meine Frau konstatierte bei den probatorischen Sitzungen: »Ts. Reaktionen sind verlangsamt. Sie hat Probleme mit der Konzentration, dem Gedächtnis, der Aufrechterhaltung der Aufmerksamkeit und wird dadurch in ihrer schulischen Leistungsfähigkeit behindert. Sie resigniert schnell, hat ein schwaches Selbstwertgefühl, ist antriebsarm trotz bestehender Begabungen. Sie nimmt ihre Bedürfnisse nicht wahr, neigt dazu, sich unterzuversorgen, vergisst z. B. zu essen. Sie ist extrem schüchtern auch im Kontakt mit

Gleichaltrigen, verliert sich bei Erledigungen im Alltag. Im Umgang mit Erwachsenen ist sie überangepasst, will es ihnen recht machen: Kritik verkraftet sie schlecht, eigene Fehler kann sie nicht eingestehen. Sie hat oft Bauchschmerzen ohne medizinischen Befund.«

Im Verlauf der Kinderpsychotherapie bei meiner Frau zeigte sich, wie tief der symbiotische Verstrickungskampf sich in Tamara eingenistet hatte und dass dissoziierte Selbstanteile in Tamara tobten. So hielt meine Frau fest: »Ein Thema in der Therapie, das sich über die Konfirmation wieder reinszenierte, war die Sehnsucht nach ihrer Großmutter. Die Unmöglichkeit, sie und den Großvater wiederzusehen, beruhte auf dem Wissen, dass die Großmutter wieder versuchen würde, sie gegen Mutter und Stiefvater aufzuwiegeln, sowie auf ihrer Entscheidung, dass sie das nicht mehr aushalten will. Ihre widersprüchlichen Gefühle, die Verzweiflung und die Trauer über die Unverantwortlichkeit und Unversöhnlichkeit der Erwachsenen in ihrer Familie, die nochmalige Überprüfung ihrer Entscheidung, die heimliche Kontaktaufnahme vor der Schule durch die Großeltern durch Offenlegung der Mutter gegenüber zu unterbinden, offen Position für die Mutter bezogen zu haben und sich damit vor der Peinlichkeit der Nachfragen ihrer Schulfreundinnen bewahrt zu haben, kamen zur Sprache. Der Preis der absoluten Kontaktverweigerung durch die Großmutter, die Schwäche des Großvaters, vermittelnd einzugreifen, und ihre Ohnmacht, an der Situation etwas zu verändern, bereiteten ihr seelischen Schmerz, den sie in der Therapie ausdrücken, bearbeiten und zuordnen konnte. Die Bestätigung, nichts falsch gemacht zu haben, sondern dass es die Erwachsenen sind, die den Konflikt nicht bereinigen können und dies zu verantworten haben, war wichtig für sie. Dennoch war die Erkenntnis schwer, Objekt zwischen den Streitenden und nicht Subjekt in der familiären Interaktion zu sein. Sie verabschiedete sich in diesem Prozess von dem inneren Auftrag, Friedensengel für die Parteien zu sein, und realisierte dessen Unmöglichkeit. Stattdessen richtete sich ihre Aufmerksamkeit auf ihre Kontakte zu Gleichaltrigen, wo sie bemerkte, auch hier mehr die Bedürfnisse ihrer Freundinnen im Blick zu haben als die eigenen, und wie sie sich zuständig fühlt, dort Konflikte der anderen zu managen, und wie schwer es ihr fällt, Konflikte auszutragen, an denen sie beteiligt ist.«

Es ist ernüchternd für uns symbiotisch kundige und erfahrene Psychotherapeuten, intensiv zwei Generationen mehrjährig psychotherapeutisch psychoedukativ zu begleiten, zu unterstützen, zu behandeln und zu erkennen, wie tief dissoziativ maligne Symbiotisierungseinwirkungen geworden sind. Und doch sind auch Ressourcenaktivierungen möglich, wie meine Frau fast am Ende der Therapie von Tamara festhält:

»Die Therapie hat bei T. zu einer deutlichen Verbesserung der Symptomatik geführt. Sie geht mehr nach draußen, zeigt ihre Begabungen, indem sie z. B. Mitglied einer Theatergruppe geworden ist und sich in Bühnen(-Neben)-Rollen einem Publikum präsentiert. Ihre extreme Schüchternheit im Alltag ist einer abwartenden Zurückhaltung gewichen, mit dem Interesse, sich einzuklinken. Sie versteckt sich nicht mehr. Die schulischen Leistungen sind nach dem Wechsel auf eine Privatschule konstant im mittleren Bereich. In ihre Klasse ist sie integriert, hat Freundschaften, wobei sie ihre eigenen Bedürfnisse oft zurückstellt und den Fokus auf die anderen legt. Noch immer verträumt sie sich in Alltagsdingen, verpasst Termine, vergisst Aufgaben und vermeidet Anstrengung. Sie erledigt ihre Aufgaben verlangsamt, wie in Zeitlupe. Sie beginnt sich Anordnungen ihrer Mutter oder des Stiefvaters, die ihr nicht einleuchten, zuerst passiv und subkutan durch Tricksen, inzwischen immer öfter offen argumentierend und aushandelnd zu widersetzen. Ihre Überanpassung, die maligne Selbstverleugnung in sich trug, ist in Auflösung begriffen. Die Tendenz, Konflikten, auch den notwendigen, auszuweichen, bleibt dennoch in der Tendenz wirksam. Eine resignative Grundhaltung bildet sich ab. Sie wird schnell überstimuliert, hat eine reduzierte Reizverarbeitungskapazität. Gelegentlich hat sie Kopf- und Bauchschmerzen. Sie wird immer wieder von einem Gefühl des Unglücklichseins ergriffen, meist im Zusammenhang mit ihrem Stiefvater, dem sie es, wie sie findet, nie recht machen kann. Verlassenheitsgefühle und ein Gefühl der emotionalen Erschöpfung begleiten sie noch immer.«

Das Fallbeispiel von Margot zeigt, wie symbiotisierte Muster intergenerational weitergegeben werden. Nicht nur die fehlende Empathie für eine emotional in Not geratene Tochter wird hier deutlich spürbar, sondern auch der plumpe erzieherische Umgang. Margot nimmt oft die gleiche erzieherische Haltung ein wie ihre Mutter bei ihr; die Aufarbeitungsversuche in der Psychotherapie lassen sie zwar aufschrecken, doch ihre Bemühungen, ihr Verhalten zu ändern, prallen gegen eine Mauer des etablierten Bindungsmusters.

Die psychotherapeutische Aufarbeitung symbiotisierter Biografien erfährt in Fällen wie dem von Margot und ihrer Tochter Tamara deutlich ihre Grenzen. Ist einmal eine gewisse innere Stabilität erreicht, lassen sich die kindlich fragilen Seiten der Persönlichkeit der Klientinnen dennoch schwer erreichen. Die laufenden aktuellen Ereignisse, die andauernde Auseinandersetzung mit ihrer Mutter als präsente Täterin von jetzt und damals, die kontrollierenden Seiten in ihrer Person, all das sorgte im Fall von Margot dafür, dass die Begegnung der Klientin mit ihren fragilen Seiten initiiert werden konnte. So konnte Margot einige ihrer Ressourcen entfalten, vor allem in ihrem beruflichen Umfeld, aber auch in ihrem familiären Kontext. Doch die tiefen Spuren der erlittenen Symbiotisierung, die sich in ihren Schwierigkeiten manifestierten, Körperempfindungen zu spüren und Emotionen klar auszumachen und dementsprechend kontextangemessen in ihrem Alltag zu handeln, zeigten uns die Grenzen der Behandelbarkeit innerhalb des vom Gesundheitssystem und von der Klientin gesetzten Rahmens.

Eine erfolgte Entwicklungstraumatisierung mit fortgesetztem emotionalen Missbrauch, Intimitätsgrenzverletzungen und dem Verbot, eine eigene Identität zu entwickeln, macht eine längerfristige psychotherapeutische Begleitung notwendig, vor allem aber eine Auseinandersetzung mit den aus dieser Traumatisierung hervorgegangenen Selbstanteilen. Es geht also erstmal darum, ihre Funktion zu erforschen, zu begreifen und anzuerkennen. Es bedarf dann nicht nur der Erkenntnis, sondern vielmehr einer inneren Integration der dissoziiert symbiotisierten Selbstanteile, um Wiederholungsmuster zu unterbrechen und an ihre Stelle innovative Beziehungsmuster zu setzen auf der Basis der Zweierbeziehung (Zwei-Personen-Perspektive) mit dem Beziehungsmodus: »Ich bin ich und du bist du«, und: »Das ist mein Raum und das ist dein Raum, wir respektieren sie«.

Aus meiner ausführlichen Fallbeschreibung wurde zudem deutlich, dass Margots Vater bei der erzeugten exklusiven Dyade der ausgeschlossene Dritte geblieben ist. Margots Mutter hat für sich drei exklusive Dyaden geschaffen und hat sie im symbiotischen Verstrickungskampf genutzt, vor allem, um Margot in die alte symbiotisierte Rolle zurückzudrängen. Mal kamen die Brüder ins Spiel, mal der Ex-Schwiegersohn, mal der Ehemann. Margots Vater schien seine »trottelige« Rolle angenommen zu haben und sicherlich hatte er seine biografischen Hintergründe, die ihm das Hineinrutschen in diese Rolle erleichtert hatten.

Der Switch innerhalb der drei Personenperspektiven

In meiner psychotherapeutischen Praxis ist eine Berücksichtigung der individuellen Perspektive wichtig. Es geht um die Frage, wie bin ich gerade in der Welt, mit welcher Perspektive artikuliere ich mein Erleben in mir und in meiner Umwelt, in welchem Perspektivenstatus befinde ich mich, wenn ich in Beziehung zu meiner Umwelt trete.

Bei der Verwendung von Personenperspektiven beziehe ich mich auf die Konzeption von Nijenhuis (2016, S. 271 ff.). Nach Nijenhuis, dem Forscher und Theoretiker der Strukturellen Dissoziation, ist die Erste-Person-Perspektive unmittelbar mit dem eigenen Erleben der Person verknüpft und bezieht sich phänomenal auf Wahrnehmungen, Empfindungen, Emotionen, Gedanken und Verhaltensweisen, die den Menschen zum erlebenden und wissenden Subjekt machen. »Träumende und wache Menschen erschaffen in ständigen, verkörperten und in eine Umwelt eingebetteten Handlungen eine Konzeption dessen, wer sie sind. Diese Selbstkonzeption gibt ihnen ihre Erste-Person-Perspektive, ihr ›Ich‹« (S. 348). Damit verbunden erscheint die Quasi-Zweite-Person-Perspektive; diese ist an die Beziehung zu sich selbst gebunden (mich, mir und mein). Diese Ebene berücksichtigt das Selbsterleben der Person sowie ihr Handlungsbewusstsein, beispielsweise: »Mein Kopf« und »Mein Kopf tut weh«, sodass ein Individuum zu sich sagen kann: »Ich spüre und weiß, dass das hier mein Körper ist« (S. 272). Selbstkonzeptionen entspringen dem eigenen Willen und stehen bei einer gesunden Entwicklung der Gesamtpersönlichkeit gut miteinander in Verbindung. Nach traumatisierenden Ereignissen sind diese Selbstkonzeptionen hingegen wenig bzw. kaum integriert; z. B. kann ein symbiotisierter Heranwachsender möglicherweise nicht genau benennen, ob

Gefühle oder Empfindungen die eigenen oder die seiner Mutter bzw. seines Vaters sind, und erlebt es beinah als Amputation an seinem Körper, wenn er gegen den Willen der symbiotisch Verstrickten getrennt vom Symbiotisierenden leben muss.

Die Zweite-Person-Perspektive bezieht sich auf die phänomenale Beziehung zwischen einem »Ich« und einem »Du« und gestaltet »eine phänomenale Bewertung, die auf den beiden vorigen, der Erste-Person-Perspektive und der Quasi-Zweite-Person-Perspektive aufbaut« (S. 272). Zwei sich begegnende Menschen können beispielsweise die gleiche Stimmung, wie Freude, empfinden, sie wissen jedoch beide, dass sie unterschiedliche Menschen sind. In einem symbiotisierten System gibt es zwar das Wissen der exklusiven Dyade, dass ich ich bin und du du bist. Doch sind im Bereich der Emotionen, welche die Empfindungen, Gedanken und Verhaltensimpulse überstrahlen, die Grenzen so verwischt, dass die Beteiligten oft nicht genau ausmachen können, wer was gefühlt, gedacht, empfunden hat. In Kontexten der Eintracht führt dies zur beruhigenden Zufriedenheit beider, in Kontexten konflikthafter Abgrenzungskämpfe zur regelrechten Eskalation.

Symbiotisch verstrickte Personen erhalten im Laufe ihrer individuellen Entwicklung häufig einen Überschuss an Erlebnissen im Verteidigungsmodus. Kinder, die auf diese Weise über symbiotische Verstrickungen traumatisiert werden, entwickeln etliche Umgangsformen, um mit den allgegenwärtigen Intrusionen umzugehen und sie handhabbarer zu machen. Die klassischen Formen des Umgangs wie Flucht, Kampf, Ausstieg und Abschalten werden dabei erprobt und variiert. Strategien der Unterwerfung, der Dominanz und des äußeren und inneren Ausstiegs werden dabei verfeinert, Ersatzhandlungen und Kompensationsmechanismen aktiviert. Diese kindlichen Erfahrungen umrahmt die Zweite-Person-Perspektive mit Gefahren und Gefährdungen und erleichtert den Kindern, in andere Perspektiven einzutreten, die ihnen eine größere Sicherheit im Umgang mit ihrer Umwelt bieten. Wie im Kapitel »Symbiotische Verstrickungen und der Körper« dargestellt, ist die Erste-Person-Perspektive auch ein Feld, in dem eine symbiotisierte Person sich innerlich verschanzen kann. Oder sie kann sich in einer Dritte-Person-Perspektive organisieren, die ihr, wie in der Erste-Person-

Perspektive, einen sicherheitsgebenden Abstand in einer Ich-und-Du-Konstellation bieten kann.

Bei der Dritte-Person-Perspektive geht es nach Nijenhuis nicht um phänomenale, sondern vielmehr um dingliche Gegebenheiten. Ein Ich beurteilt Dinge, Objekte; wenn es Ereignisse, Prozesse beurteilt, verdinglicht es sie. »Die Dritte-Person-Perspektive besteht, weil es ein physisch bewertendes, urteilendes Individuum gibt« (S. 274). Im Alltag findet unentwegt ein Verlust und eine Ersetzung der Einen- oder der Anderen-Personen-Perspektive statt. Viele Menschen kommunizieren mit einem Gegenüber unter Ausklammerung der Erste-Person-Perspektive und verwenden stattdessen das Wörtchen »man«, beispielsweise: »Man fühlt sich gegängelt«, anstatt: »Ich fühle mich gegängelt.« In einem symbiotisierten System hieße es also: »Man fühlt sich von Mutti in Besitz genommen.«

Wie bereits in den vergangenen Kapiteln mehrfach ausgeführt, verwandeln die symbiotisch dissoziierenden Bindungskonstellationen die Erste-Person-Perspektive in eine Wir-Perspektive und verschieben weitgehend die Zweite-Person-Perspektive auf die Dritte-Person-Perspektive und in extremen Fällen wie beispielsweise im Bereich der Essstörungen auf die Quasi-Zweite-Person-Perspektive und Erste-Person-Perspektive. Es geht nicht nur um die Bemühung, Kontexte und den symbiotisch Bindenden zu kontrollieren, sondern auch nicht kontrollierbare Selbstanteile, die den scheinbar unbarmherzigen Tyrannen oder das Stockholm-Syndrom-Opfer oder gar den dressierten Knecht herauskehren können. Auch gehen erhebliche Verluste der Erste-Person-Perspektive einher mit dem unzureichenden Erwerb der Fähigkeit, Körperempfindungen, Emotionen und Kognitionen zu synthetisieren. Unzureichende innere Vernetzungen liegen zumeist vor, wenn heranwachsende Kinder Deprivationszuständen und emotionalen Missbrauchssituationen extensiv ausgesetzt sind. Kinder sind entlang ihrer Entwicklung zum Erwachsenwerden permanent auf die Zweite-Person-Perspektive angewiesen und verlieren deren Bezug umso mehr, je mehr sie durch Bindungspersonen bedroht werden bzw. unaufhörlich der Überstülpung der Gefühle, Empfindungen und Gedanken ihrer Bindungsperson ausgesetzt sind. Derartig intensive Vereinnahmungen gestalten die Zweite-Person-Perspektive des heranwachsenden Kindes in Beziehung zu ihren Bindungspersonen in eine Dritte-Person-Perspektive um. Empfindungen und Emotionen werden verdinglicht. Ein symbiotisierenden Bindungspersonen ausgesetztes Kind kann beispielsweise einerseits resignieren und andererseits daraus lernen, indem es dann bei manipulativ symbiotisierenden Strategien der Bindungsperson mit gegenmanipulativen Strategien über eine Verdinglichung der »Ich-Du-Beziehung« reagiert. Die symbiotisierende Bindungsperson kann für dieses Kind zu einem Ding werden, das es für die eigenen – zumeist – pseudoautonomen Handlungen, sprich: Ersatzhandlungen, ausnutzen kann. Es stellt sich eine beinah perfekte gegenseitige und abgestimmte Instrumentalisierung ein: »Ich gehöre zwar dir, aber du gehörst auch mir«, mag das symbiotisierte Kind denken, »indem du parierst, wenn ich mich dem Computerspielrausch hingebe.« Konkret bedeutet das, dass sich innerhalb der symbiotischen Blase gegen »die Welt (die böse und bedrohlich ist)« ein »Wir« formt und konsolidiert, das beim Miteinander unentwegt zwischen Erste-Person-Perspektive und Dritte-Person-Perspektive switcht. Diese Art und Weise der Selbstorganisation in der symbiotischen Blase erschwert einer symbiotisierten Person, im Lauf ihrer persönlichen Entwicklung auf authentische Ich-Du-Beziehungen einzugehen.

Die Selbstanteile in symbiotisierten Verstrickungen

Die Grundstruktur des Traumas basiert auf der Trinität Ignoranz, Kontrolle und Fragilität (Nijenhuis, 2016, 2018). Um funktionieren zu können, will die handelnde Persönlichkeit – aber auch eine Gesellschaft als Ganzes – das, was ihr geschehen ist, ignorieren. Dabei will sie Vergangenheit und Gegenwart nach besten Kräften kontrollieren. Dennoch tritt immer wieder – unvorhersehbar und in unerwünschter Weise – die traumaindizierte, fragile Seite in Erscheinung, die als störend und destruktiv empfunden wird. Dabei ist sie die Seite, die nach Heilung verlangt.

»Egal wie dissoziiert die Persönlichkeit eines Menschen auch sei, sie ist und bleibt ein Systemganzes. Menschen, deren Persönlichkeit nicht dissoziiert ist, mögen die Ambivalenzen oder auch die Polyvalenz quälen, sie mögen verschiedene Ich-Zustände besitzen, also schlecht integrierte innere Zustände, die aber gleichwohl als zu der gemeinsamen Selbstkonzeption gehörend erlebt werden. Die unterschiedlichen Willensimpulse der Patientinnen mit dissoziierter Persönlichkeit sind dagegen auf die verschiedenen dissoziativen Anteile verteilt, von denen jeder ein eigenes Erleben seiner selbst, der Welt und seiner Beziehung zu dieser unterhält. Diese Polyvalenz ist nicht durch eine verbindend-übergeordnete Identität personalisiert, sondern jeder dissoziative Anteil trägt seinen eigenen Willen. Die Polyvalenz dissoziativer Patienten manifestiert sich daher als Machtkampf unter dissoziativen Anteilen, die von unvereinbaren, oft genau antagonistischen Willensimpulsen gelenkt werden« (Nijenhuis, 2016, S. 254 f.).

Van der Hart, Njienhuis und Steele (2008) gehen von einer prototypisch traumabedingten Aufteilung der Persönlichkeit in eine anscheinend »normal« funktionierende Person (ANP) und zwei traumagesteuerte Emotionale Selbstanteile (EPs) aus. Dabei beziehen sie sich auf die umfangreiche klinische Arbeit Janets und auf die Erfahrungen aus dem Ersten Weltkrieg des Militärpsychiaters Charles Myers, der bei der Behandlung traumatisierter Soldaten einen »shell shock« diagnostizierte, bei dem er eine Aufspaltung der Persönlichkeit erkannte (zit. nach van der Hart et al., 2008, S. 20). Nach der Weiterentwicklung dieser Traumakonzeption durch den Traumaspezialisten Ellert Nijenhuis (2016) sind die dissoziierten Emotionalen Selbstanteile – fragiler Emotionaler Persönlichkeitsanteil (EP) und kontrollierender Emotionaler Persönlichkeitsanteil (EP) – »in sich selbst organisierende und sinnstiftende Subsysteme der ganzen Persönlichkeit« (S. 256). »Jeder Anteil hat seine eigene Erste-Person-Perspektive, sein eigenes *phänomenales Selbst,* sein eigenes ›Ich‹« (S. 331). Abbildung 4 veranschaulicht das Zusammenspiel der Anteile.

Das Hervorgehen dissoziierter Selbstanteile aus einer symbiotisierten Persönlichkeit sowie deren Dynamik untereinander bedürfen an dieser Stelle einer eingehenden Untersuchung.

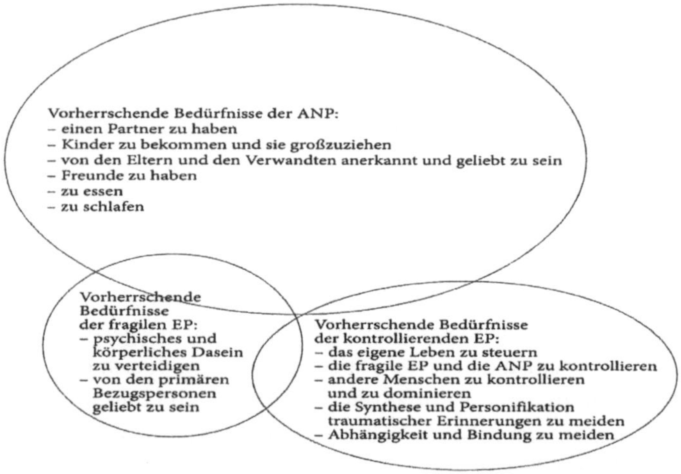

Abbildung 4: Drei Arten, sich selbst und die Welt in einer bindungstraumatisierten Persönlichkeit mit einer annähernd funktionierenden Seite und zwei präsenten Selbst zu erleben (aus Nijenhuis, 2016, S. 269)

Phänomenologisch betrachtet braucht ein Kind entwicklungsbedingt – angepasst an seine Wachstumsphasen – eine ausgewogene Balance zwischen Bindung und Autonomie. Wie bereits dargelegt, verlangsamt, lähmt oder blockiert der Vorgang der Symbiotisierung das Erleben von Autonomie. Wo Abgrenzungsmöglichkeiten beschnitten oder gar bestraft werden und sich dabei Gefühle und Empfindungen des Überwältigt- und Ausgeliefertseins einstellen, ist es naheliegend, dass sich Selbstanteile entwickeln, die bedrohlich erlebte Grenzüberschreitungen und Überwältigungsstrategien zu kontrollieren oder gar zu antizipieren versuchen. Ferner treten situationsbedingt Selbstanteile zutage, die von der symbiotisierenden Bindungsperson angenommen und geliebt werden wollen, so wie sie sind und nicht, wie sie zu sein haben. Im Rahmen der misslungenen Defensivmaßnahmen bei emotional verletzenden Situationen gehen auch kontrollierende (vermeidende und u. a. manipulative) Selbstanteile hervor. In symbiotisierten Bindungskonstellationen könnten kontrollierende Selbstanteile folgende vier Funktionen erfüllen:

- die Kontrolle über das Ringen um die Aufrechterhaltung bzw. Wiedererlangung des Selbst,
- die Kontrolle bei Abgrenzungsüberschreitungen, z. B. Unnahbarkeitsstrategien
- bzw. umgekehrt die Kontrolle bei Fusionstendenzen, beispielsweise wenn die Person die anderen mehr spürt als sich selbst,
- Aggressionsmanagement, z. B. über Aggressionsumleitungen oder Aggressionsblockierung.

Diese vier Funktionen lassen sich folgendermaßen näher umreißen:

Das Ringen um das Selbst: Ähnlich wie bei den Folgen emotionaler Deprivation im Säuglingsalter haben frühkindlich Symbiotisierte ringen müssen, um das Selbst nicht zu verlieren bzw. es wiederzuerlangen. Diese existenzielle Erfahrung ist, anders als bei emotional deprivierten Zuständen, mit einer Bindungsperson verbunden, die emotional aktiv und doch nicht in erster Linie für den Säugling emotional präsent ist. Dieser Zustand dürfte für extrem existenzielle Unsicherheit sorgen. Wenn Säuglinge und Kinder die Überlebensstrategie entwickeln müssen, nicht sie selbst zu sein, um von ihren Bindungspersonen versorgt, gehalten und im Leben unterstützt zu werden, kappen sie zunächst einmal die Verbindung zum Eigenen. Die eigenen Gefühle, Bedürfnisse und Überzeugungen gehören letztendlich ihrem anderen, verbotenen Selbst an. Aus dem Erlebnis, dass es ihnen verwehrt wird, Handlungen für das Selbst in Angriff zu nehmen, gehen kontrollierende Selbstanteile hervor, deren spezielle, individuelle Funktion sich kontext- und entwicklungsbezogen herausbildet.

Bei Abgrenzungsüberschreitungen: In gegenwärtigen Situationen kann ein in der Kindheit Symbiotisierter ein Gegenüber zwar getrennt von sich erleben, doch seine Gefühle und Gedanken bleiben weitgehend auf das Gegenüber bezogen, auf dessen Bedürfnisse, Ambitionen und Gefühle. Solche Kontexte bringen die Gesamtpersönlichkeit des Symbiotisierten und ihren fragilen Anteil in problematische Situationen, die mit symbiotisiert schmerzvollen Momenten in Verbindung stehen. Wenn beim symbiotisierten Personenkreis die Umgangselastizität der Abgrenzung fehlt, gerät er in die extremen Pole der Überanpassung und Ultra-Abgrenzung. Daran beteiligt sind die entsprechenden Selbstanteile, die kontextbezogen auf den Plan gerufen werden. Die Überanpassung kann zur sozialen Unterwerfung führen, vermutlich mit einem Selbstanteil, der zur Rebellion aufruft, und einem, der zur versteckten Bedürfnisbefriedigung verleitet.

Bei Fusionstendenzen: Der Symbiotisierte hat eine innere Struktur entwickelt, die eine eingeschränkte Abgrenzung auch im Umgang mit Menschen aufweist. Der Symbiotisierungsprozess war so tiefgreifend, dass der Symbiotisierte innerlich auf Überanpassung programmiert worden ist. Er braucht die Anlehnung an den anderen. Diese kann er sowohl in passiver Weise über eine Orientierung am Standpunkt der anderen erreichen als auch in aktiver Weise, z. B. als übereifriger Pädagoge oder auch als versteckter Manipulator. Ein Gegenprogramm zur Überanpassung ist die innere Abschottung. Der Symbiotisierte kann sich hierdurch zum Eigenbrötler entwickeln, der aber in sich keine inneren Maßstäbe und keine innere Verankerung empfindet.

Aggressionsmanagement: Es ist evident, dass ein symbiotisiertes Kind während seiner kindlichen Entwicklung nicht lernen konnte, mit aggressiven Erregungsmustern kontextangemessen und selbstorganisatorisch umzugehen. Die fehlenden Abgrenzungsmöglichkeiten, die unterentwickelte Verbindung zum Ureigenen und die permanente Übernahme von Gefühlen, Überzeugungen und Empfindungen der symbiotisierenden Bindungsperson verhindern einen adäquaten Umgang mit eigenen Gefühlen und demzufolge auch mit aggressiven Impulsen. Es bilden sich verschiedene Aggressionsbewältigungsmuster heraus. Im Bewältigungsspektrum sind zwei Pole auszumachen, es reicht von einer weitgehenden Unfähigkeit, Aggressionen in Bindungskontexten zu spüren und demnach auch auszuleben auf der einen Seite bis zu einer destruktiven bis zerstörerischen Aggression gegen sich selbst oder gegen andere auf der anderen. Meiner Erfahrung nach wurden die aggressiven Zustände dissoziiert und treten als Selbstanteile in Erscheinung.

Das Fallbeispiel zu Christine und ihren symbiotisch verstrickten Selbstanteilen verdeutlicht die beschriebenen Funktionen noch einmal:

Christine fing die Psychotherapie mit dem Anliegen an, ihr zu helfen, aus krankhaften Männerbeziehungen herauszukommen. Sie verstand sich nicht und hatte das Gefühl, in engen Beziehungen eine andere Frau zu sein, als sie es im normalen Alltag war. Christine berichtete beispielsweise, dass sie als Geschäftsführerin einer Firma mit zweihundert Mitarbeitern und durchsetzungsgewohnten Leitungspartnern keine Schwierigkeiten habe, Konflikte auszutragen und ihre aggressiven Impulse offen auszuleben. In Partnerschaften mit Lebensgefährten hingegen gerate sie immerzu in die Rolle einer erniedrigten Frau, die mit hoher Empathie die Hilfsbedürftigkeit des Partners erspüre, für den Partner alles tue und sich dabei »wie einen Lump behandelt« fühle; das Schlimme dabei sei, dass sie sich schlecht dagegen wehren könne. So ziehe sie sich ins Schlafzimmer zurück, weine todtraurig eine Weile vor sich hin und bekomme Schuldgefühle, doch nicht das Richtige für den Partner gemacht zu haben. Sie quäle der Gedanke, dass sie zu egoistisch und nicht gut genug für ihn sei. Doch in Alltagssituationen mit dem Partner – in der Wohnung, beim Einkaufen, im Urlaub – empfinde sie sich von ihm ungerecht behandelt. Sobald sie auf ihn zugehe und den Konflikt klären wolle, merke sie, dass sie nur Vorwürfe für ihn übrig habe, die er gekonnt abschmettere. So verwandeln sich die

Vorwürfe in Selbstvorwürfe und sie erlebe sich anschließend innerlich taub und handlungsunfähig. Innere Taubheit und Handlungsunfähigkeit sind für meine unterstützende Arbeit Schlüsselwörter. Für mich hieß das, dass es in ihrem Inneren Verbote gab, zu fühlen und sich autonom zu bewegen. Unser Ziel wurde es also, die guten Gründe aus ihrer Kindheit zu erforschen, die Gefühle und Bewegungen blockierten. Zunächst konzentrierten wir uns jedoch beharrlich auf unmittelbare Gegenwartsereignisse.

Am Anfang unserer Psychotherapiearbeit hatte sie zweimal den Partner aus ihrem Haus geworfen, um ihn einige Stunden später wieder aufzunehmen. Die Parallelen zu ihrer Kindheit wurden ihr schnell deutlich: Als Älteste von fünf Schwestern hatte sie vor einem Vater gestanden, der wütend darüber gewesen war, nur Töchter bekommen zu haben, und vor einer Mutter, die ihre Töchter an sich gebunden hatte, einmal als Schutzschild gegenüber ihrem strengen und rigiden Ehemann, einmal, um ihre Traurigkeit zu dämpfen, doch nicht Ärztin geworden zu sein. Beide Eltern hatten sich an ihre Töchter geklammert und sie nie gut und tüchtig genug gefunden. Diese Hintergründe gaben uns das Verständnis dafür, dass sie hatte lernen müssen, eine Gefühlstaubheit und Bewegung nur im Nichtbeziehungsbereich zu entwickeln. Diese Gefühlstaubheit hatte ihr geholfen, Erniedrigungsmomente in der Jugend und als junge Frau zu überspielen und zielstrebig im Berufsleben zu werden, sodass sie als 23-jährige Frau eine Führungsposition in einer kleinen Firma übernommen hatte. Die Heirat mit einem sehr kopflastigen Mann hatte ihr auch die Sicherheit gegeben, die sie brauchte. Avancen von gefühlsbetonten Männern hatte sie immer im Keim erstickt. Sie und ihr Mann hatten zwei Söhne bekommen, die sie innig liebte, mehr als sich selbst. Dann war ihr Mann fremdgegangen und sie hatte sich sofort von ihm getrennt. Seitdem hatte sie es nur mit Lebensgefährten zu tun, von denen sie sich ausgebeutet fühlte.

Nachdem sie einmal den familiären Hintergrund ihrer emotionalen Taubheit erschlossen und ihre erlebte innere Zweiteilung begriffen hatte, konnte Christine ihr Repertoire aus dem Geschäftsleben in ihre Beziehungen einbeziehen. Christines hohe mentale Effizienz und ihre emotionale und kognitive Intelligenz erlaubten es ihr, innerhalb einer einjährigen Psychotherapie zu lernen, mit ihrem Partner Konflikte ebenbürtig auszufechten, ihn endgültig aus ihrem Haus herauszuwerfen und seinen hartnäckigen Versuchen, wieder zurückzukommen, zu widerstehen. Auch bei der Anbahnung einer neuen Partnerschaft konnte sie schnell erkennen, dass sie dabei war, sich in ihren Bindungsmustern zu wiederholen, worauf sie auch ihre emotionale Unnahbarkeit psychotherapeutisch aufarbeiten konnte. Als wir die Psychotherapie beendeten, blieb erst einmal offen, warum sie keinerlei Gefühle des Zornes gegenüber ihrer Mutter und ihrem Vater sowie dem Lebensgefährten, die sie nicht nur emotional, sondern auch materiell ausgenutzt hatten, erspüren konnte.

Zwei Jahre später meldete sich Christine mit zwei Themen wieder bei mir: der Angst vor Wiederholung bei einem Beinah-Lebensgefährten und dem plötzlichen Tod ihrer Mutter. Bei ihrem neuen Freund hatte sie das Gefühl, endlich einen Mann lieben zu können. Doch seine Erwiderungen erlebte sie als widersprüchlich. Er erklärte und zeigte seine Liebe für sie, doch dann spielte er den Diener seiner Ex-Frau, die mit beiden Töchtern und ihrem Lebensgefährten in seinem eigenen Haus lebte. Mit seiner Mutter zeigte er sich so verbunden, dass er bei jeder Kleinigkeit zu ihr fuhr und sie blind bediente. Auch in seiner Wohnung hingen überall Fotos im Großformat von seiner Mutter und Ex-Frau, jedoch kein einziges Foto von seiner Tochter. Ihr bekundetes Gefühl, in seiner Wohnung nicht intim genug mit ihm zu sein, verstand der Partner nicht. Im Gegenteil, er räumte ein, dass die Fotos ihm so wichtig seien, dass er nicht auf sie verzichten könne. Dieser Umstand und viele andere kleine Ereignisse brachten Christine dazu, ihn mit dem Entweder-oder-Muster zu konfrontieren. In der darauf folgenden Sitzung berichtete sie, dass sie auch diese Beziehung beendet habe. Zwar konnte sie ihre Wut auf solche Männer spüren, die in Beziehungen herumeiern und sich nicht zu einer Frau bekennen können, doch konnte sie nicht von ihrem rigiden Entweder-oder-Muster abrücken.

Anders stellte es sich mit ihrer Mutter dar. Nachdem diese an Krebs erkrankt gewesen war, hatte Christine ihre Mutter beinah täglich besucht und gepflegt. Kurz vor ihrem Tod hatte sie per Zufall erfahren, dass sie und ihre drei jüngeren Schwestern von ihrer Mutter enterbt worden waren. Bei ihrem nächsten Besuch im Krankenhaus hatte sie die Mutter damit konfrontiert und als Antwort bekommen: »Ach, Christine, schade, dass du es erfahren hast! Ich habe alles getan, damit du es nach meinem Tod erfährst!« Auf ihre Frage nach dem Warum hatte ihre Mutter geantwortet: »Du hast es nicht verdient! Denn du warst nie genug für mich da!« Christine hatte bei dem Gefühl, was sie alles für die Mutter getan habe und immer noch tue und wie viel Lebenszeit sie für sie geopfert habe, keine Aggressionen gehabt: auch nicht, als die Augen ihrer Mutter wütend und verächtlich gefunkelt und gezeigt hatten, dass sie als Verratstochter nichts Besseres verdiene.

In der therapeutischen Arbeit wurde deutlich, dass sie niemals aggressive Impulse ihrer Mutter gegenüber verspürt hatte, dass sie ihr stets unterwürfig zu Dienst gestanden hatte, ähnlich wie bei ihren bisherigen männlichen Partnern. In den nachfolgenden Sitzungen stand die Frage im Mittelpunkt, ob, und wenn ja, wie sie ihrer bisher nicht gespürten und jetzt fühlbaren Wut nachträglich Raum geben wollte. Wir planten daraufhin einen für sie bisher nie in Frage gekommenen Friedhofsbesuch, wo sie die Möglichkeit ausleben könne, am Grab ihrer Eltern sowohl ihre Elternliebe als auch ihre berechtigte Wut innerlich aufleben zu lassen. Was sie auch tat. Ihre Rückmeldung kam wie erwartet. Christine beschrieb, wie unglaublich entlastend und befreiend es für sie gewesen sei, vor dem Grab endlich ihren Gefühlen der Wut freien Lauf zu geben.

Die meisten symbiotisierten Klienten und Klientinnen in meiner Praxis können ihre aggressiven Impulse gegenüber den Personen, die sie symbiotisch verstrickt haben, nicht einmal mental zulassen. Kognitive Rechtfertigungen dienen der Abweisung aggressiver Tendenzen. Hierbei sind kindliche Selbstanteile aktiv, die in ihrem Gefühl der völligen Abhängigkeit von ihrer Bindungsperson ein totales Aggressionsverbot spüren und nach und nach ihren Zorn versiegeln. Die Abwesenheit aggressiver Gefühle ihrer Mutter gegenüber sah eine Klientin in dem Erziehungsstil des vergangenen Jahrhunderts begründet, da sie damals gelernt habe, ihren Eltern gegenüber bedingungslos zu gehorchen und niemals Widerspruch anzumelden. Dass ihre alte Mutter mit ihrem kategorischen Anspruch, einzig und allein von dieser Tochter gepflegt zu werden, den Burnout der Klientin gefördert hatte, konnte an ihrer aggressionslosen Haltung nichts ändern. Es war auch die maßlose Unzufriedenheit der Mutter mit ihren Pflegeleistungen gewesen, die sie auf dem Weg zum Burnout sich selbst hatte vergessen lassen.

Zudem gehen die Klienten und Klientinnen schnell dazu über, die Schuld bei sich zu suchen. Die Schuldübernahme dient u. a. der Schmerzlinderung. Eine weitere Schmerzreduzierung wird erreicht, indem der Symbiotisierte sich noch mehr in den Symbiotisierenden hineinversetzt und dessen Sichtweise als die gültigere annimmt. Da dieser Vorgang den physischen und psychischen Schmerz nicht ausreichend lindern kann, hat sich diese Sichtweise sehr früh verselbstständigt und regiert in ihm nun als dissoziierter Anteil. In seinem Inneren hat der Symbiotisierte den täterimitierenden Anteil und den verschmolzenen Anteil nebeneinander wohnen. Der Switch zwischen autoaggressiven und/oder fremdaggressiven und/oder aggressionsgehemmten Selbstanteilen ist in generalisierten Alltagssituationen vorprogrammiert, in denen sie getriggert werden können.

Insgesamt sind bei intensiv symbiotisierten Personen in der Regel mehrere Selbstanteile präsent, die sich in akuten Beziehungs- und Bindungskrisen melden können. Im normalen Alltag agieren sie im Hintergrund und lenken subtil die Handlungstendenzen und Handlungen der Alltagspersönlichkeit mit. So können beispielsweise Personen, die symbiotisch verstrickte Grunderfahrungen gemacht haben, sich damit schwertun, in emotionale Resonanz zu kommen. Das ausgebliebene Gegenüber aus der Kindheit verunmöglicht oder erschwert ihnen, in emotionale Resonanzen zu treten, da es sich emotional nicht außerhalb der eigenen Person, sondern ihr zu nah oder gar in ihr befand. Sie antizipieren die Gefühle der ihnen wichtigen Personen oder sie nehmen sie unverarbeitet und unkritisch auf. Das geschieht auch im psychotherapeutischen Kontext. Sie sitzen einem gegenüber, als wäre das Du nicht existent, und erwarten konkrete Vorschläge vom Psychotherapeuten, wie sie die gerade ausgebrochene Ehekrise angehen oder in welcher Weise sie den Konflikt mit dem Ehepartner managen sollen. Die üblichen symbiotisch basierten Muster geben den Ton in den Alltagsbeziehungen an:

»Nehme ich zu viel oder zu wenig Raum für mein Ich ein?«
»Grenze ich mich zu viel oder zu wenig ab?«
»Bin ich zu viel bei den anderen und zu wenig bei mir?«
»Warum ärgere ich mich nicht oder, wenn ja, nicht richtig oder wenn es zu spät ist?«

»Warum lasse ich mich von meinem Bruder/von meiner Schwester ausnehmen wie eine Gans?«

Bei eingehender Untersuchung dieser Fragen im Therapieraum wird offensichtlich, dass sich dahinter die agierenden Selbstanteile verbergen, die von halbbewusst bis völlig dissoziiert sein können. Gestalt, Ausdrucksweise, Stellvertretung für traumatisierend symbiotisierte Prozesse sowie Anzahl dieser Selbstanteile sind von Klient zu Klient sehr unterschiedlich. Doch ich kann in meiner Arbeit in Anlehnung an die prototypische Grundformation von Njienhuis (2016, 2018) idealtypische Formationen postulieren, und zwar mit zunächst einer anscheinend normal funktionierenden Persönlichkeit (ANP) und einem oder mehreren emotionalen Selbstanteilen (EPs) als Kontrolle und einem oder mehreren fragilen Selbstanteilen (EPs). Demzufolge tummelt sich in der Selbstorganisation meiner Klienten und Klientinnen eine Selbstanteile-Formation mit manchmal drei, manchmal vier oder fünf kontrollierenden und einem oder zwei fragilen Selbstanteil(en).

Abbildung 5 zeigt eine in ihren üblichen Alltag eingebettete symbiotisierte Person. Sie stellt eine der unterschiedlichen idealtypischen Varianten dar, die in der Bearbeitung symbiotisierter Verstrickungs-

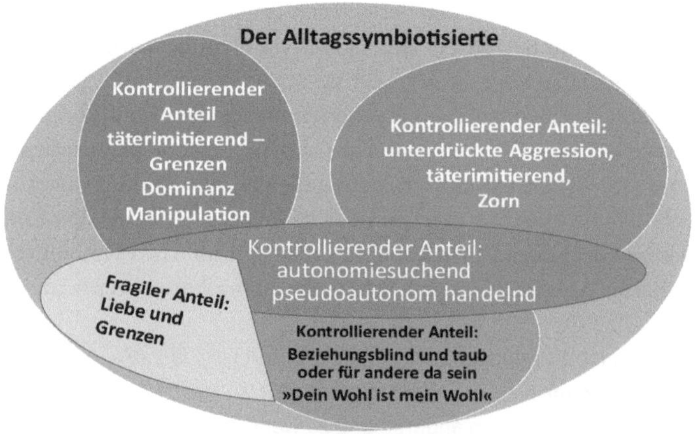

Abbildung 5: Die kontrollierenden Anteile und der fragile Anteil in der Selbstorganisation einer symbiotisierten Persönlichkeitsstruktur

systeme potenziell präsent sein können. In den Überschneidungsflächen finden Verwischungen und Perspektivenwechsel statt. Augenfällig ist in dieser Abbildung, dass zwei kontrollierende Anteile Beziehungsgestaltungsressourcen in sich tragen (autonomiesuchende und empathische Tendenzen, weiter unten wird darauf noch näher eingegangen) und zwei andere täterimitierende Formationen aufweisen.

In vielen Fällen in meiner Alltagspraxis wohnen solchen Anteilen oft Gefühle der Schuld inne. Diese Gefühle entwickeln sich aus dem physischen und psychischen Schmerzerleben, das unerträglich ist und für das der Betroffene Erklärungen sucht. Daher dient die Übernahme der Schuld oft der Schmerzbewältigung. In Abhängigkeitsverhältnissen wie in der kindlichen Bindung zur Bindungsperson wird äußerst selten die Autorität infrage gestellt, die permanente Zuschreibung, man sei schuld an den Strafen oder der vorenthaltenen bzw. nicht vorhandenen Liebe, verstärkt und festigt das Gefühl der Schuld. Die Identifikation mit der Bindungsperson zementiert somit das Erleben, man sei schuld und habe es verdient. Ja, die Grenzüberschreitungen und die Überstülpungen fremder Gefühle seien eine Notwendigkeit, da das eigene Selbst sich tatsächlich unvollständig anfühle und allein nicht richtig in der Lage sei, die Erfordernisse des Lebens ausreichend zu erfüllen. Der daraus hervorgehende täterimitierende Anteil will daraufhin den Schmerz neutralisieren und den fragilen Selbstanteil bekämpfen. Die Anteile operieren zwischen Vermeidung und Wiederholung, im Bestreben, das Gefühl der Schuld mit weniger belastenden oder mit befreienden Gefühlen zu ersetzen.

Dass, wie schon mehrmals betont, den eigenen Gefühlen im Symbiotisierungsprozess Gefühle von außen überstülpt werden, geschieht bereits von Geburt an oder gleich danach: Man nimmt sich nicht nur mit dem Auge der symbiotisierenden Bindungsperson wahr, man lernt auch, sich über sie zu fühlen. Dementsprechend nehmen täterimitierende Anteile sehr früh Kontrollfunktionen im Symbiotisierten an, beispielsweise, wenn dieser längerfristig in einer Beziehung benutzt wird, über manipulative und dominierende Tendenzen.

Manche kontrollierenden Selbstanteile, die, wie in Bezug auf Abbildung 5 bereits erwähnt, eine Ressource für das Individuum darstellen, weil sie eine Orientierung in Richtung der Zweite-Person-Perspektive in sich tragen und in relativ positiver Art mit der fragilen Seite verbunden sind, beherbergen in sich hohe Empathiedimensionen. Insbesondere die Selbstorganisation des Anteils, der sich auf seine Fahne geschrieben hat, »für andere da zu sein«, neigt zu helfenden bzw. beziehungsintensiven Berufen und so kann der Symbiotisierte Stück für Stück lernen, eine ausgewogene Balance herzustellen zwischen einem Sich-selbst- und Sich-dem-anderen-Widmen. Auch der autonomiesuchende Teil vermag als Ressource zu wirken. Er kann zwar die Zweite-Person-Perspektive ignorieren, doch hält er dann in der Alltagsperson die pseudoautonome Richtung aufrecht. Wenn er aber die Realität des Lebens zu akzeptieren lernt, entwickelt er die erforderliche Schwingungsfähigkeit, die der Alltagsperson erlaubt, zwischen Bindungs- und Autonomiebedürfnissen angemessen hin- und herzupendeln.

Weitere Varianten der Präsenz der verschiedenen Selbstanteile zeigen sich in all den symbiotisierten Kontexten, in denen der Symbiotisierte massive emotionale Missbräuche erfahren hat, mit vielen unrealistischen Verheißungen gelockt und bei der Stange gehalten wurde. Um die völlig »haltlose symbiotische Verstrickung« zu überstehen, musste er in seiner emotionalen Not eine Überidentifikation mit dem Selbst fremder Identitäten entwickeln. Das ist beispielsweise der Fall, wenn Kinder für die Dritten weitgehend oder komplett die Versorgung übernehmen (Oma, Pflegefamilie, stationäre Einrichtung) und die symbiotisierenden Bindungspersonen in den kurzen Vis-à-vis-Momenten emotionalen Klebstoff versprühen. Oder wenn symbiotisierte Kinder im mächtigen Gefühl stecken, ihre in ihrer Kindheit stark vernachlässigten Mütter bzw. Omas emotional zu versorgen.

Im vergangenen Abschnitt habe ich Christine vorgestellt, die einerseits »taff« ihre Geschäftsführerfunktionen ausübte, andererseits in ihren privaten Beziehungen zu ihren bisherigen Lebensgefährten überidentifiziert mit deren Problemen war und dadurch eine Demütigung nach der anderen über sich hat ergehen lassen. Erwähnt habe ich auch, dass ihr aggressive Zustände diesen Partnern, aber auch der Mutter und dem Vater gegenüber fremd waren. Dabei hatte sie sich in ihrer emotionalen Grundstruktur als unnahbar und ultraabgegrenzt organisiert. Abbildung 6 zeigt die idealtypische Selbstorganisation solcher symbiotisierter Klienten und Klientinnen wie Christine. Die Abbildung berücksichtigt zwei Varianten des idealtypischen Symbiotisierten »im heißen Modus«: Im A-Modus sind beim Symbiotisierten stets Anteile aktiv, die Nähe als sehr verletzend erlebt haben, während er im B-Modus Anteile aktiv hält, die über eine Identifikation mit dem Fremden Kontrolle herstellen wollen.

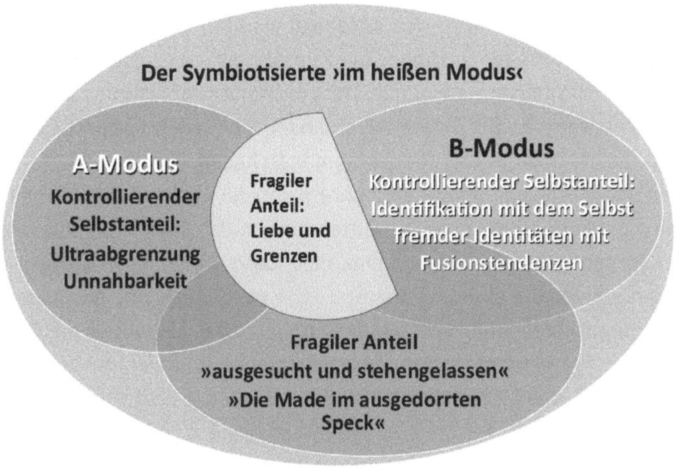

Abbildung 6: Die kontrollierenden und die fragilen Anteile in der Selbstorganisation einer symbiotisierten, »emotional ausgesaugten« und »im Trockenen gelassenen« Persönlichkeitsstruktur

Es ist naheliegend, dass Ultraabgrenzung und Unnahbarkeit des kontrollierenden Selbstanteils im A-Modus die Aktivierung aggressiver innerer Abläufe nicht oder nur in besonders brenzligen Situationen erforderlich machen. Zudem lernt ein derart symbiotisiertes Kind, dass seine aggressiven Impulse ins Leere gehen oder gegen eine Gummiwand stoßen würden. Die heiße Luft der leeren Versprechungen lässt den fragilen Selbstanteil in Sehnsüchten verharren, endlich geliebt zu werden. Ähnliches gilt für den B-Modus. Der betroffene Personenkreis neigt dazu, sich wenig abzugrenzen und so viel wie nur möglich für den anderen da zu sein. So möchte er am liebsten für alle Belange des Lebens der anderen Person einspringen. Wenn die andere Person dieses Überengagement als Einmischung abwehrt, neigt mancher Symbiotisierte dazu, sich enttäuscht zurückzuziehen. Das Fallbeispiel von Christines jüngster Schwester Waldtraut weist eine ähnliche Selbstorganisation wie das von Christine auf und veranschaulicht den B-Modus eines Symbiotisierten »im heißen Modus«:

Als fünfte Tochter hatte sich Waldtraut als Kind unentwegt als »fünftes Rad am Wagen gefühlt«. Die Kindheit empfand sie als Horrortrip. Einerseits war sie einem extrem entwertenden Vater ausgesetzt, der vergiftet von der Erfahrung erschien, sich einen Nachfolgesohn gewünscht und nur Töchter bekommen zu haben – von ihm spürte sie nur den Hass gegenüber den Töchtern und der Ehefrau. Andererseits hing sie in den Krallen einer Mutter, die von den Töchtern Treue und Gehorsamkeit verlangte und ihnen mit kalter Ablehnung begegnete. Sie hatte wie die älteste Schwester zwar zwei Kinder mit ihrem inzwischen geschiedenen Ehemann bekommen, aber bisher nur mit Männern zu tun gehabt, die unnahbar erschienen. In etlichen Varianten machte sie das Muster durch, das den B-Modus kennzeichnet: Im Nu war sie zuständig für die Belange ihres Partners, versorgte ihn, verwaltete seine schlecht laufenden Geschäfte und sah sich permanent abgewiesen, wurde undankbar behandelt, »wie ausgesucht und stehen gelassen«, mit einer unstillbaren Sehnsucht, endlich in eine gefühlte Partnerschaft zu kommen, endlich geliebt zu werden und zu lieben.

Personen mit einer ähnlichen symbiotisierten Selbstorganisation wie bei Waldtraut sind im Jugendhilfebereich zahlreich anzutreffen. Sozialpädagogische Familienhilfe und Einzelbetreuungen stoßen schnell an Schranken inhaltlicher und struktureller Art. Die gegenwärtigen Jugendhilfeangebote sind völlig unzureichend für derartige Systeme kontrollierender und fragiler Selbstanteile, völlig ineffizient und verstärken letztendlich das Defizitäre der Selbstorganisationen der Klienten und Klientinnen.

Eine weitere Palette von Varianten symbiotisierter Muster sehe ich bei biografischen Verläufen mit starker Vernachlässigungsstruktur, emotionaler Kälte und existenzieller Anklammerung beiderseits. Solche symbiotisierten Menschen wachsen in komplex traumatisierten Familien auf. Eine Art Messie-Atmosphäre beherrscht dabei oft das Familienleben, die weniger verbunden mit der Hortung scheinbar sinnloser Gegenstände ist als vielmehr mit innerer und äußerer traumabasierter Vermüllung. Der Zusammenhalt der Familienmitglieder untereinander wirkt auf den ersten Blick losgelöst, wie der Familientherapeut Minuchin (1977) es nannte. Ein weiteres Charakteristikum solchen familiären Zusammenlebens ist von trostlosem Nebeneinander gekennzeichnet, sodass emotionale Verbindungen der Familienmitglieder untereinander zu fehlen scheinen. In Wirklichkeit aber verläuft das emotionale Zusammenspiel subkutan, im Prinzip auf niederschwelliger Resonanz. Die Symbiotisierung entwickelt und gestaltet sich auf der Bedürftigkeitsebene der emotionsverhärmten Bindungspersonen, die sich auf die emotionale Abhängigkeit ihrer Kinder stützen und diese nutzen. Abbildung 7 zeigt idealtypisch eine innere Selbstorganisation der aus dieser Familienatmosphäre hervorgehenden Symbiotisierten.

Die Abbildung veranschaulicht die kontrollierenden und die fragilen Anteile in der Selbstorganisation einer symbiotisierten Persön-

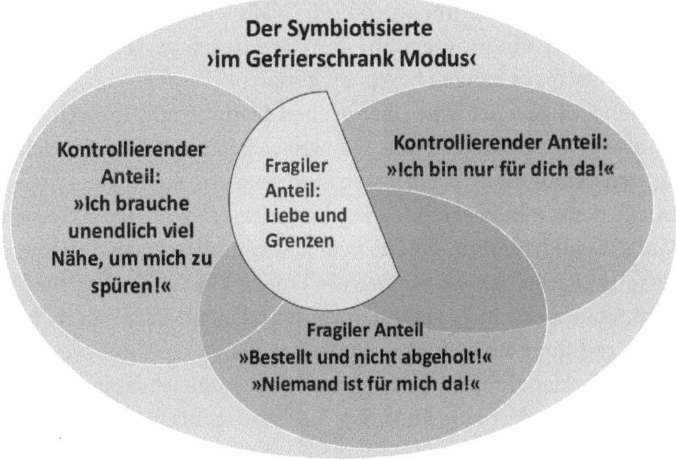

Abbildung 7: Die innere Selbstorganisation einer symbiotisierten Person im kalten Verstrickungsmodus

lichkeitsstruktur, die von einer unterkühlten emotionalen Ausstattung ausgeht. Das macht sich insbesondere auf Körperebene bemerkbar, da die Sehnsucht nach Nähe zwar da ist, aber nur schwer gespürt werden kann. Hier sind die Folgen von emotionaler Deprivation mit symbiotisierenden Verstrickungen gekoppelt, die psychotherapeutisch nur mühevoll entstrickt werden können. Das präsentiert sich auch in der Anwesenheit von zwei fragilen Selbstanteilen. Die eine Seite spürt keine Bindungsperson in ihrer Reichweite und sehnt sich nach Nähe und Verbundenheit, die andere sucht bei der Bindungsperson eine liebevolle Nähe und eine Grenze, die ihr erlaubt, sich als eigenständig und abgegrenzt zu spüren. Es ist unausweichlich, dass sie beide aneinandergeraten, sobald die Gesamtpersönlichkeit mit ihnen beiden in Kontakt kommt und eine Koexistenz mit ihnen sucht. Gelegentlich stehen daher beide kontrollierenden Selbstanteile im Vordergrund eines psychotherapeutischen Settings. Ihre Anliegen gehen in entgegengesetzte Richtungen. Die eine Seite mit dem Leitsatz: »Ich brauche viel Nähe, um mich zu spüren«, steht in direkter Verbindung mit der fragilen Seite: »Niemand ist für mich da«, und hat überhöhte Erwartungen an (körperliche) Nähe. Die andere kontrollierende Seite ist hingegen auf die Ersatzhandlung fixiert, nur für andere da zu sein, und reagiert möglicherweise überempfindlich auf die unkontrollierte Nähe eines in ihren Augen potenziell Symbiotisierenden, der der Gesamtpersönlichkeit in Gegenwartsbeziehungen begegnen könnte.

Generell gehe ich von einer groben Leitlinie aus, wonach symbiotische Verstrickungen umso schwerwiegender und folgenreicher für den symbiotisch Verstrickten sind, je mehr die fragilen Selbstanteile der symbiotisierenden Bindungsperson sich an den eigenen Kindern anklammern. Fragile Seiten symbiotisierender Bindungspersonen haben bzw. bekommen die Tendenz, bei ihrem Nachwuchs Kompensationen ihrer gefühlten, empfundenen Mängel zu suchen. Der Grad ihrer Bedürftigkeit bestimmt die Stärke ihrer symbiotisierenden Handlungen. Das Ausmaß der Ausgleichsbestrebungen unerfüllter Bedürfnisse an ihrem Nachwuchs beeinflusst das Ausagieren kontrollierender Selbstanteile. In bestimmten Konstellationen entfalten die Selbstanteile täterimitierende Handlungen, die den Nachwuchs schädigen können. So können solche kontrollierenden

Seiten dazu neigen, den Nachwuchs in seiner Selbstwerdung auszubremsen. Beispielsweise wollen die Symbiotisierenden, dass ihre Kinder aus sich etwas machen, und sind ihnen böse und agieren nachtragend, sobald die Kinder dies ernsthaft versuchen. In der Regel werden symbiotisierende Bindungspersonen mit fragil aktiviertem Hintergrund bösartig zu ihrem Nachwuchs, wenn er sich abwendet bzw. scharfe Abgrenzungsversuche an den Tag legt.

Andere Nuancierungen ergeben sich bei Symbiotisierungsprozessen von Bindungspersonen, die in einem emotional deprivierten Hintergrund aufgewachsen sind. In ihrer inneren Grundstruktur hat sich eine ausgeprägte Hilflosigkeit etabliert, die den Nachwuchs dazu bringt, sich in selbstloser Hingabe für seine Bindungsperson zu verausgaben – im Grunde den eigenen Lebenssinn nur noch im Lebenssinn des anderen zu sehen. Ihr symbiotisierter Selbstanteil will nur noch für den anderen da sein. Traumatisch emotional deprivierte Selbstanteile von symbiotisierenden Bindungspersonen können aber auch ihren Nachwuchs dahin führen, seine Selbstanteile für die Suche nach Geltung und Anerkennung in äußeren Kontexten zu aktivieren. Sie produzieren sich beispielsweise in dominierender Geselligkeit, in einem kreativen, unterhaltenden Umgang mit anderen oder setzen sich mit kreativen Exponaten in Szene.

Dominieren hingegen kontrollierende Selbstanteile einer symbiotisierenden Bindungsperson, die ihre halb funktionierende Seite auf Trab halten, damit fragile Anteile in der inneren Verbannung gehalten werden können, so wird der Nachwuchs schlimmstenfalls gedrillt. Er wird ein Getriebener des Funktionierenwollens jenseits der realen Gegebenheiten der Gesamtpersönlichkeit.

Die psychosoziale Aktivität zur Schaffung und/oder zur Vernetzung innerer Räume geht von der Grundposition aus, dass viele Menschen mit emotionalen Vernachlässigungserfahrungen und/oder mit einem symbiotisierten Lebenshintergrund in davon betroffenen Bereichen Selbstwirksamkeitsdefizite haben. Es geht mir also darum, die Anteile meiner Klienten dort abzuholen, wo sie abgestellt worden sind. Dadurch komme ich auf die Grundposition zurück, mit meinen Klienten an ihrer Nähe-Distanz-Elastizität und Abgrenzungsfähigkeit aktiv zu arbeiten. Hier als Beispiel die Kooperation zwischen Sabine und mir:

Zu Beginn der Therapie standen die zunehmenden Probleme Sabines mit ihrem Lebensgefährten und ihrem in jener Zeit dreijährigen Sohn im Mittelpunkt. Auch bei der Arbeit in einer Drogenberatungsstelle hatte sie mit Schwierigkeiten zu kämpfen: Sie fühlte sich bei jeder fachlichen Auseinandersetzung persönlich angegriffen und entwertet. Zusätzlich war Sabine permanent mit körperlichen Beschwerden beschäftigt. Mal war es die Schilddrüse, mal die Galle, mal die Blase. Sabine lebte im Gefühl, irgendwie bald schwer krank zu werden, deswegen suchte sie regelmäßig Fachärzte auf, doch sämtliche Untersuchungen, abgesehen von einer nicht so problematischen Schilddrüsendysfunktion, waren bisher ohne medizinischen Befund gewesen. Dennoch begleiteten sie unverändert ungute Gefühle hinsichtlich ihres Gesundheitszustandes, da ihr Vater elend an Krebs gestorben war.

Die therapeutische Zusammenarbeit zeigte, dass sich hinter den von ihr benannten Themen die klassischen traumabasierten Schwierigkeiten verbargen. Die Entspannungen in der Beziehung zu ihrem Lebensgefährten und auch in der Kindererziehung ermöglichten den Zugang zu den verletzten kindlichen Seiten Sabines: zum sexuellen Missbrauch durch den leiblichen Vater, den sie erstmalig berichtete, und zum emotionalen durch ihre Mutter. Flashbacks, Panikattacken, ihre Neigung zum Extremsport führte sie inzwischen darauf zurück. Während dieser Phase der Therapie beging ihr als stark depressiv diagnostizierter Stiefvater Suizid. Ihre psychisch völlig destabilisierte Mutter, die erwartete, von Sabine (wieder) versorgt zu werden, wurde daraufhin in die Akutabteilung einer psychosomatischen Klinik eingeliefert. Nach ihrer Entlassung unternahm ihre Mutter etliche Versuche, Sabine und dem Enkelkind näherzukommen. Sabine unterstützte ihre Mutter in Alltagsangelegenheiten, ließ aber ihr Kind nicht länger bei seiner Oma zurück, als es nötig war. Mit der Zeit wurde deutlich, dass Sabines Mutter die Tochter mehr und mehr emotional in Anspruch nahm, vermutlich, um die eigene emotionale Stabilität zu erlangen.

Dieser Umstand lieferte uns die Möglichkeit, beide Missbräuche – den sexuellen und den emotionalen – zu fokussieren. Szenen aus der Kindheit wurden vorsichtig mit Beruhigungs- und Selbstkontrolltechniken rekonstruiert. Integriert wurde das Erlebnis, in dem Sabine vom betrunkenen Vater zu einer Fellatio gezwungen worden war. Fragmente anderer erlebter Situationen drängten sich ihr daraufhin auf. Darunter auch eine Szene, in der Kot auf dem aufgeschlagenen Bett gelegen hatte; früher habe sie geglaubt, dass dieser von ihrer damaligen Katze stamme, heute wisse sie, dass sie es selbst gewesen sei, die dort eingekotet habe. Dieses und andere Bilder befanden sich nun in der schrittweisen, konkreten Rekonstruktion, Verarbeitung und Integration. Zudem konnte sie inzwischen im beruflichen Kontakt vorwiegend präsent bleiben, das heißt, sie tauchte kaum noch innerlich ab, wenn sie im fachlichen Austausch persönliche Entwertungen zu vernehmen meinte. Darüber hinaus bekam sie einen immer besseren Kontakt zu ihrem Körper und ihren Gefühlen.

Die Thematisierung des emotionalen Missbrauchs entwickelte sich gerade, als ihre Mutter verstärkt bemüht war, sich wie in der Kindheit Sabines an die Tochter anzuklammern und mehr Beschäftigungsmöglichkeiten mit ihrem Enkelkind zu bekommen. Nach dem Suizid des Stiefvaters fühlte sich Sabine umso mehr verpflichtet, ihrer Mutter beizustehen, besuchte sie häufig und drängte sie zu einer Psychotherapie. Sie erlebte ihre Doppelstrategie als Spagat, der sie häufig überforderte: zum einen mutterunterstützend und sich zum anderen emotional abgrenzend. Dadurch entflammten zwischen den beiden Konflikte auf Nebenschauplätzen. Auf ihre Unfähigkeit, ihrer Mutter klar und deutlich Nein zu sagen, reagierte Sabine verstärkt mit Schlafstörungen, innerer Unruhe und übertriebener Gereiztheit. Da sie es, wie in ihrer Kindheit, allen recht machen wollte, verpasste sie Termine, somatisierte vermehrt und schrie Lebensgefährten und Kind bei jeder Kleinigkeit an. Der kontinuierliche Widerstand Sabines löste bei ihrer Mutter heftig ablehnende, abweisende Reaktionen aus, worauf Sabine Panikattacken und depressive Zustände bekam.

Die therapeutische Dekonstruktion und Rekonstruktion dieses aktuellen Szenarios führte zu noch unverarbeiteten Kindheitserlebnissen zwischen emotionaler Vernachlässigung und emotionaler Vereinnahmung. Einige Etappen dieser Wechselbäder zwischen körperlicher, emotionaler Taubheit und schmerzhaften Versuchen der Auflehnung oder umgekehrt der selbstverletzenden Handlungen, beispielsweise durch Extremsport, wurden therapeutisch fokussiert und teilweise integriert. Vor allem die Rekonstruktionsarbeit gab Sabine die Kraft, ihre Mutter im Umgang mit ihrem Sohn einzugrenzen und deutliche Neins zu formulieren.

In dem Augenblick, in dem Sabine deutlich zu erkennen gab, dass für sie zuerst ihre Familie kam, dann erst ihre Mutter, beendete diese die Betreuung des Enkelkindes abrupt, ließ es in der Wohnung der Tochter allein zurück und brach den Kontakt zur Familie ganz ab. Seitdem kämpfte Sabine gegen Schuldgefühle und den Drang an, zur Mutter zu fahren und eine Neuauflage ihrer ambivalenten Mutterbeziehung in Gang zu setzen. Trauer, die von einem Gefühl der Leere abgelöst wurde, begleitete diesen Prozess. Panikattacken traten nicht mehr auf. Psychodynamisch betrachtet war die Wendung der Aggression gegen sich weniger wirksam, sie fühlte sich wehrhafter und hatte in einem positiven Sinn mehr Zugang zu ihrem aggressiven Potenzial. Gleichzeitig konnte sich ihre Angst vor Ohnmacht, Liebesverlust und Zurückweisung durch den Therapieprozess mildern, sodass sie hinsichtlich ihrer Angsttoleranz Ich-stärker geworden war und die Angst besser ertragen konnte.

Im weiteren Verlauf der Psychotherapie teilte Sabine mir mit, dass sie schwanger sei. Die therapeutische Bearbeitung des sexuellen Missbrauchs erlebten wir als weitgehend integriert, die des emotionalen Missbrauchs hingegen als nur bruchstückhaft verarbeitet. Wir vereinbarten, die symbiotische Verstrickung zwischen ihr und der Mutter nur aus dem aktuellen Anlass zu thematisieren, um neue Wege für sie auszuprobieren. Indes erlebte Sabine einen Rückschlag im beruflichen Umfeld. Eine Fehleinschätzung in der Drogenberatung einer jungen Mutter hatte ein Nachspiel gehabt, wodurch die Leitung und vernetzte Helfersysteme auf den Plan gerufen wurden. Sabines Fehleinschätzung hatte auf der Übertragung ihrer persönlichen Themen auf eine Klientin beruht, die ebenso symbiotisch verstrickt war und im Drogenzustand ihr Kind beinahe verhungern hatte lassen. Schonungslos wurde Sabine ihr Fehlverhalten vor die Nase gehalten, was zu einer Neuauflage ihrer Selbstwertproblematik führte.

Sabines Schwangerschaft und die Geburt eines Mädchens wurden von einer symbiotisierten Verstrickungsstruktur begleitet. Der Kontakt zur Mutter war seit deren Weggang aus Sabines Wohnung bei der Betreuung des Enkelkindes abgebrochen. Mehrmals verspürte Sabine den Drang, an der Wohnung der Mutter anzuklopfen. Sie war bereits zweimal bis kurz vor das Haus gekommen, in dem ihre Mutter wohnte, und hatte ihren Impuls, sie aufzusuchen, noch rechtzeitig stoppen können. Zwar empfand sie, dass das wie der Gang nach Canossa sei, doch die Sehnsucht meldete sich in ihr so stark, dass sie die Kontrolle über sich selbst verlor. Seitdem wurde sie von blei schweren Trauergefühlen heimgesucht. Vor dem Panorama der Selbstanteile in der Beziehung zueinander konnten wir nachvollziehen, wie der symbiotisierte Selbstanteil sehr erfinderisch war und es schaffte, Sabine dazu zu verleiten, auszukundschaften, was gerade mit ihrer Mutter los war. Unsere Besprechung zeigte, wie ihr Selbst Spielball von ihren symbiotisierten, fragilen und kontrollierenden Selbstanteilen wurde. So berichtete sie, dass sie »rein zufällig« einer ehemaligen Freundin ihrer Mutter begegnet sei, die inzwischen auch deren ehemalige Nachbarin geworden sei, und dabei erfahren habe, dass ihre Mutter umgezogen sei und gegenwärtig im Nachbarort wohne, wo Sabine gelegentlich im größeren Supermarkt einkaufen gehe. Natürlich habe sie der ehemaligen Nachbarin ihrer Mutter sofort das Foto ihres Babys auf elektronischem Weg zukommen lassen. Mit einem bitteren Lächeln räumte sie auf mein Nachfragen ein, dass sie denke, diese Frau werde ihrer Mutter das Babyfoto weiterreichen. Wir griffen noch einmal die Abgrenzungssituationen auf. Auf die letzte hatte ihre Mutter mit einem endgültigen Beziehungsabbruch reagiert. Sabine bestätigte meine Frage: Sie hätte wissen müssen, dass ihre Mutter unversöhnlich sein und jede Verbindung kappen würde. Sie habe es schon zwei Mal gemacht. Hätte sie es jedoch gewusst, hätte sie … Sabine konnte die letzten Worte nicht aussprechen. Fakt war, sie bereute es und würde es nie wieder machen.

Nach der Geburt ihrer Tochter lief die Therapie auf Schmalspur an. In ihrer Mutterrolle, ohne Sport, im Beziehungsstillstand mit ihrem Mann, beschrieb Sabine, wie sie sich gerade innerlich fühlte: entleert. Bei der Beschäftigung mit ihrer neunmonatigen Tochter registrierte sie, wie sie bewusstseinsmäßig wegtauchte. Es gab Momente, in denen sie sich sagte: »Ich weiß nicht, wer ich bin.« Da sie nicht benennen konnte, welcher Selbstanteil im Vordergrund stand, explorierten wir, ob sie Sehnsucht nach ihrer Mutter spürte. Ganz spontan bejahte sie dies – gern würde sie den Streit mit ihr ungeschehen machen. Sie hoffte, dass ihre Mutter den ersten Schritt mache. Wir vereinbarten eine dreimonatige Therapiepause.

Wie das Fallbeispiel von Sabine bis zum Moment einer dreimonatigen Therapiepause zeigt, ließ sich zu Anfang der Psychotherapie schnell einschätzen, dass die Klientin ihre Körperempfindungen von ihren Kognitionen und Emotionen abzukoppeln versuchte, sobald stresshafte Bindungskontexte in ihrem Alltag aufkamen. Umso heftiger meldeten sie sich in Form von Ungenügsamkeitsgefühlen, Panikattacken und schlechtem Gewissen zurück, nachdem sie gewagt hatte, die Erwartungen und Bedürfnisse ihrer Mutter hintenanzustellen. Danach verbrachte sie Tage damit, ihre Schuldgefühle in Schach zu halten. Zwar gelang es ihr im Laufe der Therapie, die Verknüpfungen zwischen Empfindungen, Emotionen, Kognitionen und Verhaltensweisen auszubauen und dadurch eine größere Sicherheit in ihren Autonomiebestrebungen zu erreichen. Doch letzten Endes hielten die dünnen Fäden der symbiotischen Verstrickung über ihre Reue, zur Mutter Nein gesagt zu haben, sie gefangen. Ich hatte in diesem Fall die intergenerationale Linie unterschätzt, das heißt, dass auch die Mutter eine Symbiotisierte war.

Intergenerational scheint es ein unausgesprochenes Verbot zu geben, keinen Kontakt mehr zu einer Mutter zu haben und ein Familienleben ohne sie zu führen. Intergenerationale Gebote und Verbote haben oft eine existenzielle Note. Existenziell heißt in diesem Fall, dass es intergenerationell irgendwann einmal um Leben oder Tod ging. Diese Hypothese werden wir bei der Fortsetzung des Fallbeispiels weiter untersuchen.

Die Zusammenarbeit mit Sabine und Margot sowie andere, ähnlich gelagerte Psychotherapien haben mir beigebracht, dass die Barriere für unsere unterstützende Heilungsbemühung dort besteht, wo die Klienten und Klientinnen an existenzbedrohende Erfahrungen stoßen, bei denen sie keinen Ausweg gefunden haben.

Im Fall von Sabine erwies sich als bedeutsam, dass ihre Mutter vor, während und nach dem sexuellen Missbrauch durch den Vater emotional abwesend war. Im Bindungsschrei erstarrt, stand Sabine einerseits ohne emotionalen Halt ihrer Mutter und andererseits mit ihr emotional verwoben da. Dieser doppelbödige Zustand des Nicht-gehalten-Seins und der emotionalen Verwebungen erschwerte die integrative Bearbeitung. Bei der Aufarbeitung des sexuellen Missbrauchs schaffte es Sabine zwar, ihrer kindlichen Seite zur Realisierung dieses Erlebnisses zu verhelfen und es letztendlich zu integrieren. Dennoch konnte sie ihre kindliche Seite (die symbiotisierte) nicht als abgegrenzt eigene erspüren. Sie war ihre und doch nicht ihre.

Sehen wir uns nun die Tiefe des Schmerzes für Sabine einmal unter dem Blickwinkel eines existenziellen, intergenerationalen Abgrenzungsverbots an, so ist der Schmerz zu unaushaltbar, als dass er in den Bearbeitungsmodus kommen kann. Folglich bleibt Sabine im symbiotisierten Zustand und in der mit ihm einhergehenden Erfahrung stecken, verbunden mit einem Menschen zu sein, der sie nicht schützte und sie gleichzeitig in Besitz genommen hatte. Also nicht nur der sexuelle Missbrauch durch den Vater, sondern auch der emotionale durch die intergenerational belastete Mutter versetzte Sabine in einen Zustand der Lähmung und der Todesnähe, aus dem sie über die gegenwärtige Verfügbarkeit ihrer mentalen Kräfte nicht herauskommt. Aus beiden traumatisierenden Prozessen sind Selbstanteile hervorgegangen, die einerseits Fragilität in sich tragen und andererseits eine Kontrollfunktion übernehmen. Diese kontrollierende Seite speichert unter Umständen in sich, dass Vereintbleiben mit dem Symbiotisierenden existenzerhaltend ist, während Abgrenzung und Autonomie Todesnähe bedeuten. Wenn diese Hypothese stimmt, dann entsteht in der Psychodynamik der Person ein Double-Bind: abhängig oder tot. Das heißt: »Je mehr ich mich spüre und je mehr ich werde, desto mehr nähere ich mich dem Tod.« Metaphorisch betrachtet erscheint die Grenze der symbiotisierten Beziehung wie eine unüberbrückbare Mauer, hinter der am Horizont nicht die ersehnte Autonomie des Selbst erscheint, sondern der Tod. Der Tod, der wartet, wenn die symbiotische Verstrickung endgültig aufgegeben wird.

Im Fall von Sabine wiesen der Zustand, nicht zu wissen, wer sie ist, die dissoziativen Zustände im Spiel mit ihrer Mutter, die Sehnsucht, wieder im Einklang mit ihrer Mutter zu sein, meines Erachtens darauf hin, dass gerade ein intergenerationaler Moment in ihr wirksam war. Ihre kontrollierenden Selbstanteile waren sehr stark. Sie erschien auf der Kippe: Die Richtung war noch nicht entschieden. Die Wiederaufnahme der Psychotherapie erfolgte nach einer Pause von fünf Monaten:

Sabine kam wieder allein; ihr Kleinkind ließ sie seit einigen Wochen von einer Tagesmutter betreuen. Sie genoss die Zeit von mehreren Stunden ohne Verpflichtungen, die sie dadurch gewonnen hatte. Sie hörte Musik, strickte und ging gern shoppen. Gleich zu Beginn berichtete sie, dass sie in Kürze wieder ihre Arbeit aufnehmen werde. Sie hatte ihr Outfit verändert, flott in ihrer Erscheinung, ihr Haar frisch gefärbt, teilte sie ihr Empfinden mit, dass ein Knoten in ihrem Inneren geplatzt sei. Wir arbeiteten heraus, dass das Abstillen, ein Traum und ein neues Gefühl ihrer Mutter gegenüber in engem Zusammenhang mit dem Empfinden eines geplatzten Knotens standen. Ihr war das Abstillen schwergefallen, auch aufgrund des Gefühls, diese häufig wiederkehrende Wiedervereinigung mit ihrem Säugling beim Stillen nicht missen zu wollen. Ein Glas Wein ein Abend zuvor führte zur Entscheidung. Und prompt träumte sie einige Tage später eine plötzliche Begegnung mit ihrer Mutter, die ihr offenbarte, dass Sabines Therapeut sich in Sabine verliebt habe. Nach der Klärung, was dieser Traum zur therapeutischen Beziehung Sabine/Therapeut bedeuten könnte (eine Klärung, die ich an dieser Stelle ausspare), fügte Sabine an, dass sie in diesem Traum die endgültige Ablösung von ihrer Mutter erspürte. Im kurzen Austausch mit ihr hörte sie sich zur Mutter sagen: »Das sind meine Gefühle, du gehörst nicht dazu!« Die Aufstellung ihrer inneren Selbstanteile am Familienbrett zeigte den fragilen Selbstanteil von der Mutter abgewandt. Und prompt konnte Sabine rekonstruieren, dass ihre Panikattacken nicht nur Bindungsschreie waren, sondern auch tiefe Empfindungen von Todesnähe. Jetzt konnte sie sagen, dass all ihre Versuche, der Symbiose zu entkommen, nahe am Gefühl des Todes gewesen waren. In diesem Augenblick konnte sie auch sagen, dass sie ihre Distanz zu ihrer Mutter als wohltuend empfand. Nicht nur, dass sie sie nicht vermisste, sondern auch, dass sie sich frei fühlte, auch deshalb, weil sie nicht ihren Schatten und ihre Mahnungen hinter sich spürte, wenn sie in Beziehung mit ihrer Tochter war.

In dieser Phase der Psychotherapie konnten wir beide festhalten, dass es ihr schließlich gelungen war, die ersten und wichtigsten Schritte ihrer Entsymbiotisierung einzuleiten. Der zentrale Satz lautete: »Das sind meine Gefühle, du gehörst nicht dazu!« Bestätigend war ihre Stimme gewesen, bestimmt ihr Klang und ihr Körper in entspannter Haltung, als sie ihn gesagt hatte. Und doch brauchte Sabine noch den direkten Kontakt zu ihrer fragilen Seite, um sie in ihrem Alltag integriert zu erleben. Das war für Sabine eine große Hürde, da sie ihre kindliche Seite als zickig und abweisend erlebte. Sie sah sie an der Kante einer großen Schlucht.

Nach einigen Sitzungen gelang es uns, direkt mit der kleinen Sabine in Verbindung zu treten; zwar verweigerte sie den Kontakt zur erwachsenen Sabine, doch war sie bereit zu zeigen, wo sie sich empfand. Nämlich auf einer schmalen Plattform, wo sie nur noch knapp stehen konnte; unter ihr ein Krater, der unergründlich erschien und an dem sie den Tod empfand. Vor ihr ihre Mutter, die sie schützen und dafür sorgen musste, dass sie nicht wegstarb. Es wurde deutlich, dass sie nach wie vor nicht bereit war, mit Sabine erwachsen in Kontakt zu treten, und auch nicht, sich außerhalb des Kraters anzuschauen, wie der Platz aussah, auf dem sie stand. Über ein Seil schwebend gelang es ihr später doch, herüberzukommen und sich den bedrohlichen Platz anzuschauen, auf dem sie seit jeher stand, doch ihr Bedürfnis, dorthin zurückzugehen, meldete sich sofort. Dort wieder angelangt, konnte sie mitteilen, dass sie nicht davon ablassen konnte, dort zu verharren, um das Leben ihrer Mutter zu schützen.

Die nächsten Therapiesitzungen würden zeigen, ob die kleine Sabine sich trauen würde, sich wegzubewegen, und was sie brauchen würde, um einen Kontakt zur erwachsenen Sabine aufzunehmen.

In der nachfolgenden Sitzung berichtete Sabine über einen Traum. Darin sah sie sich am Krater, die kleine Sabine auf der schmalen Plattform; sie beschloss, in den Krater hinabzusteigen. Auf dem Boden lag ein Säugling, blau angelaufen, gerade von der Nabelschnur befreit, die ihn gewürgt hatte. Sie drückte ihn an ihre Brust, nahm ihn mit hoch und war bemüht, ihn zu trösten, doch er ließ sich kaum beruhigen. Dabei blieb die kleine Sabine abgewandt und weigerte sich trotz Zuruf, dorthin zu blicken. Ihr Blick blieb ihrer Mutter zugewandt. Das blau angelaufene Baby war Sabine selbst bei ihrer tatsächlichen Geburt.

Dieser Traumszene werden die nächsten Therapiesitzungen gewidmet – die symbiotischen Verklebungen im Innenleben Sabines könnten darin begründet liegen.

Arbeit an der Dynamik der Selbstanteile

Jeder dissoziierte Selbstanteil in einer Person hat ein eigenes Erleben seiner selbst, hat nur den eigenen Blick zur Welt, seine eigenen Handlungsimpulse und seinen eigenen Willen (Nijenhuis, 2016). Er ist zielorientiert. Diese Zielorientierung ist eng verbunden mit den guten Gründen seiner Existenz. Diese kollidieren notgedrungen mit den guten Gründen anderer Selbstanteile. Es ist offensichtlich, dass es für eine Person schwierig wird, wenn dissoziierte Selbstanteile mit ihren unterschiedlichen und allzu häufig gegensätzlichen Anliegen aneinandergeraten. Die Rollenambivalenzen kann die Person spüren. Gegensätzliche innere Ich-Prozesse kann sie mit innerer psychischer Aktivität oder über eine Unterstützung von außen erkennen. Die Auseinandersetzung divergierender oder antagonistischer dissoziierter Selbstanteile ist hingegen auf Bewusstseinsebene nicht zugänglich und manifestiert sich über unkontrollierbare Emotionen und Körperempfindungen oder gar über Symptome und Syndrome.

Die Schwierigkeit der Person, dissoziierte Selbstanteile wahrzunehmen, zu akzeptieren und zu lernen, mit ihnen in Kontakt zu treten, ist die eine Seite der Kooperationsarbeit zwischen ihr und mir. Die andere Seite besteht darin, die komplexe Dynamik, die die Selbstanteile untereinander und in Verbindung mit der Hauptpersönlichkeit entfalten, annähernd zu begreifen und dabei zu lernen, sie für die Person handhabbarer zu machen.

An dieser Stelle möchte ich die innere Auseinandersetzung der Selbstanteile und die auf diese bezogene Kooperation mit dem Fallbeispiel von Christiane darlegen, das ein wenig Einblick in die Psychodynamik geben kann.

Christiane ist 37 Jahre alt und freiberuflich als Designerin tätig. Sie beschreibt sich als gut und effizient in ihrem Alltag organisiert. Als 21-Jährige hatte sie sich bereits einer dreijährigen psychoanalytischen Behandlung unterzogen. Bei mir ist sie seit zwei Jahren in Psychotherapie im zwei- bzw. dreiwöchentlichen Rhythmus. Das Thema, warum sie wieder die psychotherapeutische Behandlung suchte und bis jetzt bei mir fortsetzt, betraf ihre Beziehung zur Mutter. Sie wusste, dass die enge Beziehung zu ihrer Mutter eine bösartige Seite hatte, und war fest davon überzeugt, dass das Bösartige in der Mutter-Tochter-Beziehung Metastasen in ihrer Seele »entfacht« habe. Sie ließ an Männern kein gutes Haar. Christiane konnte sich daran erinnern, dass, als sie noch ein Kleinkind gewesen war, ihre Mutter schnell ihrem jeweiligen aktuellen Lebensgefährten die Klinke in die Hand gedrückt hatte. Irgendwann, da war Christiane noch im Schulalter gewesen, hatte sich ihre Mutter dazu entschieden, den Männern keine Chance mehr zu geben und nur noch allein mit ihrer Tochter zu leben.

Bis zum 21. Lebensjahr hatte Christiane in enger Beziehung zu ihrer Mutter in deren Wohnung mit ihr zusammengelebt. Nach dem Abitur hatte sie an der Universität in Kassel in den ersten zwei Semestern Seminare, Vorlesungen und Übungen von zu Hause aus besucht. Das heißt, sie hatte lange Fahrzeiten in Kauf genommen, um gleichzeitig ihrem Studium nachzugehen und ihre Mutter nicht allein zu lassen.

Zeitgleich zum Beginn ihrer psychoanalytischen Behandlung bei mir hatte sie einen Kommilitonen kennengelernt, mit dem sie eine Beziehung eingegangen war. Sie war zu ihm in seine Wohnung gezogen. Der erhoffte Prinz, der sie aus den symbiotischen Fesseln befreien könne, sei er nicht, meinte Christiane. Die Beziehung hielt nicht lange. Sofort nach der Trennung zog Christiane zu einer Freundin, mit der sie sich auf eine lesbische Partnerschaft einließ. Die Erkenntnis, dass sie die intime Nähe einer Frau ebenso wenig ertrüge wie die eines Mannes, kam sehr schnell. Seit Beendigung dieser Liebschaft lebt sie allein. Dem Sirenengesang ihrer Mutter, die Christiane zurückgewinnen wollte, widerstand sie, indem sie in kreativen Aktivitäten versank. Seitdem malt sie, gestaltet Objekte und verdient ihr Geld als Designerin. Es ist ihr gelungen, ihre Mutter dauerhaft auf Abstand zu halten. Doch die maligne Seite ihrer Seele hatte gestreut und Christiane spürte, wie die Metastasen in ihrem Körper herumwüteten.

Unsere Zusammenarbeit half Christiane, ihr Bild der mütterlichen Metastasen in ihrem Körper zu verändern. Über Umdeutungen begriff sie diese als Selbstanteile, die in ihr aus der eigenen Logik heraus interagieren. Nun wollte Christiane nach einer Kindheit in symbiotisierten Verstrickungen und mehreren gescheiterten Beziehungen gerade wieder eine neue feste Bindung eingehen. Sie hatte einen Mann bei einer Fete kennengelernt und sich sofort in ihn verliebt. Sie hatte mit ihm die Telefonnummern ausgetauscht und wartete darauf, angerufen zu werden. Die detaillierte Exploration ergab Folgendes:

Der fragile - bindungssehnsüchtige - Selbstanteil war in ihr sehr aktiv. Plötzlich, ohne es wirklich zu wollen, rief sie den Mann an und lud ihn zu sich ein. Sofort fühlte sie sich von der Angst vor einer nicht kontrollierbaren Nähe überfallen und wurde wütend auf sich (kontrollierender, wütender Selbstanteil). Dabei bekam Christiane das Gefühl, sich zu stark exponiert zu haben, spürte Druck im Brustbereich (fragiler, schamfixierter Selbstanteil) und eine innere Unruhe (Kämpfe der fragilen und kontrollierenden Selbstanteile untereinander). Christiane ging in die Küche und holte sich aus dem Versteck die Tüte Chips und die Flasche Schnaps heraus (kontrollierender Selbstanteil: unabwendbares Bedürfnis nach Spannungsreduzierung). Sie nahm sich ein großes Glas, trank dann aber einen großen Schluck direkt aus der Flasche (kontrollierender Selbstanteil: will so schnell wie nur möglich den fragilen Selbstanteil betäuben). Mit einem Seufzer setzte sie sich vor den Fernseher und wartete, bis der Bekannte eintraf. Als der Bekannte und sie am Tisch zusammensaßen, spürte sie, wie sie sich zu stark bei ihm einschmeichelte und sich wie unterwürfig verhielt (fragiler, beziehungssehnsüchtiger Selbstanteil). Sie merkte, wie eine innere Unruhe ihr zu schaffen machte, und dies verstärkt, als der Bekannte plötzlich näher rückte (kontrollierender, symbiotisierter Selbstanteil und fragiler, beziehungssehnsüchtiger Selbstanteil im Kampf miteinander). Sofort empfand sie eine Sehnsucht, von ihm in die Arme genommen zu werden (fragiler, bindungssehnsüchtiger Selbstanteil hat vorübergehend die Oberhand bekommen), und anschließend eine unbändige Wut in sich hochsteigen (kontrollierender, symbiotisierter Selbstanteil will Grenzsetzung erzwingen und tritt sofort in Aktion, indem er den fragilen Selbstanteil beschimpft). Und prompt spürte Christiane ein komisches Gefühl in der Brust (kontrollierender, symbiotisierter Anteil), das dafür sorgte, dass sie sich selber sagen hörte, wie schlecht es ihr gerade gehe, und wie sie ihn darum bat, zu gehen. Nachdem er tatsächlich gegangen war, fühlte Christiane Trauer hochkommen und eine innere Leere (fragiler Selbstanteil). Daraufhin setzte sie sich mit der Tüte Chips und der Flasche Schnaps vor den Fernseher (kontrollierender Selbstanteil bei der Bemühung, den fragilen Selbstanteil wegzudrängen). Nach einem tiefen Schluck holte sie den Stoff aus der Schublade und fing an zu kiffen (Spannungsreduzierung einerseits, andererseits Versuch der Verbannung des fragilen Selbstanteils).

In den darauf folgenden Tagen konnte Christiane sich im kreativen Bereich ausgesprochen gut austoben. Sie malte ein Bild und meißelte aus einem Stein eine Gestalt, die Anlehnungsbedürftigkeit zum Ausdruck bringt. Daraufhin traute sie sich, zu dem Bekannten erneut Kontakt aufzunehmen. Es folgten mehrere Telefonate und SMS zwischen Christiane und dem Mann, die ihr sehr wichtig waren. Ihr ging es darum, ihn nicht zu enttäuschen, vor allem aber Sicherheit aus den psychotherapeutischen Sitzungen zu gewinnen, um ein neues Date auszumachen. Die ersehnte Sicherheit stellte sich nicht ein, dennoch bekam Wochen später der fragile, beziehungssehnsüchtige Selbstanteil einen stärkeren Einfluss über Christiane, indem ihre Gesamtpersönlichkeit die Tobanfälle des kontrollierenden Selbstanteils in sich verhallen ließ. Sie lud den Bekannten wieder zu sich ein und spürte, dass ihr der fragile Selbstanteil im Laufe des Abends ein unbändiges Verlangen nach Verschmelzung vermittelte, das ihr Verhalten mehr und mehr steuerte. Christiane nahm wahr, wie ihre Hand unter das T-Shirt des Bekannten schlüpfte und seine Brusthaare kraulte, sie spürte im Bauch und in der Scheide ein Kribbeln und registrierte, wie der Bekannte ihre sexuellen Annäherungen sehr bereitwillig erwiderte, seinen Mund auf ihren drückte, wie seine Hände ihr Höschen auszogen und er sich auf sie legte. In diesem Augenblick bemerkte sie, wie eine Seite in ihr sich dagegen wehrte (kontrollierender Selbstanteil) und sie mit unflätigen Worten beschimpfte (»Du Schlampe, du wirst das bereuen!«). Dann erlebte Christiane, dass sie innerlich erstarrte (kontrollierender Selbstanteil). Während sie sich nun auf sexuelle Handlungen einließ, überwältigten sie zugleich Ekelgefühle (fragiler, beziehungssehnsüchtiger Selbstanteil). Nachdem Christiane sich im Bad übergeben hatte, schloss sie sich dort ein, brach in Weinkrämpfe aus (fragiler, bindungssehnsüchtiger und enttäuschter Selbstanteil), schlug den Kopf einige Male gegen die Wand (kontrollierender und wütender Selbstanteil, der den fragilen verbannen will). Den inneren Kampf empfand Christiane als unerträglich, sie griff zur Klinge und schnitt sich in den Arm (kontrollierender Selbstanteil gegen fragilen Selbstanteil, der nach der Verbannung ein Gefühl der Leere aufkommen lässt). Erst nachdem der Bekannte aufgeregt und heftig gegen die Badtür klopfte, meldete Christiane zurück, dass es gut wäre, wenn er ihre Wohnung verließe (kontrollierender und fragiler Selbstanteil fordern aus unterschiedlichen Motiven eine sichere Abgrenzung).

Der im Fallbeispiel von Christiane mühsam, aber detailliert erarbeitete Dynamikablauf lässt zwar grob erkennen, wie der kontrollierende und der fragile Anteil ihre Beweggründe ausagieren und dabei miteinander interagieren. Wichtig ist hier meines Erachtens jedoch, dass die innere Auseinandersetzung Christianes höchstwahrscheinlich wechselweise komplementäre und symmetrische Verläufe in Gestalt der systemischen Kommunikationstheorie der Palo-Alto-Schule anzunehmen scheint (Watzlawick, Beavin u. Jackson, 1974). Wichtig ist auch, dass diese innere Ablaufbeschreibung der Klientin Möglichkeiten bietet, innere Stoppschilder an entscheidenden Kippstellen und alternative Ersatzhandlungen zum selbstschädigenden Verhalten zu etablieren. Christiane hat in unseren weiteren Therapiesitzungen ihr inneres System durch Figuren aus dem Familienbrett aufgestellt und die innere Motivation der einzelnen Selbstanteile erforscht. Aus diesem Verstehen heraus ist es ihr inzwischen gelungen, die Bekanntschaft in eine feste Beziehung zu verwandeln. Zum gegenwärtigen Stand ihrer Psychotherapie ist Folgendes anzumerken: Die selbstverletzenden Impulse haben aufgehört, sich zu melden. Doch die körperlichen Reaktionen auf das Empfinden von allzu großer Nähe sind geblieben. Daraus ergeben sich die nächsten Ziele unserer therapeutischen Zusammenarbeit.

Darlegung der inneren Selbstorganisation

Langlotz (2015) arbeitet konzeptuell an symbiotischen Verstrickungen in Gruppenveranstaltungen und mit der Methode der Aufstellung nach und in Abgrenzung zu Bert Hellinger, ähnlich wie Franz Ruppert. Seine Fallausführungen in »Symbiose in Systemaufstellungen« und seine Videos auf YouTube zeigen fühlbar die enorme Hemmkraft symbiotisierter Prozesse, die spürbar im Raum offengelegt werden. Ich bin allerdings skeptisch, ob solche traumabasierten Symbiotisierungen über eine einmalige Aufstellungsarbeit aufgelöst werden können, zumal sie dort eher kognitiv und manchmal emotional fokussiert werden. Nach meinen Kenntnissen sowohl im Therapieraum als auch bei Familienaufstellungen lassen sie sich nicht mit einmaligen Interventionen entscheidend beeinflussen. Dies umso weniger, desto dissoziierter sich die Selbstanteile im Alltag dazu berufen fühlen, ihre Traumaspuren auszuagieren. Die Regel ist, dass integriert geglaubte Selbstanteile – so lange sie sich nicht integriert und im Kooperationsmodus erleben – in leicht verwandelter Form wieder auftauchen und hartnäckig ihre Präsenz markieren.

Sind symbiotisierte Selbstanteile als Ich-Zustände in bindungsgebundenen Stresssituationen hingegen nur mäßig aktiv und bewusstseinsmäßig zugänglich, so sind meiner Erfahrung nach kurze Therapiezeiten bzw. sozialpädagogische Aktivitäten notwendig. Das Vorhandensein von hoher mentaler Energie und mentaler Effizienz und ihr Zusammenspiel, verbunden mit Psychoedukation, erleichtern solche inneren integrativen Prozesse. Auch in der Aufstellungsarbeit nach Langlotz können solche Ich-Zustände gut erreicht werden.

Ich vertrete die Auffassung, dass weder die Techniken noch die Therapieschulen in der psychosozialen und psychotherapeutischen

Bearbeitung psychischer Schwierigkeiten und Störungen prioritär sind. Sie sind sicherlich unterstützend und der Rahmung der psychosozialen Hilfen ganz gewiss dienlich. Sie haben aber in erster Linie die Funktion, dass der Klient und seine Selbstanteile im Therapieraum präsent und erregungsmäßig im Lernmodus bleiben. Vordergründig und tragend ist für mich die Beziehung. Die Zweite-Person-Perspektive mit dem Klienten und seinen Selbstanteilen trägt und hält die Bearbeitung psychischer, kognitiver und somatischer Prozesse und soll den Integrationsprozess unterstützen. Dies umso mehr, je klarer und bedeutsamer Bindungstraumatisierungen die Grundlage biopsychosozialer Schwierigkeiten sind. Entwicklungstraumatisierungen bringen in der Regel Selbststeuerungsschwierigkeiten, Empfindungen und Gefühle von Selbstwirksamkeitsinsuffizienz und Nähe-Distanz-Probleme auf Beziehungsebenen mit sich. Es bilden sich in der Alltagspersönlichkeit Selbstanteile, die – je dissoziierter sie sind, desto mehr – einem Gegenüber schwer vertrauen können. Die entgegengesetzte Haltung ist auch möglich, wenn in der Alltagspersönlichkeit Selbstanteile präsent sind, die sich in einer blinden Gehorsamkeit eingerichtet haben. So geht die Alltagspersönlichkeit in die soziale Unterwerfung, als hätte sie in den frühen Stadien ihres Lebens gelernt, nicht für sich selbst Verantwortung zu übernehmen oder sie abgeben zu müssen.

Im Gegensatz zum Symbiotisierungsprozess, wo Bindungsperson und Kind eine exklusive Dyade sind – notgedrungen, aus dem Blickwinkel des Letzteren –, gestalten Therapeut und Klient bzw. Klientin ihre Dyade in Gegenseitigkeit. Anders als in der symbiotischen Verstrickung, in der individuelle Abgrenzungen aufgehoben wurden, hat diese Gegenseitigkeit das Ziel, eine Entsymbiotisierung einzuleiten.

Wichtig ist, dass ich als Therapeut im gegenwärtigen Moment so weit wie nur möglich in der Erste-Person- und in der Quasi-Zweite-Person-Perspektive organisiert bin und diese in die Zweite- sowie in die Dritte-Person-Perspektive einfließen lasse. Dabei ist wesentlich, dass die Dritte-Person-Perspektive flankierend und unterstützend hinsichtlich der dyadischen Gegenseitigkeit ist. Als Dritte-Person-Perspektive gelten hier psychoedukative Inputs, aber auch alle fachlichen und verfahrenstechnischen Vorschläge und Interventionen, um den Umgang mit symbiotisierenden Verstrickungen aus der Biografie des Klienten oder der Klientin anzugehen und aufzulösen.

Wie bisher beschrieben, bringen Symbiotisierungsprozesse für den Betroffenen Bindungsschwierigkeiten mit sich, die sich über die halbbewussten oder dissoziierten Selbstanteile auf gegenwärtige und künftige Begegnungen mit Dritten niederschlagen können und es oft tun. Der generalisierende Konditionierungsprozess erschafft Erlebnisfakten, die die Übertragungen weiter erleichtern und verselbstständigen lassen. Wenn ein Symbiotisierter den therapeutischen Raum betritt, hat er seine Selbstanteile und seine unerledigten Themen im Schlepptau: Abgrenzung, Autonomie und Erdungsschwierigkeiten des Selbst. Ein psychosozialer Berater, der sich vorwiegend auf Techniken und Verfahren verlässt und dabei die Zweite-Person-Perspektive vernachlässigt, kommt nicht zum Beweggrund, der den Klienten in seiner Entwicklung damals als Kind und jetzt als Erwachsener lähmt oder gar blockiert. Er arbeitet an peripheren Aspekten, die zwar dem Klienten punktuell Entlastung bringen können. Doch bleiben die Beweggründe verborgen und das Ausagieren der traumabasierten Selbstanteile unangetastet, was für den Klienten gut sein kann, solange er sich von ihnen nicht energetisch und mental beraubt und geschwächt fühlt. Meiner Erfahrung nach kommt dies bei einigen Menschen in Momenten und Situationen vor, in denen die mentale Effizienz und die mentalen Energien nachlassen und deren funktionierende Seite nicht mehr genug Ressourcen hat, um das Auftauchen der traumainduzierten Selbstanteile einzudämmen. Das ist der Fall, sobald der betroffene Personenkreis familiären und/oder beruflichen Überstress zu bewältigen hat und nicht auf die Energien des Erwachsenenalters zurückgreifen kann. Ärzte und Psychiater diagnostizieren in der Regel depressive Zustände, erkennen in den Symptomen aber auch Vorboten eines Burnouts.

Über die Herstellung und Aufrechterhaltung der Zweite-Person-Perspektive kann untersucht werden, ob und wie sich innere, sich widersprechende Zielsetzungen manifestieren und ob Quellen aus der Kindheit aufzuspüren sind. Ich habe Personen in meinem Therapieraum gehabt, die kindliche Selbstanteile nicht ausmachen konnten und im Erwachsenenalter Krisensituationen zu meistern hatten, die mit extremer Einsamkeit verbunden waren. Zwar hatten sie die innere Sicherheit, wohlbehütende Eltern an ihrer Seite gehabt zu haben, bei Unfällen und Krankheiten bei ihnen gut angebunden gewesen zu sein, doch erwies sich, dass sich die Leerstellen in der allzu großen Nähe ihrer Mutter bzw. ihres Vaters herausgebildet hatten.

Oft geht es erst einmal darum, die Phobien der Alltagsperson gegenüber ihren Selbstanteilen zu überwinden. Der erste Impuls vieler Klienten und Klientinnen ist zu Anfang, diese inneren Seiten herauszuschneiden; der Therapeut soll wie ein Chirurg den Auswuchs entfernen. Manchmal werden sie als so bedrohlich erlebt, dass sie von der Klientin nicht die Erlaubnis bekommen, den Therapieraum zu betreten. So bitte ich darum, dem – zumeist fragilen – Selbstanteil zu gestatten, im Warteraum zu verweilen. Später darf er im Therapieraum sein, bloß nicht in Sichtweite. Ebenso häufig zeigt es sich, dass der erste fragile Selbstanteil in einer Art Verlies weilt, in einem dunklen Keller, wie gottverlassen, ähnlich wie bei vielen anderen allgemein entwicklungstraumatisierten Klienten und Klientinnen. Bei symbiotisierten fragilen Anteilen sind diese Selbstanteile hingegen nicht allein, sondern mit einem gefühlten Wächter in naher Umgebung verbunden. Zumeist existiert ein innerer Kontrolleur, ein innerer Zuflüsterer, der Worte, Gefühle und Handlungsanleitungen vorschreibt. Oder der Selbstanteil ist doch allein, und zwar in einer Art »goldenem Käfig«. Gelegentlich empfinden sich die Klienten wie ein Hund an der Kette – die Stelle, von der die Kette ausgeht, ist allerdings nicht ausmachbar. Andere Klienten erleben sich wie in einer »Folterkammer«, wenn sie in ihrem Lebenskontext mit dem Symbiotisierer zusammenleben müssen.

Über das Vorhandensein einer kontinuierlichen Zweite-Person-Perspektive als Voraussetzung innerer und äußerer Beziehungssicherheit können der Klient und der psychosoziale Begleiter in die Beobachtung innerer Prozesse gehen. Hierzu gehört in erster Linie, unterschiedliche Gedanken, Gefühle, Empfindungen und Verhaltensimpulse, die sich potenziell in die Quere kommen, zu erspüren und in ihren jeweiligen Richtungen zu untersuchen.

Zur Erreichung einer tragbaren therapeutischen Zweite-Person-Perspektive sind emotionale Resonanzen wichtig. Über Einstimmungen können Therapeut und Klient emotionale Ressourcen und

Lücken erspüren, um Veränderungen einzuleiten. Noch wichtiger ist es, die unvermeidlichen Brüche in der therapeutischen Beziehung zu »reparieren«, wie Tronick in seiner Forschung zum Still-Face-Paradigma bei Mutter-Kind-Beziehungen aufgezeigt hat, um eine Wiedereinstimmung zu erreichen (Tronick u. Gianino, 2008). Brüche in der Beziehung können sich auftun, wenn der Therapeut bei seiner Bemühung, den Klienten zu verstehen, scheitert. Aber auch, wenn Therapeut und Klient versuchen, Realisation und Personifikation zu vermeiden. Zentral ist dabei die Setzung von Grenzen, die klar, authentisch und transparent sein müssen. Und das erst recht in der Arbeit mit symbiotisierten Klienten und Klientinnen, die in ihrer Kindheit einen respektlosen bis zerstörenden Umgang mit ihren Intimitätsgrenzen erfahren haben.

Die Selbstanteile im symbiotisierten Panorama

Zu meiner psychotherapeutischen Vorgehensweise gehört neben der Einbeziehung der Kognitionen über den Dialog, durch den vorwiegend die kognitive Verarbeitung und die innere Integration vorangetrieben werden, die Fokussierung der Emotionen und des Körpers. Erfahrungsgemäß kommen hilfreiche Veränderungen zustande, wenn wir, die psychosozial Tätigen und der Klient oder die Klientin, das limbische System und das Stammhirn miteinbeziehen. Die Erforschung der körperlichen Ausdrucksweisen, der inneren körperlichen Signale, der emotionalen Anwandlungen als Sprachrohre des Selbst und der Selbstanteile bildet das Potenzial für die erwünschten Veränderungen.

Bei der beschriebenen Vorgehensweise sind Stuhlarbeit, das Familienbrett, die Arbeit mit dem Körper im Raum, die selbstregulatorische Hypnotherapie (Renartz, 2013), kreative Aktionsmethoden (s. u. a. Bleckwedel, 2008) nach dem systemischen, psychodramatischen und gestalttherapeutischen Ansatz und Systemaufstellung wirksam. Auch wichtige Interaktionsprozesse werden über ein akribisches »szenisches Verstehen« (Lorenzer, 1970) entschlüsselt und Erlebnisse (Kognitionen, Emotionen, Empfindungen, Handlungstendenzen) der beteiligten Person untersucht. Das »szenische Verstehen« soll in erster Linie entschlüsseln, wie und was Personen in einem gegebenen Kontext bewusst und unterbewusst aushandeln.

Nicht jeden Klienten lade ich dazu ein, mit diesen Instrumenten zu arbeiten. Der Auftrag und die sich entwickelnden Themen sind hierbei ausschlaggebend. Die Arbeit an symbiotischen Verstrickungen führt früher oder später zu solchen Vorgehensweisen. Daher möchte ich die Nützlichkeit einiger Techniken und Methoden, die ich verwende, kurz vergegenwärtigen. Meine Intention in diesem

Buch ist jedoch nicht, die Anwendung derartiger Methoden, Techniken oder Instrumente genauer zu erläutern; hierzu liegen bereits hervorragende Werke vor, die man heranziehen sollte, wenn man das Handwerkzeug gründlicher erlernen will, beispielsweise auf Körperebene das Bodyreading, das Bodyscanning (Ogden et al., 2009), die somatic experience (Levine, 2011) oder die psychosomatische Arbeit an der Körperform (Keleman, 1990, 1994). Solche körperlichen Techniken sind sehr anregend, hilfreich ist für mich dabei, den körperlichen und emotionalen Dialog in der therapeutischen Beziehung zu etablieren. Förderlich ist für mich auch, innere Prozesse und Emotionen vom Inneren des Menschen in den therapeutischen Raum zu verlagern. Dabei kommen viele Externalisierungsimprovisationen zum Tragen, aber auch die üblichen Techniken der Stuhlarbeit und der Systemaufstellung wie das Familienbrett für die Exploration der Selbstanteile der Klienten und für die Bearbeitung ihrer (traumabasierten) Beweggründe.

Externalisierungstechniken machen den Klienten zum Gestalter der therapeutischen Situation (Bleckwedel, 2008). Zudem haben sie den Vorteil, dass Leitsätze, Emotionen und Körperempfindungen auf eine Metaebene gehoben werden. Beide Aspekte dienen der Erhöhung des Selbstwirksamkeitsgefühls des Klienten oder der Klientin. Ängste im Bauch zu spüren und sie in eine Ecke des Therapieraums zu schieben und sie dann als beteiligte Person neben dem Therapeuten aus der Distanz zu untersuchen: Das schafft Bahnen zum Großhirn und macht die Ängste letztendlich handhabbar.

Neben der bekannten systemischen Technik des Familienbretts verwende ich die gestalttherapeutische Technik des »leeren Stuhls«. Die »leeren Stühle« dienen dabei als Auslagerungsfläche und Platzhalter für die gefühlten und gespürten Selbstanteile, die der Klient in seinem gewohnten und gestressten Alltag registriert. Dabei kann der Klient Seiten wahrnehmen, die ihm seinen Lebensweg »vermasseln«, und Seiten, die ihn stärken und weiterbringen. Wie in der Systemaufstellung sind die Positionen zueinander und zum Hauptakteur wichtig. Von Bedeutung ist auch, was ausgelagerte Selbstanteile sagen, fühlen, empfinden. Nach der Versprachlichung des Miteinanders folgt die Einladung, einen inneren Dialog zu entwickeln. Über die Erforschung und Externalisierung der inneren Selbstorganisation des

Klienten, beispielsweise über das Zueinander der Selbstanteile, lassen sich Zusammenhänge erspüren und persönliche Lösungen entwickeln.

An dieser Stelle möchte ich die Externalisierung der Selbstanteile anhand der »Stuhlarbeit« durch das Fallbeispiel von Charlotte illustrieren. Die Abbildungen 8 und 9 zeigen das Ergebnis der Zusammenarbeit von Charlotte und mir: die »leeren Stühle« als Platzhalter der Selbstanteile, die deren Neben- und Miteinander zum Ausdruck bringen.

Charlotte, 51-jährig, war bei mir seit über einem Jahr in Psychotherapie, als wir die inneren Prozesse mit dem Verfahren des »leeren Stuhls« zu explorieren begannen. Von Beruf Verwaltungsmanagerin einer katholischen Einrichtung hatte sie die Therapie nach dem plötzlichen Tod ihres Vaters und der Scheidung von ihrem Ehemann ein Jahr zuvor begonnen. Seitdem hatte Charlotte ein Gefühl der Schwere, das sie nicht loswurde. Es stellte sich heraus, dass ihr Schweregefühl auf die emotionale Verstrickung mit ihrem Vater und ihrer Oma zurückzuführen war. Beide hatten ihr bei ihrer Geburt den Namen seiner verstorbenen, älteren Schwester gegeben. Seit sie denken konnte, wurde sie immerzu mit ihr verglichen, wobei sie immer schlechter abschnitt. Das Schweregefühl war zudem mit Erlebnissen als Fünfjährige verbunden. Sie war damals für sechs Wochen in Kur geschickt worden. Sie hatte allein zur Bushaltestelle gehen müssen und war im Kurort äußerst aufgeregt und im Gefühl extremer Einsamkeit angekommen. Aufgrund ihres schlechten Gesundheitszustandes war sie von der Gruppe getrennt und im Folgenden in einem abgelegenen, dunklen Zimmer allein gelassen worden. Dort hatte sich ihre Einsamkeit verstärkt und sie war von Heimwehattacken heimgesucht worden. Mit einer mitgebrachten Puppe hatte sie sich zwar trösten können, es jedoch nicht geschafft, richtig zu essen, wodurch sie deutlich abgemagert war. Die Schwester, die sie im Einzelzimmer einige Male am Tag besucht und betreut hatte, hatte hartnäckig ihre Tränen und ihren kränklichen Zustand ignoriert. Nach Hause zurückgekommen, hatte niemand von ihrem Befinden Notiz genommen. Sie hatte sich fremd im eigenen Körper gefühlt und war körperlich erstarrt, was auf Erlebnisse dissoziativer Zustände schließen ließ. Nur ihr Opa hatte nach einigen Tagen ihren Zustand bemerkt und sie gegen den Willen ihrer Eltern mit zum Hausarzt genommen.

Dieser hatte starke Deprivationserscheinungen festgestellt und eine Aufbaukur für den Körper verordnet. Prompt waren Oma und Vater zur Stelle gewesen, hatten sie umsorgen wollen, sie aber auch gleichzeitig kritisiert und unentwegt mit der älteren, toten Schwester verglichen.

Sie selbst beschrieb sich als kopfgesteuert, da sie nur so das Familienleben habe durchstehen können. Vater und Oma erschienen in Charlottes Erzählungen als ein Paar, ihre labile und oft kindlich wirkende Mutter wie eine ältere Schwester, deren Aufgaben darin bestanden, für das Paar Kinder zu gebären und den Haushalt zu schmeißen. Charlottes Mutter, die inzwischen etwas pflegebedürftig war und weitgehend von Charlotte in ihrer Freizeit versorgt wurde, hatte damals oft in Konkurrenz mit ihr gestanden. Einmal hatte sie Charlotte eine Puppe geschenkt, die sie ihr dann abgenommen und bei sich auf dem Schlafzimmerschränkchen abgestellt hatte.

Die psychotherapeutische Arbeit führte uns zu bisher dissoziierten Selbstanteilen. »Die Managerin« und »Die Unnahbare« hätten ihr geholfen, ins Erwachsenleben hineinzukommen. Mit der Zielstrebigkeit der einen und der Unnahbarkeit der anderen hatte Charlotte Schule und Studium erfolgreich absolviert. Sie erleichterten ihr auch den Start ins Berufsleben. Beruflich war und ist sie noch immer erfolgreich, geachtet und geschätzt, aber mit dem Gefühl, sich auf niemanden verlassen zu können. In Charlottes Beschreibung der »Zornigen« war kein Zorn zu spüren. Sie schien eher eine verkommene und lebenslustige Frau zu repräsentieren, die verkannt und missverstanden wurde. Sie sehnte sich nach einem fröhlichen Leben und viel Geselligkeit. Bei einer direkten Konfrontation mit Stellvertreterstühlen für Oma, Vater und Mutter fühlte »Die Zornige« weiterhin keinen Zorn. Am schwierigsten erwies es sich für sie, mit der »verletzten Fünfjährigen« umzugehen.

Mehrere Sitzungen wurden erforderlich, bis der fragile Anteil der »verletzten Fünfjährigen« den Therapieraum betreten durfte. Dann musste er hinter einem Blumentopf verweilen, bis Charlotte seine Anwesenheit im Raum in sichtbarer Distanz ertragen konnte. Dennoch war sie nicht in der Lage, mit der »verletzten Fünfjährigen« in irgendeiner Art in Verbindung zu treten. In ihrem Grundgefühl saß die Fünfjährige in einem dunklen Verlies, in dem Charlotte sie nicht sehen, aber wimmern und lamentieren hören konnte. Erst in dem Augenblick, als ich kurz die Rolle der Fünfjährigen übernahm und ihr Lamentieren in Beziehungssätze (Bindungsschrei) übersetzte, war sie in der Lage, tränenüberströmt, ihr den kleinen Finger zu reichen. Und prompt zog sie die Hand wieder zurück und meinte, dass die ausgesprochenen Sätze ihr unheimlich seien. Dass ihre Angst vor dem Kind größer sei als die Neugier. Als Fünfjährige gab ich Charlotte das Signal, dass die Fünfjährige seit mehr als vierzig Jahren auf eine tröstende Hand warte, dass sie immer noch warte, bis Charlotte so weit sei.

Es gelang uns schließlich, alle Selbstanteile in den Therapieraum einzuladen und sie über leere Stühle zu repräsentieren. Es war insofern bemerkenswert, als dass Charlotte es zwar nicht aushielt, die Fünfjährige allein zu sehen, wohl aber zusammen mit den anderen Selbstanteilen. Dabei haben wir das Miteinander der Selbstanteile in zwei verschiedenen Zuständen aufgestellt: im Alltag und in Triggersituationen.

Im Alltag sah sich Charlotte einmal in der Einrichtung, in der sie tätig war, und zum anderen, wenn sie sich in geselligen Momenten mit Bekannten und mit den wenigen Freunden traf, die sie hatte. Abbildung 8 zeigt die Selbstanteile-Formation. Rechts außerhalb des Bildes befinden sich die Forderungen und Herausforderungen des Alltags, denen Charlotte im Gefühl begegnet, sie meistern zu können, da sie ähnlich wie in der Kindheit ihr stark analytisches Denken und ihre

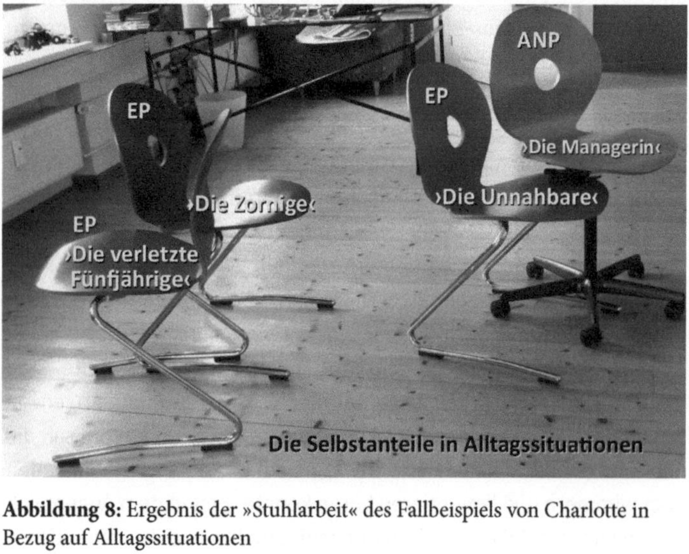

Abbildung 8: Ergebnis der »Stuhlarbeit« des Fallbeispiels von Charlotte in Bezug auf Alltagssituationen

Funktionstüchtigkeit herauskehrt. Neben ihr steht der kontrollierende Selbstanteil, der dafür sorgt, dass nichts und niemand ihr zu nahe kommt. Die verletzte Fünfjährige ist abgewandt und weder die Managerin noch die Unnahbare und die Zornige spüren ihre Anwesenheit.

Bei der Auswertung dieser Stuhlarbeit stellte Charlotte fest, dass die »Managerin« und die »Unnahbare« über Ressourcen verfügten, die sich in der Kindheit entwickelt hatten, wie Funktionsfähigkeit und analytisches Denken, aber auch die Fähigkeit, sich unnahbar zu machen, um Forderungen und Herausforderungen des Alltags zu bewältigen. Bei dieser Haltung des Funktionierens hatte Charlotte damals niemals Gefühle von Verlassenheit oder von Wut gespürt.

Anders stellte sich das Miteinander der Selbstanteile in Triggersituationen dar. Unter Triggersituationen begriff Charlotte all die Situationen, in denen sie Nähe zulassen wollte, beispielsweise in Beziehung zu einem engen Freund, der zwar verheiratet war, in den sie aber dennoch verliebt war und der auch gern eine enge Beziehung zu ihr gehabt hätte. Nicht darin, dass er verheiratet war, bestand für sie also die Schwierigkeit, Nähe zuzulassen. Sondern weil sie spürte, dass er eine Art hatte, die sie verwirrte. Immer wieder fühlte sie sich von ihm emotional manipuliert, wenn sie zusammen waren. Vor allem erinnerte er Charlotte an ihren Ex-Mann; erst nach vielen Jahren hatte sie erkannt, dass er nicht sie, sondern das Bild, das sie ihm von sich gegeben hatte, gemeint hatte: tüchtig und rational. Aber die Seite von ihr, die sich gern in seine Arme hätte fallen lassen wollen und zur Traurigkeit geneigt hatte, hatte er abgelehnt. Ihr Gefühl sagte ihr, dass sich auch ihr Freund von ihr abwenden würde, wenn sie ihm ihre andere, nicht rationale Seite zeigen würde. Mehrmals hatte sie versucht, seine Nähe zuzulassen und gegen ihr Unnahbarkeitsstreben anzukämpfen. Daraufhin hatte sich die Fresswütige gemeldet und Charlotte hatte sich mit Chips und Keksen vollgestopft, was Unglücksgefühle hatte aufkommen lassen. Einmal hatten sie sich verabredet, ein Wochenende in der Pfalz zu verbringen, doch sie war kurz davor krank geworden und froh gewesen, das Wochenende absagen zu müssen. Sie hatte bereits einige Tage zuvor konstatiert, dass die extrem große Angst vor der bevorstehenden Nähe ihr einen Schreck einjage, darum hatte sie sich nicht darüber gewundert, mit so einer heftigen Blasenentzündung richtig erkrankt zu sein.

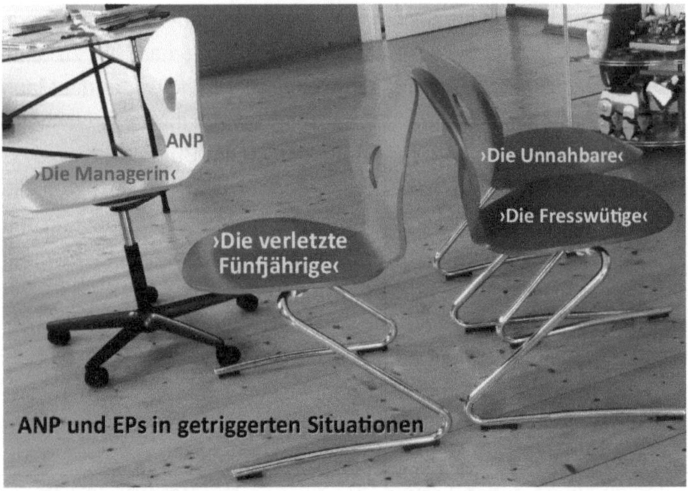

Abbildung 9: Ergebnis der »Stuhlarbeit« des Fallbeispiels von Charlotte in Bezug auf Triggersituationen

Abbildung 9 zeigt das Ergebnis der »Stuhlarbeit« in Bezug auf Triggersituationen. Außerhalb des Bildes rechts wurde der Freund mental lokalisiert; Charlotte spürte die Managerin und den fragilen Selbstanteil nicht, dafür beide kontrollierenden Selbstanteile.

In der Bearbeitung der Kindheitsszenen wurde vor allem Folgendes deutlich:

1. Zurück von der Kur hatten ihr Vater und ihre Oma ihren seelischen und körperlichen Zustand völlig ignoriert und sie wieder mit ihrer älteren Schwester verglichen, die aus solchen Kuren lebendig, spritzig und voller Freude zur Familie zurückkehrt war.
2. Die Bindungshaltung ihres Vaters und ihrer Oma ihr gegenüber war stets ein Double-Bind gewesen. Sie hatten geliebt, wer sie nicht gewesen war und wer sie hatte werden sollen. Ihre Leistungen, sowohl im Sport als auch in der Schule, hatten sie beide glücklich gemacht, nur ihre Mutter nicht, da sie schon immer emotional abwesend und nur mit sich beschäftigt gewesen war. Charlotte hatte einen unbändigen Zorn gespürt, ungerecht behandelt worden zu sein, hatte ihn jedoch nicht mit dem verbinden können, was Vater und Oma ihr angetan hatten.

3. Ihr unbändiger Zorn war zwar im Therapieraum fühlbar gewesen. Kaum hatte sie jedoch die Praxistür hinter sich gelassen, hatte Charlotte ihn verschwinden sehen.
4. Auch den fragilen Anteil konnte Charlotte nicht annehmen, nicht lieben. In hypnotherapeutischen Sitzungen sah Charlotte ihn als einen Tiger im Käfig, der die Zähne fletschte und sich völlig unnahbar zeigte.

Charlotte und ich kooperierten in mehreren Sitzungen zu ihren Annäherungsversuchen an die Fünfjährige. Der Weg zu ihr in das Verlies nahm ihr die Luft weg und sie glaubte zu ersticken. Der Versuch, die Fünfjährige hochklettern zu lassen, fand Hindernisse, die auf weitere kontrollierende Selbstanteile hindeuteten, die in unserer Stuhlaufstellung noch nicht präsent waren. Ihren letzten Annäherungsversuch brach Charlotte mit dem Argument ab: »Ich schaffe das nicht, das ist uferlos! Wenn ich mich weiter annähere, sterbe ich, nicht wegen seiner bedrohlichen Krallen, sondern wegen der Uferlosigkeit, vor der er und ich stehen!« Charlottes Verzweiflung war so groß, dass sie die vorgefundenen Hindernisse nicht weiter untersuchen wollte.

Die psychotherapeutische Arbeit an symbiotischen Verstrickungen findet zunächst ihre Grenze, wenn der Klient noch nicht willens und/oder noch nicht in der Lage ist, den symbiotisierten Traumakäfig so lange auszuleuchten, bis er den Ausweg erkennen und sich dazu entscheiden kann, ihn zu verlassen oder nicht. Auch Charlottes grenzenlose Loyalität zu ihren Symbiotisierenden, gegenüber denen sie keinen Zorn fühlen kann, lässt darauf schließen, dass mindestens ein weiterer kontrollierender Selbstanteil ihr den Weg zu ihren verletzten Selbstanteilen versperrt. Meine Hypothese ist, dass dieser innere Kontrolleur symbiotisiert und täterimitierend ist. Charlotte fehlt der Schritt zum autonomen Fühlen, der es ihr ermöglichen würde, dem fragilen Selbstanteil zu begegnen, ebenso wie der Schritt, zieladäquat den eingefrorenen Zorn des fragil autonomiestrebenden Selbstanteils zu spüren, zu rahmen und selbstintegrativ zu artikulieren.

Ein therapeutisches Arbeiten, bei dem ein ähnlicher Umgang mit symbiotisch blockierten Aggressionen und einem Verharren im symbiotisierten Käfig wie bei Charlotte eine Rolle spielt, kommt in meiner Praxis öfter vor.

Auch das von Ludewig (s. Ludewig u. Wilken, 2000) entworfene und inzwischen in der systemischen Beratung weit verbreitete Familienbrett, das als Miniaturversion der Familienskulptur betrachtet werden kann, nutze ich bei der therapeutischen Arbeit. Seine Grundfunktion ist, Beziehungszusammenhänge innerhalb einer Familie zu verdeutlichen, es wird aber auch in der Organisationsberatung eingesetzt. Ähnlich wie bei der Arbeit mit dem »leeren Stuhl« und der Gruppenarbeit mit Systemaufstellungen bringe ich es nicht nur ins Spiel, um innere Beziehungen erlebbar zu erkennen und erlebbar zu machen, sondern auch, um die guten Gründe ihrer Anwesenheit und ihres Wirkens herauszufinden. Diesen Ansatz möchte ich anhand des Fallbeispiels von Helmut und Abbildung 10 illustrieren.

Helmut, 39 Jahre alt, verheiratet mit einer zehn Jahre älteren Frau, ohne Kinder, suchte meine Praxis auf, weil er sich wie ein eingebildeter Kranker empfand. In bestimmten Situationen wurde er vom Gefühl heimgesucht, mal eine Schilddrüsenkrankheit zu haben, mal Magenkrebs, mal herzkrank zu sein, doch die medizinischen Untersuchungen blieben befundlos. Die Gedanken kreisten dann um die empfundene Krankheit und er konnte sich nur schwer bei seiner Arbeit konzentrieren. Zu dieser Qual kam eine weitere hinzu: Egal in welchem Bereich, er neigte immer dazu, zu viel Verantwortung zu übernehmen, wie im Sportverein, und sich anschließend darüber zu ärgern, dass alles an ihm hängen blieb. Im Laufe der therapeutischen Begleitung kristallisierten sich vier Selbstanteile heraus, die mit entscheidenden biografischen Ereignissen gekoppelt waren. Als Sechsjähriger wäre er beinah in einem Bach ertrunken; seine Mutter war anwesend gewesen, es hatte geschienen, als schaue sie zu, wie er mit dem reißenden Strom kämpfte. Anschließend hatte sie nur schimpfende Worte für ihn übrig gehabt. Helmut hatte seine Mutter als sehr dominant und streng erlebt, sie hatte keinen Widerspruch geduldet, den Vater hatte er zunächst als zurückhaltend und wegschauend in Erinnerung, später eindeutig auf der Seite der Mutter, indem er für sie Partei ergriffen und dem Sohn ein schlechtes Gewissen eingeredet hatte. Helmut hatte keine Besuche von Mitschülern empfangen und auch keine besuchen dürfen. Als Siebenjähriger hatte er sich von einem Schüler verleiten lassen, ihn zu besuchen, bei ihm die Zeit vergessen und war zu Hause von einer erbosten Mutter empfangen worden, die ihn zur Strafe im Keller eingesperrt hatte. Wie lange er dort hatte bleiben müssen, wann und was danach geschehen war, wusste er nicht mehr. Das dritte große »Ding« war passiert, als er 15 gewesen war. Hierzu hatte Helmut keine Erinnerung. Nur dass er einige Wochen bei der Familie seines Freundes gelebt hatte. Er wusste nur vage von einem vorausgegangenen Streit mit seiner Mutter. Der nächste »Klopper« hatte sich ereignet, als er seine Verlobung mit seiner jetzigen Frau angekündigt hatte. Der Streit war so heftig gewesen, dass er am gleichen Abend ausgezogen war. Bis zum heutigen Tag hatte sich seine Mutter geweigert, seiner Frau auch nur die Hand zu geben. Seit 19 Jahren verheiratet, hatte seine Frau die Wohnung seiner Eltern nie betreten. Zu den Geburtstagen in seiner Herkunftsfamilie ging er allein, zu Weihnachten und Ostern besuchte er sie davor und am zweiten Feiertag.

Abbildung 10 stellt das Panorama von Helmut mit seinen Selbstanteilen dar: Die Figuren auf den Würfeln sind der funktionierende Selbstanteil mit seiner fragilen Seite als 15-Jähriger, daneben der Selbstanteil sechsjährig, die große, weit von ihnen entfernte Figur stellt den 19-Jährigen dar, den Helmut den »Abenteurer« nennt, und den Selbstanteil als Siebenjähriger. Sie wurden ja von seiner Mutter verbannt und Helmut empfindet sie weit weg von sich.

Über die Einbeziehung der Handlungstendenzen und der sich darin artikulierenden Empfindungen, Emotionen und Kognitionen sind die traumatischen Szenen aller vier Selbstanteile im Therapieraum herangezoomt worden. Doch die Erleichterung hielt sich in Maßen. Die symbiotisierende Mutter erschien in den Inszenierungen omnipotent, bestrafend und unfassbar vereinnahmend, doch Helmut empfand die Lähmungserscheinungen nicht so massiv und verletzend wie beim 15-Jährigen und 19-Jährigen. Die Erinnerungen des 15-Jährigen blieben trotz hypnotischer Herangehensweise im Nebulösen. Hier wurde deutlich, dass die klassische Ablösung von der Mutter im Pubertätsalter gescheitert war und Helmut dieses Scheitern als besonders schmerzhaft erlebt hatte. So schmerzhaft, dass diese Erlebnisse weiterhin dissoziiert waren. Die Verlobung mit seiner zehn Jahre älteren Partnerin kann auch als zweiter (nachpubertärer) Ablösungsversuch interpretiert

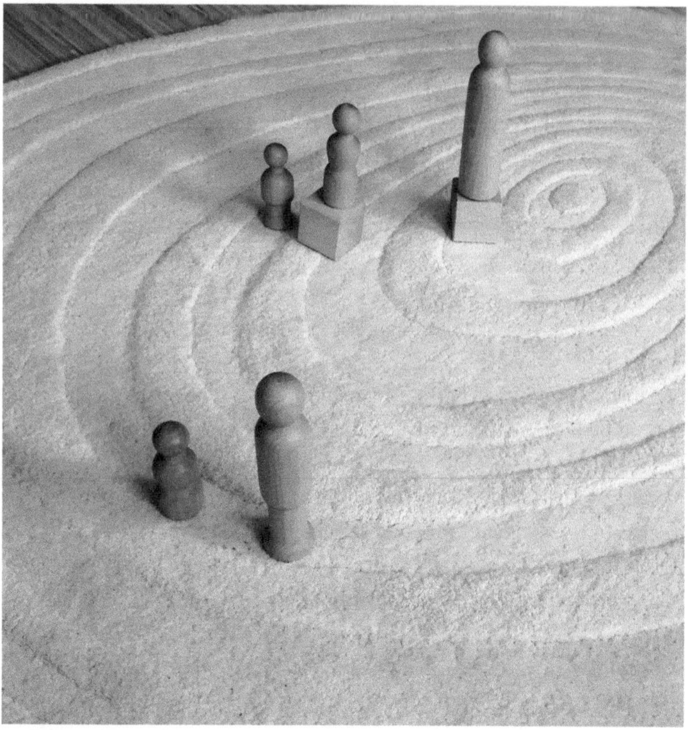

Abbildung 10: Ergebnis der Arbeit mit dem Familienbrett im Fallbeispiel von Helmut

werden, der auch besonders schmerzhaft erlebt worden war. Lediglich die Schmerzen des 19-Jährigen blieben so deutlich spürbar, dass Helmut einen Zusammenhang zwischen seinen hypochondrischen Empfindungen und seiner unterdrückten Wut herstellte. Es wurde deutlich, dass er die Wut auf seine Mutter zwar kognitiv erfassen, aber weder fühlen noch körperlich empfinden konnte. Stattdessen meldeten sich massive Schuldgefühle, seine Mutter heftig mit Bedürfnissen zu ärgern, die sie ablehnte. Alle vier Selbstanteile hatten mit Schuldgefühlen zu kämpfen, am heftigsten der 15-Jährige und der 19-Jährige. Sie waren es, die Helmut dazu bewegten, seine Mutter regelmäßig zu besuchen, als würden sie im Stillen bei ihr um Vergebung bitten, doch nicht ihre Erwartungen erfüllt zu haben. Die Schuldgefühle bekamen mehr Nahrung durch Helmuts Vater, der ihm unverblümt und unentwegt vermittelte, durch seine Eigenwilligkeit an den Herzproblemen seiner Mutter beteiligt zu sein.

Die Aufstellungsarbeit verdeutlichte nicht nur die Schwierigkeiten von Helmuts autonomiestrebenden Seiten, die den Aufbruch geprobt hatten und brachial bestraft worden waren und denen nicht verziehen worden war, sondern auch sein gegenwärtiges Verhalten gegenüber seiner Mutter. Inzwischen erkannte er, dass bei den Besuchen seiner Eltern nur die Figuren auf der oberen Seite seines Selbst präsent waren, die Selbstanteile des 19- und Siebenjährigen jedoch völlig abwesend. In Rollenspielen und Inszenierungen solcher Begegnungen, aber auch bei tatsächlichen Besuchen zeigte es sich, dass diese Selbstanteile innerlich abtauchten, sobald er die Elternwohnung betrat, und wieder auftauchten, sobald er sie verließ. Im Verlauf unserer Arbeit machte er deutliche Fortschritte bei der Abgrenzung in seinem Umfeld: Den Vorsitz des Vereins gab er ab und widerstand dem Druck der Vereinsmitglieder, sich wieder zum Vorstand wählen zu lassen. Die Vorstellung, schwer zu erkranken, verschwand ebenso wie die urplötzlich auftauchenden Wutausbrüche in Alltagssituationen beim Umgang mit fremden Menschen. Zwar konnte er erkennen, dass er Wut auf seine Eltern haben müsste, konnte sie jedoch nicht fühlen. Er empfand sich im Beziehungskäfig und ihm fehlte auch der Mut, die weiteren Hintergründe zu erforschen, die ihn lähmten.

Helmut ist in meiner Arbeit mit symbiotisierten Systemen ein klassisches Fallbeispiel, das zeigt, dass ein Klient sowohl eine mentale Effizienz als auch die nötige mentale Energie besitzt, um die symbiotische Umklammerung aufzulösen. Wenn er sich dagegen entscheidet, ist er zwar weiterhin funktionstüchtig, solange die anscheinend normal funktionierende Persönlichkeit genug mentale Reserven hat. Die Bereitschaft von Helmut, zunächst weiterhin im symbiotisierten Bindungsverhältnis zu seiner Mutter zu bleiben, zeigt, dass er sich noch nicht genug vertraut. Sicherlich steht ihm die Angst davor im Weg, was eine Weiterführung der psychotherapeutischen Arbeit ins Erinnern gebracht hätte, beispielsweise das dritte große »Ding«, das er erlebt hatte, als er 15 Jahre alt war. Die näheren Umstände der nicht genau erinnerten Erlebnisse halten Helmut im dissoziierten

Zustand, aber auch entscheidende Momente des großen »Kloppers«, als er mit 19 Jahren abrupt das Elternhaus verließ.

Abbildung 10 zeigt darüber hinaus, dass es sich zudem hätte lohnen können, die weiteren Hintergründe der Figuren des Sechs- und Siebenjährigen zu ergründen, da sie vermutlich sowohl gute Gründe haben, ihre Präsenz zu zeigen und ihre Aktivitäten in Triggersituationen zu entfalten, als auch sich immer noch zu »weigern«, in Kontakt mit Helmut zu treten. Demzufolge tragen sie weiterhin Beziehungszweifel in sich, die es Helmut erschweren, seinen symbiotisierten Bindungskäfig zu verlassen. Vertiefend ununtersucht blieb auch die Schilderung des Sechsjährigen. Seinem Empfinden nach wäre er – in Anwesenheit seiner Mutter – beinah in einem Bach ertrunken. Die Hypothese einer Todesnähe-Erfahrung vor den Augen seiner autonomieverweigernden Mutter hat Helmut in Erwägung gezogen, doch die näheren Umstände wollte er beim Kontakt mit dem Sechsjährigen nicht eingehender untersuchen. So blieb offen, ob seine Mutter in ihrem radikalen symbiotisierenden Umgang mit seinen Autonomiebestrebungen von einem Entweder-oder-Muster nach dem Motto gesteuert war: »Entweder gehörst du mir auf Schritt und Tritt. Und wenn nicht, dann kannst du auch sterben.«

Es kommt immer wieder vor, dass Klienten und Klientinnen mit einem Double-Bind-Auftrag in den therapeutischen Raum kommen. Verbal und kognitiv wollen sie die symbiotische Verstrickung auflösen, in der sie sich gefangen gehalten fühlen, emotional hingegen tragen sie in sich Selbstanteile, die täterimitierend mit dem Symbiotisierenden verwoben sind. Diese treten dann als »Torpedierer«, »Saboteure« oder »Boykotteure« auf. Wenn sie zu mächtig sind und es dem Berater bzw. Therapeuten und Klienten nicht gelingt, sie miteinzubeziehen, bleibt die Behandlungstätigkeit irgendwo stecken oder versandet.

Die Selbstanteile im Tanz der Stimmen

In meiner Referententätigkeit im »institut für systemische beratung süd« mit Sitz in Hanau begegne ich oft Teilnehmern und Teilnehmerinnen, deren symbiotisierte Verstrickungssysteme familiär sind. Alle Teilnehmer müssen während der zweijährigen Weiterbildung das fünftägige Seminar »Arbeit an der Herkunftsfamilie« absolvieren. In diesem Seminar werden die Herkunftssysteme über Externalisierungsmethoden veranschaulicht. Das geht über Rollenspiele, kleine Reinszenierungen, Systemaufstellungen durch Personen und Objekte in Beziehung zueinander im Raum und auch über Stimmarbeit. All diese Techniken haben die Funktion, persönliche Erzählungen der Teilnehmer zu dramatisieren. Das eigentliche Ziel dabei ist, den Teilnehmern ein Bewusstsein und ein Gefühl zu geben, wie es ist, als Beratende vertiefenden Interviews ausgesetzt zu sein. Aber vor allem geht es darum, in Beratungssituationen als Beraterinnen und Berater innere Fallen und Stolperstellen zu erkennen. Die Annahme bei der Arbeit im Seminar ist, dass individuell relevante Familiengeschichten bei den Betroffenen zu inneren Lähmungen oder gar Blockaden führen können. Die Dramatisierungen zielen auf eine fokussierte Aktivierung der Wahrnehmung und des Erlebens des Protagonisten, der seine Herkunftsgeschichte einbringt. Dabei werden die Reaktionen aller an der Dramatisierung Beteiligten in den einzelnen Dimensionen der Handlungstendenzen, Empfindungen, Emotionen und verbalisierten Kognitionen erfasst, kurz eingefroren, entschlüsselt und bewertet.

Wenn ein Teilnehmer Herkunftsstrukturen hat, in denen kaum auf verbale Ressourcen zurückgegriffen wurde, die Emotionen in Interaktionen wenig erkennen ließen und der Körper sich am Funktionieren orientierte, ist der Tanz der Stimmen eine hilfreiche Vorgehensweise. Wenn emotional deprivierende oder symbiotisierende Zustände eine wichtige Komponente in der Kindheit einer Person waren, kann ein solcher Tanz innere Resonanzen hervorrufen und für gefühlte, empfundene und impulsgesteuerte Momente eine Versprachlichung finden. Vom theoretischen Ansatz her stützen sich Stimmen grundsätzlich auf dialogische Beziehungen (Bachtin, 1979); Menschen eignen sich über ihre Bindungsgeschichte für ihre verbalen Äußerungen die Lautstärke, die Sprachrhythmen, die Betonungen an, die nonverbal bestätigend verstärkt werden können oder denen widersprochen werden kann. Im Identifikations- und noch mehr im Symbiotisierungsprozess können die Stimmen der Bindungspersonen die eigenen werden, doch im Entschlüsselungsmodus, wie in tranceähnlichen Settings, in Psychotherapie oder in Gruppenarbeiten können sie vom eigenen Selbst abgekoppelt und analysiert werden. Es kann von ihnen Abstand genommen werden, sobald eine innere Verankerung in die eigene Stimme erfolgt. An dieser Stelle möchte ich anonymisiert unsere kooperative Zusammenarbeit im Gruppengeschehen als Fallbeispiel vorstellen.

Irina hat soziokulturell eine ukrainisch ländliche Herkunft, lebt seit zwölf Jahren in Deutschland und arbeitet in einer sozialen Einrichtung in der Jugendhilfe. Aus dem Genogramm und den Eingaben Irinas geht hervor, dass beide Familienzweige (Vater und Mutter) aus einer bäuerlichen Wirtschaft stammen. Die Großeltern waren auch Bauern. Bereits bei den Großeltern mochte eine Familie die andere nicht. Auf beiden Seiten wurde entwertend über die jeweils andere Familie gesprochen. Da die älteren Brüder handwerklichen Berufen nachgingen, übernahm Irinas Vater als jüngster Sohn den Hof. Die Landwirtschaft gab immer weniger für den Lebensunterhalt her und nach zehn Jahren gab auch ihr Vater den Hof auf und arbeitete eine Zeit lang in Kleinbetrieben. Schon früh hatte ihr Vater angefangen zu trinken; abends lungerte er ziemlich alkoholisiert im Haus herum und verteilte überall seine Unzufriedenheit mit sich und der Welt. Doch schaffte er es, sich zusammenzureißen und eine Ausbildung zum Mechaniker zu beginnen und zu beenden. Schnell bekam er auch eine Stelle als qualifizierter Handwerker. Die Mutter war zeitlebens im Haushalt beschäftigt. Sie schien nichts anderes zu kennen, nichts anderes anzustreben. In der Familie wurde nie gestritten, nie gesprochen, jedes Familienmitglied hatte seine Aufgabe, alles schien seine Ordnung zu haben. Irina hatte sich von ihrer Mutter mehr und mehr kontrolliert gefühlt. Je älter Irina geworden war, desto mehr hatte ihre Mutter sie bedrängt. Sie solle schnell heiraten und Kinder bekommen. Noch war die Mutter in voller Kraft gewesen und hätte Irina bei der Erziehung der Kinder unterstützen können. Täglich hatte sie ihr am Esstisch junge Männer im Heiratsalter präsentiert und sie bedrängt, sich endlich zu entscheiden. Als Irina der Mutter schließlich ihren Freund vorgestellt hatte, hatte sie nicht begeistert gewirkt. Es war schnell deutlich geworden, warum: Er wollte keine Kinder haben und nach Deutschland auswandern. Aber Irina war froh über seinen Migrationswunsch gewesen. Mit 21 Jahren war sie nach Deutschland gekommen. Sie und ihr Freund lebten seitdem zusammen. Die Mutter war völlig dagegen und hatte versucht, ihren Weggang zu verhindern, indem sie Irina mit ihren Erkrankungen erpresst hatte. Inzwischen hatte sich Irina gut in Deutschland eingelebt, würde gern hierbleiben, heiraten und Kinder bekommen. Ihr Freund wollte hingegen unverbindlich bleiben und unverändert keine Verantwortung für andere Menschen übernehmen, demzufolge auch keine Kinder haben.

Irinas Thema: Unsicherheit. Sie wusste nicht, was sie wollte, was für sie wichtig war. Zweifel bedrängten sie: Sollte sie zurück zur Mutter? Sollte sie den Freund verlassen? Sollte sie ihn entschiedener bedrängen? Oder doch sich mehr beruflich engagieren und Anschlussweiterbildungen anstreben?

Ich schlug mehrere Sequenzen mit äußeren und inneren Stimmen vor. Irina suchte die Darsteller für sich und ihre Familienmitglieder und ihren Freund aus, verteilte sie im Raum und ließ sie die Sätze sagen, die sie von ihnen empfindungsmäßig stets gehört hatte; es wurde an der Intonation der Stimme jedes einzelnen Darstellers gearbeitet, an ihren Äußerungen und eventuell auch an den Metaphern. Irina sollte dann überprüfen, ob sie alle als stimmig empfand, und wenn ja, sie auf sich einwirken lassen. Als nächsten Schritt sollte Irina nach innen lauschen und registrieren, ob die äußeren Stimmen auch innere Stimmen waren. Dann sollte sie überprüfen, ob sie ihre eigene Stimme hörte. Auch nach tiefstem Hineinhorchen hörte Irina in sich keine Stimme. Ich schlug ihr vor, eine innere Stimme zu produzieren, die sich selbst sagte: »Ich bin hier!«

Die Arbeit mit Stimmen stellte sich im Raum verteilt folgendermaßen dar: Sie selbst und des Mutters, Vaters, Bruders, Freundes Stimme. Im Konzert der Stimmen konnte sie die Wirkung der Stimmen ausmachen. Irina wirkte sehr betroffen. Die symbiotisierende Haltung der Mutter und ihre unterschwelligen Lockrufe, unbedingt zurück zu ihr zu kommen, sie brauche sie, die egozentrische Haltung des Freundes, nur seine Bedürfnisse gelten zu lassen, ähnlich wie bei der Mutter, die permissive und normfordernde Haltung des Vaters.

Die Arbeit mit den inneren Stimmen bedeutete für Irina eine kurze Hortung der äußeren Stimmen, die fortwährend zu inneren Stimmen wurden und die eigene innere Stimme mehr und mehr zum Verstummen brachten. Die Stimme der Repräsentantin der Mutter war die dominanteste.

So ging es in die zweite Runde: Irinas innere Stimme durfte mit Irinas Stellvertreterin die Position tauschen, sie durfte dann der Stärke der Stimme und über Atmung und leicht nachdrückliche Körperhaltung ihrer innere Haltung Ausdruck verleihen. Laut und deutlich sollte sie rufen: »Ich bin hier!« Die immer stärker werdende und selbstbestimmte Selbstbehauptung der inneren Stimme schüchterte alle ein. Die Stellvertreterin der Mutter räumte ein, den Einfluss auf ihre Tochter endgültig zu verlieren, der Stellvertreter des Vaters war erleichtert, dass die Tochter für sich sorgte, und besorgt, dass die Bürde, seine Frau zu versorgen, auf ihn fiel, der Stellvertreter des Bruders war alarmiert und bekam Angst, der Stellvertreter des Freundes wendete sich ab.

Irina reagierte mit vielen Tränen, befreiendem Lachen und aufkommender Unsicherheit. Den Satz: »Ich bin hier!«, fand sie superpassend, doch fühlte sie ihn nicht so kräftig, dass sie sich in Sicherheit wähnte. In der abschließenden Auswertung räumte Irina ein, dass sie ihre symbiotische Verstrickung unterschätzt hatte. Überraschend war für sie die Übertragung auf ihren Freund gewesen, dass seine Angst, sich festzulegen, sich mit der Angst ihrer Mutter deckte, ganz allein mit ihrem Ehemann bleiben zu müssen. Jetzt verstand Irina, warum ihre Mutter immer wieder erwähnte, dass sie auch in die Fremde habe gehen wollen, als sie jünger gewesen sei. Im Prinzip wollte sich ihre Mutter einladen, auch nach Deutschland zu kommen; Irina ahnte: Ihre Mutter war auf Umwegen dabei, die Nähe der Tochter wieder zu erreichen.

Das Panorama der Selbstanteile mit Puppen

Hin und wieder nutzen meine Klienten und ich auch Puppen für das Panorama der Selbstanteile. Es hat einerseits den Vorteil, dass Puppen symbolträchtig sind, an die Intuition der Klienten anknüpfen und eine Konkretisierung erleichtern. Die Gebundenheit an das Metaphorische schränkt andererseits die inneren Suchaktionen des Klienten etwas ein. Die systemische Arbeit mit der inneren Familie, wie Schwartz (1997) sie benutzt, der das Drei-Gruppen-System mit den Metaphern »Verbannte«, »Manager« und »Feuerbekämpfer« heranzieht, engt a posteriori die Funktion der inneren Seiten zu sehr ein und erschwert meines Erachtens die innere Suche nach den tatsächlichen Funktionen, die aus den traumatischen Erlebnissen entstanden sind.

Ich persönlich bevorzuge abstrakte, klientenbezogene Benennungen, wie sie in den Abbildungen 8 bis 10 zu sehen sind, im Empfinden, dass meine Klienten und Klientinnen dadurch eine größere Projektionsfläche für ihre inneren Seiten bekommen, die dann nach und nach über unsere therapeutische Arbeit konkretisiert werden können. Dennoch arbeite ich auch gern mit Puppen als Repräsentanten von Selbstanteilen. Deshalb möchte ich hier der Vollständigkeit halber noch das Fallbeispiel von Simone und die Abbildung 11 zur Panorama-Erstellungsarbeit mit Puppen vorstellen.

Simone suchte meine psychotherapeutische Praxis auf Empfehlung eines Ex-WG-Freundes mit dem Wunsch auf, Gewalterfahrungen in ihrer Kindheit aufzuarbeiten. Gegenwärtig ist sie 45 Jahre alt und arbeitet in einer Gesamtschule im gymnasialen Zweig. Immer wieder wird sie auf dem Schulhof mit Gewaltszenen konfrontiert, die sie triggern und so aufwühlen, dass es ihr danach schwerfällt, ruhig wie sonst den

Unterricht fortzuführen. Das Familienszenario ist nachkriegsgeprägt. Die Großeltern mütterlicherseits wurden aus Oberschlesien vertrieben, als ihre Mutter vier Jahre alt gewesen ist. Ihr Opa hatte sich in Gefangenschaft befunden und war erst 1949 nach Hause zurückgekommen. Ihre Oma hatte 1947 nach der Vertreibung ein Kind bekommen; jeder hatte gewusst, dass es aus einer Vergewaltigung stammte, darüber zu sprechen, war nicht erlaubt gewesen. Ihre Mutter hatte von einer glücklichen Kindheit berichtet. Dennoch hatte Simone ihre Mutter als hilflose Frau in Erinnerung. Onkel, Tante, die Oma selbst und ihr Vater hatten immer gemahnt, die Mutter nicht zu belasten, sie zu schonen und auszuhelfen. Simone hatte eine jüngere Schwester. Ihr Vater war in Frankfurt aufgewachsen und der Jüngste von vier Brüdern. Die Mutter hatte als Verkäuferin gearbeitet, der Vater ein Elektrogeschäft aufgebaut und war viel damit beschäftigt gewesen. Simone hatte immer zwischen Mutter und Vater gestanden und hatte, bis sie zehn gewesen war, im Elternbett mit ihren Eltern schlafen müssen. Simones Vater war mit der Zeit zum Alkoholiker geworden und hatte im alkoholisierten Zustand ihre Mutter und die jüngste Tochter geschlagen. Simones Schwester war zusätzlich sexuell missbraucht worden, während sie verschont geblieben war. Ihrer Ansicht nach war ihre Schwester ein Mamakind gewesen, sie selbst ein Papakind. Schon als Kind und bis zu ihrem 23. Lebensjahr hatte sie in der Firma ihres Vaters aushelfen müssen, meist war es um Bürotätigkeiten gegangen. Als Zeugin der Gewaltszenen in ihrer Kindheit gingen ihr diese nicht aus dem Kopf. Auch die Frage ließ ihr keine Ruhe, warum der Vater die Schwester sexuell missbraucht habe, sie hingegen davon verschont geblieben sei. Zwar hatte der Vater sie immer wieder körperlich an sich gedrückt, war aber nie invasiv gewesen. Auf meinen Hinweis, die eine Schwester körperlich, die andere emotional missbraucht zu haben, nickte Simone zustimmend.

Die erlebte Gewalt in ihrer Familie wurde aufgearbeitet und rückte mit der Zeit in den Hintergrund. Als sie schließlich in ihrem schulischen Alltag relativ entspannt aggressive Auseinandersetzungen der Schüler angehen konnte und sie auch keine Folgen mehr für ihr Gefühl von Gegenwärtigkeit hatten, machten sich Fragen bezüglich von Gefühlen und Handlungen breit, die ihr Alltagsleben und ihre Beziehungen bestimmten. Es gab Belastungssituationen und Schuldgefühle, die sie beinträchtigten und die sie daher besser verstehen wollte. Zudem hatte es hinsichtlich Beziehungen bisher fast ausschließlich katastrophale Erfahrungen gegeben. Ich schlug vor, uns ihr inneres System anzuschauen. Ihre innere Konstellation wollte sie lieber mit Puppen aufstellen als mit den Figuren aus dem Familienbrett. Interessante Aspekte traten bei der Aufstellung, die Abbildung 11 zeigt, in Erscheinung. Sie erlebte sich als gemiedene, traurige Frau, die sie als geliebte, ungeliebte Puppe zwischen einer Selbstzweifel-Figur und einer Stoffgestalt eingekemmt aufstellte, die sie als »Staatsanwältin« bezeichnete. Ihrem Puppenselbst gegenüber postierte sie ein Rudi-Rabe-Stofftier, von dem sie sich angetrieben fühlte, während sie seitlich im Hintergrund ein bandagiertes Stofftier platzierte.

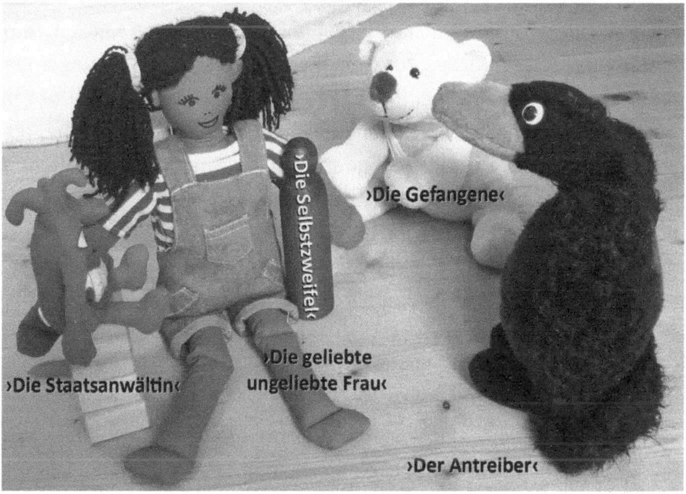

Abbildung 11: Puppen-Panorama der Selbstanteile zum Fallbeispiel von Simone

Über die Stofftier-Aufstellung konnte Simone die Hintergründe ihrer psychischen Belastungen ausführlich artikulieren. Sie erkannte, dass hinter der Staatsanwältin und dem Antreiber ihr Vater steckte, für den sie hatte anders werden sollen als ihre passive Mutter. Ihr Vater war sehr streng und fordernd gewesen. Sie hatte seinen Druck immer gespürt und es war ihr nicht leicht gefallen, in der Schule gut mitzukommen und nachmittags im väterlichen Verwaltungsbüro zu arbeiten. Ihre guten Schulnoten waren ihm nie gut genug gewesen, ihre Arbeit hatte er stets als schlampig bezeichnet. Dabei hatte sie alle Rechnungen ausgestellt, Bestellungen betätigt, die Ablage in Ordnern untergebracht und vieles mehr. Die Figuren steuerten noch immer ihr Verhalten. Die Staatsanwältin war ihre Schuldgefühlefabrikantin, der Antreiber, der so nett und so frech wie der Rudi Rabe aus der Fernseh-Kinderserie wirkte, war in Wirklichkeit ein Geier; der über ihr schwebte und sie gnadenlos anspornte, noch mehr zu leisten. Die Frage, zu welchem Zweck sich das Ganze abspielte, verschob ich lieber auf später, sobald es um den bandagierten Bären gehen würde, und suchte lieber nach einer Abgrenzung zwischen ihr und dem Vater in beiden Figuren.

Die Frage, die ich stellte, war, ob in beiden Figuren auch Anteile seien, die alles tun würden, das Gegenteil ihrer Mutter zu werden. Ihre Bestätigung zeigte Bezüge zur Gegenwart. Ihre Mutter bedrängte sie mit inständigen Klagen über ihre Schmerzen und ihre chronisch gewordenen Krankheiten, damit Simone ihr mehr zur Verfügung stehe, als es gerade der Fall war. Insbesondere war für Simone die zur Schau gestellte Hilflosigkeit belastend. Es war Simone gewesen, die den Vater mit dem sexuellen Missbrauch der Schwester konfrontiert hatte, ihre Mutter hatte nur zugehört und sich sofort in die Küche zurückgezogen. Insgesamt spürte sie keine Wut auf ihre Mutter, nur Mitleid; manchmal schämt sie sich ihretwegen.

Auf die schwarze Familienbrettfigur und den bandagierten Bären angesprochen, erläuterte sie, dass beide in Beziehungsfragen eine wesentliche Position einnehmen würden. Dabei brach es aus ihr heraus, dass sie einerseits auf der Suche nach dem richtigen Mann für sich sei, andererseits, wenn er plötzlich vor ihr stehe, mit ihm nichts anfangen könne. Sie habe verschiedene Männervarianten ausprobiert. Gegenwärtig sei sie mit einem Mann liiert, der ihr wie ihre Mutter auf die Nerven gehe; wie ihre Mutter beklage er sich über diese und jene Krankheiten, sei unglaublich unselbstständig und sende unentwegt Hilferufe, auf die sie wutentbrannt reagiere. Es sei nur eine Frage der Zeit, bis sie ihm den Laufpass gebe. Unter den vielen Lovestorys seien zwei, die sie noch immer körperlich »rüttelten«. Es handele sich um die erste und letzte ernsthafte Beziehung. Die letzte, weil Simone sich neben einem liebevollen, fürsorglichen Mann erlebt habe, der ihr ein Gefühl der

Geborgenheit vermittelt und zugleich autonom und Grenzen respektierend gewirkt habe. Je enger ihre Beziehung geworden sei, desto mehr habe Simone es mit körperlichen Symptomen zu tun bekommen. Sie habe mit Atemnot, mit Blutdruckschwankungen, mit erheblichen Herzrhythmusstörungen und Empfindungen von Schwäche in den Beinen zu kämpfen gehabt, aber auch mit unerklärlichen Schweißausbrüchen. Die medizinischen Untersuchungen waren ohne Befund gewesen, dennoch habe sie sich nicht getraut, deswegen zum Psychologen zu gehen; darum habe sie dies am Therapieanfang verschwiegen und stattdessen das Thema »Gewalt« in der Schule angegeben.

Als noch einschneidender hatte sich ihre erste ernsthafte Beziehung erwiesen. Er war Grieche. Jannis hatte sie geliebt und war ihr gegenüber liebevoll, sanft, beschützend und auf ihre Ängste eingehend gewesen. Von ihm ist ihre Tochter, die zu dem Zeitpunkt 18 war. Ohne Jannis hätte sie die Tochter nicht austragen können. Massive Ängste und Erstickungsgefühle, die extremen Überforderungsgefühle und die Nervenzusammenbrüche hätten zu einem Abbruch geführt, wenn Jannis sie nicht emotional gehalten hätte. Nach der Geburt der Tochter hatten sich dennoch die Selbstzweifel und die Frage gemeldet, ob sie ihn liebe. Das kenne sie von früheren und späteren Beziehungen: Sie habe seine Nähe nicht mehr ertragen und Distanz geschaffen, indem sie sich immer offener auf sexuelle Affären mit anderen Männern eingelassen habe. Immerzu habe er ihr die Affären verziehen, doch ihr habe nur noch die Trennung geholfen.

In den folgenden Sitzungen konnten wir die Hintergründe der Selbstanteile der Figuren »Die Gefangene« und »Die Selbstzweifel« in Verbindung mit der Puppe, welche die Signatur »Die geliebte ungeliebte Frau« trägt, ermitteln. Es existierte eine Sehnsucht nach dem liebenden Vater in Simone. Als Kind war sie sich sicher gewesen, er liebe die Tochter, Simone hatte den Vater geliebt. Je älter sie geworden war, desto seltener wurden diese Augenblicke der Liebesgewissheit. Die »Wechselbäder«, so nannte Simone das Phänomen zwischen Liebe und Enttäuschung, waren immer häufiger vorgekommen, immer heftiger. So fordernd und gnadenlos streng er auch gewesen war, so liebevoll war er auch gewesen und habe ihr ihre Wünsche oft von den Augen abgelesen und dann erfüllt.

Ihr Vater hatte sich von ihrer Mutter getrennt und sehr bald eine andere Frau geheiratet, doch diese Ehe war schlimmer als die erste.

Im Gegensatz zu ihrer Mutter hatte sich die zweite Ehefrau energisch gewehrt, mit der Folge, dass sie sich mehrmals hatte im Krankenhaus verarzten lassen müssen. Angesichts dieser Ereignisse und der Tatsache, dass die Schwester den sexuellen Missbrauch offengelegt hatte, hatte Simone ihre Gefühle zum Vater klären wollen. Es waren keine Liebesgefühle mehr da gewesen, keine Hassgefühle, nur maßlose Enttäuschung. Nach mehreren vergeblichen Versuchen, mit ihrem Vater zusammenzukommen, hatte Simone die Beziehung gekappt. Doch hatte der Abbruch es noch schlimmer gemacht; sie hatte mit Hoffnungslosigkeitszuständen zu kämpfen, mit Krampf- und Weinanfällen zu tun gehabt, bis sie ihn eines Tages doch wieder kontaktiert hatte.

An dieser Stelle der Psychotherapie gelang es uns, die Verbindungen zwischen ihren immer wieder auftretenden körperlichen Reaktionen bei ihren Männerbeziehungen und ihrer emotionalen Verbundenheit zu ihrem Vater herzustellen. Simone konnte die Bezeichnung »symbiotische Verstrickung« annehmen und erschien erleichtert, dass sie jetzt eine Erklärung für ihr Gefühlswirrwarr hatte.

Ich fragte sie: »Ihr Vater ist sexuell an Ihre Schwester herangetreten. Was fühlen Sie? Hat er mehr Ihre Schwester geliebt oder Sie?« Die Frage überraschte sie nicht; sie hatte sie sich selbst zigmal gestellt und konnte antworten, dass ihr Vater mehr sie als ihre Schwester geliebt habe. Ich fragte tiefer: »Gehen Sie bitte in sich hinein und fragen Sie ›die Gefangene‹, ob sie sich den sexuellen Kontakt zum Papa gewünscht habe.« Simone lauschte in sich hinein und schüttelte den Kopf. Sie erinnerte sich an die warmen Körper der Mutter und des Vaters im Ehebett der Eltern, mehr nicht. Sie war sich sicher: kein sexuelles Begehren. Ich fuhr fort: »Aber vielleicht weiß und erinnert sich ›die Gefangene‹, ob Papa ihr doch zu nahegetreten sein könnte.« Simone wiederholte den Vorgang und schüttelte wieder den Kopf. Ich fragte weiter: »Dann fragen Sie ›die Gefangene‹ oder ihre anderen inneren Seiten, warum Sie sich als geliebte ungeliebte Frau fühlen.« Simone hielt inne und es dauerte, bis sie sagte: »Das macht verrückt! Es gibt Momente, da fühle ich mich geliebt, und Momente, da fühle ich mich abgewiesen.« Auf meine Konkretisierungsfrage hatte Simone eine prompte Antwort: »Mein Papa!« Simone erinnerte sich jetzt, dass sie in der Zeit des Beziehungsabbruchs ihren Vater in der Innenstadt getroffen hatte. Sie war auf ihn zugegangen, aber er hatte so getan, als sähe er sie nicht, und war weitergegangen. In diesem Moment hatte sie sich nicht geliebt gefühlt. Die Fokussierung dieses Gefühls brachte das Gegengefühl ins Spiel. Und sofort nahm Simone die Figur »Die Selbstzweifel« wahr und räumte ein: »Es fühlt sich scheiße an.« Daraufhin lud ich sie ein, sich die Puppenaufstellung nochmals anzuschauen und der Reihe nach zu fragen, wie sie das Geliebt-Ungeliebt erlebe. Bei ihrer Einbeziehung der Anteile reagierten nur »die Selbstzweifel« und die »Gefangene«. Daraufhin kam Simone zu der Erklärung, dass es zwischen ihnen zwei Arten von Liebe gebe. Die eine Art war die Vater-Kind-Liebe, die andere die Vater-erwachsene-Tochter-Liebe.

An dieser Stelle lud ich Simone dazu ein, mit beiden reagierenden Anteilen weiter zu explorieren. Wozu die Selbstzweifel? Und warum die Gefangene? Für die Figur der »Selbstzweifel« entstand eine Antwort, die lautete: Zu zweit fühle sich die »geliebte Ungeliebte« ungeschützt, zu dritt geschützt. Über diese Figur bekam Simone ein Bild vor Augen: Sie ist als Kleinkind mit ihrer Mutter in einem Raum und fühlt sich unwohl. Sobald der Vater hinzukommt, fühlt sich Simone wohl, vor allem sicher. Aber doch nicht ganz … sie fühlt sich wohler, doch gar nicht sicher … Ich mache sie auf eine weitere Variante aufmerksam: ihr Vater, sie, die Geliebte-Ungeliebte und ihre Schwester, die Ungeliebte, Missbrauchte. Simone widersprach nur insofern, als dass ihre Schwester zwar sexuell missbraucht, aber nicht ungeliebt sei.

In dem Augenblick, in dem Simone stockte, bat ich sie, »die Gefangene« zu bitten, zu untersuchen, ob das Gefühl der Sicherheit mit dem Namen der Puppe zu tun habe: »die Gefangene«. Simone wurde nachdenklich und bekam keine Antwort zustande, sie nickte und nickte. Ich fragte weiter: »Worin besteht für Sie das Gefängnis genau?« Simone wusste es: »Im Wohlgefühl.« Sie schaute sich die Puppe an und ergänzte: »Sie fühlt sich wohl und wird verletzt. Also, sie fühlt sich wohl und unwohl.« »Ja«, fragte ich, »weil sie in sich selbst frei und unfrei ist?«

Jetzt dämmerte es uns beiden. Das Gefühl der Liebe zum Vater ließ keinen Platz in ihr für die Liebe von anderen und für andere. Im Prinzip lag in ihr das Entweder-oder-Muster vor. Demzufolge ging Simone mit sich so vor: »Ich will einen Mann lieben, aber in mir habe ich keinen Platz für diese Liebe.« Als ich sie das so fragte, schmunzelte sie mit etwas verwinkelten Lippen. Diese Mimik bestätigte meine Frage dahingehend, dass eine innere Seite von ihr sie bestätigte und sich über die Erkenntnis freute und eine andere innere Seite die Erkenntnis als bitter empfand. Sie stimmte zu, dass das Bittere von der »Gefangenen« kam: Sie sei ja gefangen, ja, besetzt, deswegen könne sie auch keine Empathie für die Hilflosigkeit und für das Leiden der Mutter empfinden, meinte ich. Simone nickte und in ihren Augen meldete sich Traurigkeit. Sie räumte ein, »Mutti« zu lieben, aber nicht so wie »Papa«. Ich fragte weiter, ob es sich nicht um zwei Arten von Liebe handele. Das wurde zu einer Einladung zur inneren Exploration. »Die Gefangene« konnte die Mutter nicht lieben, nur Mitleid spüren. Ein Fragezeichen beim Wort »Mitleid« führte Simone zum Gefühl der Wut. Sätze wurden aus ihrem Inneren hochgespült. »Mutti war nie da, sie hat weder mich noch meine Schwester geschützt.«

Die psychotherapeutische Begleitung Simones ging nach diesen Terminen, die zu einer innerlichen Erweiterung geführt hatten, weiter. »Die geliebte ungeliebte Frau« und »die Gefangene« brauchten noch den langsamen Ausstieg aus der Orientierung an den Bedürfnissen der anderen; zudem war es wichtig, mehr und mehr zu lernen, die ureigenen Bindungsbedürfnisse zu erkennen und ihnen einen wirklichen Platz zu geben. Dadurch würde Simone wahrscheinlich die Aktivitäten der »Staatsanwältin« und der »Antreiberin« weniger brauchen. Und »die Selbstzweifel« würden sich nur dann melden, wenn es angemessen wäre.

Diese Darstellung der Arbeit mit Selbstanteilen anhand von Externalisierungstechniken stellt eine unsystematische Illustration ohne Vollständigkeitsabsicht dar. So wurden beispielsweise die Stabilisierungsphasen nicht erwähnt. Die Kooperation zwischen den Klienten und mir ist immer mit Stabilisierungs-, Konfrontations- und Integrationsarbeit verbunden. Mit dem Begriff »Konfrontation« habe ich allerdings ein Problem, bei mir heißt der Arbeitsvorgang eher »Exposition«. Bindungstraumatisierte Anteile sind immer präsent, sie schlafen nicht. Die Frage ist für mich nur: Wann exponieren sie sich und wie?

Ferner dürfte auffällig sein, dass ich Retraumatisierungsgefahren nicht thematisiert habe. Sie sind unweigerlich präsent und in der Begegnung der Selbstanteile als relativ hoch anzusetzen. Ich bin mir ziemlich sicher, dass verschiedene Elemente im Raum die Gefährlichkeit reduzieren. Zum einen ist diesbezüglich die sichere Ich-Du-Beziehung von Bedeutung. Liegt sie vor, ist das eine Alternative zum Kindheitsprogramm der Selbstanteile, eine Art Schutzstreifen im therapeutischen Korridor. Zum anderen schafft die psychosoziale Beratungsrahmung eine Fokussierung, die einen tranceähnlichen Charakter hat.

Die Selbstanteile in der »Zauberwiese«

Ein weiteres Verfahren, das sich in diesem Zusammenhang anbietet, ist die Begegnung des Klienten mit seinem Selbst und seinen Selbstanteilen in einer hypnotisch induzierten »Zauberwiese«. Dabei nutzen wir, Klient und Therapeut, meine Abwandlung der selbstorganisatorischen Hypnose nach Götz Renartz (2013). Eingeladen, sich auf eine Fantasiereise zu begeben, geht der Klient oder die Klientin mental nach dem Verweilen auf einer Sommerwiese auf einem Weg in einen Wald, an einem Bach entlang und kommt über einen See schließlich auf die »Zauberwiese« als Raum innerer Freiheit und Gelöstheit. Dort wird er eingeladen, seiner inneren Instanz zu begegnen und seine eigenen imaginierten Helfer und seine sein Leben torpedierenden Figuren vorzufinden. Gelingt es dem Klienten, sowohl sein Kernselbst als auch seine Selbstanteile anzutreffen, kann er mit ihnen in kommunikativen Austausch treten und wichtige bis existenzielle Themen angehen und Lösungswege ausloten und ausprobieren.

Befindet sich der Klient einmal auf der »Zauberwiese«, ist es nicht zwingend, in Kontakt mit den Selbstanteilen zu treten. Das wird nur der Fall sein, wenn der Klient bereits in den laufenden Sitzungen von ihnen spricht und mit ihnen in Kontakt tritt oder wir ihnen bereits in Systemaufstellungen begegnen. Nicht selten tauchen während des Kontakts mit der inneren Instanz jedoch Wesen auf, die sich als »wahre« Selbstanteile offenbaren, die vorgeben, die eigene Existenz um jeden Preis schützen zu wollen. Auch der Kontakt zu den fragilen Anteilen erweist sich zumeist als nicht schwierig, wenn sie erleben, vom Klienten, so wie sie sind, angenommen zu werden. Es existieren aber auch Selbstanteile, die verhindern wollen, dass der Klient sich mit ihnen beschäftigt. In diesem Fall verwenden wir bei einigen der folgenden Sitzungen Distanzierungstechniken wie Systemaufstellungen etc., um uns ihnen anzunähern. Die Annäherungen machen auch sichtbar, welche gewichtigen Hinderungsgründe im Raum stehen, beispielsweise beim Fallbeispiel von Helmut, das ich im Kapitel »Die Selbstanteile im symbiotisierten Panorama« vorgestellt habe. Auf der »Zauberwiese« waren die Selbstanteile aus dem Panorama mit den Familienfiguren präsent, aber sie wollten nicht miteinander kommunizieren. Der 19-Jährige war böse auf den Fünfjährigen und der 15-Jährige auf den 19-Jährigen. Sie waren aufeinander so böse, weil die einen den anderen nicht verzeihen konnten, so untertänig und schnell nachgiebig der Mutter gegenüber gewesen zu sein. Damit bekamen Helmut und ich den Schlüssel für die weitere Arbeit an die Hand. Aber, wie bereits erwähnt, Helmut wollte nicht weiter mit seinen Selbstanteilen arbeiten.

In meiner Praxis habe ich auch einige Klienten und Klientinnen gehabt, denen es nicht einmal gelungen ist, auf der »Zauberwiese« ihre innere Instanz, also ihr Kernselbst zu sehen, zu hören und zu spüren. Bei manchen war es die Phobie vor Kontrollverlust, die das Treffen nicht ermöglichte, bei manch anderen zeigte sich das Phänomen, das ich aus der Begegnung mit emotional deprivierten oder extrem symbiotisierten Klienten und Klientinnen kenne: Das Kernselbst schien irgendwie zu existieren, doch alles in allem unauffindbar zu sein. Hierzu möchte ich das Fallbeispiel von Kathrin in Bezug auf ihr verschollenes Kernselbst und ihre torpedierenden Selbstanteile vorstellen.

Kathrin, 48-jährig, verheiratet und ohne Kinder, ist selbstständige Unternehmerin im alternativen Medizinbereich. Ihre Geschäfte verliefen miserabel, woraufhin ihr Mann ihr Vorhaltungen machte. Dabei war sie über Weiterbildungen und den Besuch einer Unmenge von Workshops überqualifiziert. Eine teure, professionell ausgestaltete Homepage hatte sie einrichten lassen. Dennoch fanden potenzielle Klienten und Klientinnen nicht den Weg zu ihrer Praxis in ihrem Einfamilienhaus. Zur Psychotherapie zu mir kam sie wegen ihres gespannten Verhältnisses zum Ehemann und zur Mutter: Sie wollte aus ihren Erschöpfungszuständen herauskommen und auch lernen, in Konfliktsituationen mit Ehemann und Mutter umzugehen. Im Lauf der Psychotherapie beziehen wir auch ihren Ehemann ein, der in der IT-Branche freiberuflich sehr erfolgreich tätig ist. Es stellte sich heraus, dass ihr Ehemann mit seiner Mutter symbiotisch verstrickt war, doch seine relativ gelungenen Schutzmaßnahmen über eine extrem kognitive Sicht von sich und der Welt und eine Versiegelung seiner Gefühlswelt gut organisiert waren. Mit seiner Mutter war er immer noch geschäftlich verbunden, da sie erklärtermaßen aus steuerlichen Gründen eine Firma eingerichtet hatten, die seiner Mutter Steuervorteile verschaffte. Kathrin war hingegen in eine symbiotisierte Familienstruktur eingewickelt, in der sie mit ihrer Mutter äußerst negativ und mit ihrem Vater verklärend positiv verstrickt war. Ihre magersüchtig wirkende Erscheinung ließ mich vage ahnen, dass sie gelernt haben könnte, ihren Körper rigoros zu kontrollieren. Diametral entgegengesetzt war ihr drei Jahre älterer Bruder mit seinen Eltern verstrickt. Zwischen Vater und Sohn lag ein distanziertes Verhältnis vor, von der Mutter zu ihm ein symbiotisiertes.

Kathrin hatte wenige Kindheitserinnerungen, aber ein Grundempfinden der Enge und der Erniedrigung. Dabei geisterten immer dunkle Szenen in ihrem Kopf herum, sobald sie daran dachte. Der Tenor war: Ihr Bruder durfte alles, sie dagegen wurde von der Mutter kontrolliert und beengt; aus dem Spielen immer brutal herausgeholt. Obwohl sie als Kind eine leidenschaftliche Tennisspielerin gewesen war und gern am Klavier des Vaters gesessen hatte, hatte sie nur unter strengen Auflagen auf dem Tennisplatz sein und am Klavier sitzen dürfen. Sport- und Musikverein hatte sie auf einmal nicht mehr aufsuchen dürfen, alles immer mit fadenscheinigen Begründungen. Ihre Spiele waren auf einmal verschwunden, ihre Puppen. Von der Mutter hatte Kathrin häufig den Satz gehört: »Spiel nicht so herum, sei lieber nützlich!« Oder: »Wozu Klavierstunden, wozu Sport? Im Haus gibt's genug zu tun!« Ihr Vater, der Klavierunterricht und Tennisstunden initiiert hatte, war dabei immer eingeknickt. Kathrin hatte sich gnadenlos den Launen ihrer Mutter ausgeliefert gefühlt. Für Übertretungen des Bruders hatte sie immer die Zeche bezahlt. Ihr Vater war ihr hingegen eng zugewandt gewesen; anstatt die Nähe seiner Frau hatte er immer ihre Nähe gesucht. Aber gegen seine Frau hatte er sich nie gestellt, obwohl er oft Zeuge der quälenden Maßnahmen seiner Frau gegenüber seiner Tochter gewesen war. Ihr Vater war Goldschmied und Schmuckdesigner gewesen, hatte viel zu Hause gearbeitet und seine Tochter gern in der Werkstatt gehabt. Diese war ihr Fluchtort vor ihrer Mutter geworden, doch diese hatte immer Gründe erfunden, um die Tochter dort herauszuholen. Dies umso mehr, je mehr sie daran Freude gehabt hatte, an der Werkbank des Vaters auch Schmuckstücke zu entwerfen und an Broschen und Ringen zu feilen.

Trotz der extrem belasteten Beziehung versorgte Kathrin jetzt ihre Mutter und half ihr im Haushalt; nur Schriftverkehr und Finanzverwaltung behielt ihre Mutter in ihrer Hand. Ihren dement gewordenen Vater besuchte sie fast täglich im Pflegeheim. Mit ihrem Mann war sie bereits zweimal in einer Paarberatung gewesen, aber die Beziehung war nicht besser geworden. Sie war von ihm endlos enttäuscht, da sie sich nicht auf ihn verlassen konnte. Um die Arbeiten im Haus kümmerte er sich nicht, ihre Bitten, sie in ihren beruflichen Belangen zu unterstützen, schob er auf die lange Bank. Ebenso ließ er die notwendigen Instandsetzungsarbeiten im Haus jahrelang liegen. Wenn sie sich nicht darum kümmern würde, säßen sie in einem Messie-Haus. Das Verhältnis zu ihrem Bruder war schlechter denn je; er ließ sich etliche Rechnungen von ihrer Mutter bezahlen und hatte sich etliche Familieneigentume von ihr überschreiben lassen. Er lebte in den Staaten der Karibik, kam aber regelmäßig nach Deutschland, um die Mutter finanziell anzuzapfen.

In unserer therapeutischen Kooperation suchte Kathrin innere Stabilität und die Gründe, warum sie niemandem vertrauen konnte. In ihrem Haus hatte sie eine Praxis als Chiropraktikerin eröffnet, die aber kaum aufgesucht wurde. Dem Zweifel an der eigenen Kompetenz begegnete sie mit Weiterbildungen und Zusatzqualifikationen. Trotz Homepage, Flyer und Werbebemühungen im Bekanntenkreis stagnierte das Geschäft. Sie kam in der Therapie gestresst und beinah erschöpft an, war voll besetzt vom unterdrückten Ärger darüber, wie ihre Mutter sie immer noch behandelte und wie ihr Mann sie hinhielt, voller Sorge um den Gesundheitszustand ihres Vaters und suchte Erklärungen für ihre empfundene persönliche Misere. Die mehrstündige Erkundungsarbeit legte offen, wie wenig sie sich an ihre Kindheit erinnerte, aber auch, wie Körper und Emotionen erlahmten, sobald kindliche Situationen mit ihrer Mutter herangezoomt wurden. Die Kindheitserinnerungen mit ihrem Vater waren von einer verklärten Aura umgeben.

Kathrin räumte ein, dass das Sexualleben mit ihrem Mann wie verstorben wirkte. Allzu starke körperliche Nähe versetzte sie in Unruhe, dann schaltete sie sich innerlich ab. Sie glaubte nicht, von irgendjemandem sexuell missbraucht worden zu sein, sie glaubte aber schon, dass ihre Mutter ihre Haut fest mit den Fingern gekniffen, sie körperlich gequält hatte – ihr fielen jedoch keine konkreten Szenen ein. Ihr Empfinden war, dass ihre Mutter ihr nichts gegönnt und sie auch bestraft hatte, weil sie ein Mädchen war. Aber warum hatte sie unaufhörlich die Tochter in ihrer Nähe gebraucht? Diesen scheinbaren Widerspruch konnte sie kognitiv nicht auflösen und emotional fühlte sie sich wie blind und taub, als gäbe es eine Folie zwischen ihr und ihrer Gefühlswelt. Wir arbeiteten uns an diese Folie heran. Als die Trauer fühlbar wurde, von der Mutter geliebt und gehasst sowie von ihr benutzt und abgewiesen zu werden, aber auch vom Vater als eine Art Ersatz benutzt worden zu sein (für die Unfähigkeit seiner Frau, ihn zu lieben), spürte sie eine innere Sperre. Unsere Untersuchung ergab, dass die Sperre ein sich selbst auferlegtes Verbot sein konnte. Wir beschlossen, das Phänomen über eine selbstorganisatorische Hypnose zu erforschen, wie ich sie praktiziere.

Die hypnotherapeutischen Sitzungen erwiesen sich alles anders als leichtfüßige Wanderungen in der Fantasiewelt Kathrins. Die Sommerwiese konnte sie gut genießen sowie den Lauf im Wald und das Rauschen und Glitzern des Baches. Die Ankunft auf der »Zauberwiese« war schleppend, wurde aber von Mal zu Mal besser. Am Fuß eines Hügels, wo die meisten Klienten und Klientinnen ihr Kernselbst sehen und ihm auch begegnen, sah Kathrin nichts, nicht mal Farben und Silhouetten, keine Geräusche, keine Gerüche, nichts, was sie berühren konnte. Die Weitersuche auf der »Zauberwiese« führte sie zu einem schmalen Weg, der immer enger wurde. Erst in den nachfolgenden Sitzungen konnte sie ein Haus am Wegrand erkennen, das sie nicht betreten konnte, weil innere Kräfte opponierten. Der Versuch, diesen inneren Kräften eine Gestalt zu geben, misslang. Nur weißgelbe Streifen waren zu erkennen. Kathrin empfand sie nicht als bedrohlich, aber auch nicht als angenehm. Mit Geduld und Ausdauer konnte sie erahnen, dass in dem Haus am abgelegenen, schmalen Weg sich ihr Kernselbst aufhielt. Die weiteren Sitzungen führten sie nicht näher ans Haus, sondern davon weg. Sie geriet in Nebelbänke und verdörrte Landschaften nahe an Wüsten. Auch diese erschienen nicht als bedrohlich, aber auch nicht als angenehm. Auch die Rückkehr auf die »Zauberwiese« brachte wenig

Weiterführendes. Helfende Wesen waren dort nirgendwo auszumachen. Ebenso wenig ihr Ressourcenkoffer - er war nirgends zu finden. Auf meine Frage, ob sie irgendwas auf der »Zauberwiese« höre, ob irgendjemand wisse, wer ihre Helfer und ihren Ressourcenkoffer versteckt haben könnte, antwortete Kathrin: »Ich höre eine Stimme - meine Mutter!« Der Versuch, zu entschlüsseln, was die Stimme sagte, sowie sie genauer zu untersuchen, ging ins Leere. Doch konnte Kathrin endlich etwas spüren: Enge und Beklemmungen. Das Emblematische war, dass die Körperexploration zu keiner Entsprechung führte. Dafür tauchten erneut die weißgelben Streifen auf und prompt stieg Kathrin aus der Szene aus und wollte unbedingt an ihren Themen weiterarbeiten, bloß nicht mehr hypnotherapeutisch.

Abschließende Bemerkungen

Beim Schreiben bin ich in meinen Grundeinstellungen Romancier, Essayist und Gedichteschreiber. Deshalb bin ich froh, dass eine andere Seite von mir in diesem Buch zum Tragen kommt und meine eigentliche Aktivität im psychosozialen Bereich ergänzt. Als Psychotherapeut, Ausbilder und Supervisor ist öfter der Wunsch an mich herangetragen worden, ich möge von meinem Erfahrungsschatz auch etwas schriftlich weitergeben. Dieser Wunsch ist auch der meine geworden. Lange habe ich ihn in mir herumgetragen. Unterstützt wurde und werde ich vor allem von meiner Ehefrau, Uschi Keupert, von der ich durch ihre Erfahrungen als Kinder- und Jugendlichenpsychotherapeutin Anregungen bekommen habe. Schließlich habe ich in meinem beruflichen Kontext eine kompetente und erfahrene Kollegin, Inge Liebel-Fryszer, mit der wir einen intensiven fachlichen Austausch vorangetrieben haben. Auch mit dem Leiter des Jugendhilfezentrums in Offenbach, Peter Eckrich, habe ich im Rahmen unserer Zusammenarbeit in der Jugendhilfe-Einrichtung und in unseren Fortbildungsworkshops zwischen 1998 und 2010 viel Erfahrung und Anregungen sammeln können. Schließlich wurde mein Erfahrungshintergrund in verstrickt symbiotisierten Systemen über die theoretische und praktische Beschäftigung mit dem Werk von Ellert Nijenhuis vertieft und verfeinert, dem ich vieles verdanke.

Die Leser und Leserinnen dieses Buches haben unterschiedliche Varianten und Facetten symbiotisch verstrickter Systeme kennengelernt und konnten dabei ihre persönlichen Erfahrungen in der eigenen Umwelt ergänzen. Dabei habe ich mich auf die Darstellung exemplarischer Aspekte konzentriert und einerseits extreme Verstrickungskonstellationen und andererseits weniger symptomatische Familienstrukturen berücksichtigt. Sie stehen ebenso im Zentrum meiner Arbeit wie beispielsweise erwachsene Menschen, die von ihren vermögenden Eltern in einer Art »goldenem Käfig« in ihrer Nähe gehalten werden. Die Auswahl der symbiotisierten Lebensläufe, die hier vorgestellt wurden, war schwierig, dienten vor allem dazu, das breite Spektrum zu illustrieren.

Die klinischen Diagnosen im psychologischen Bereich sind erfahrungsgemäß Breitspektrum-Indikatoren. In meinem Alltag als praktizierender Psychotherapeut zeigt es sich, dass die ICD Kategorisierungsversuche enthält, die im psychomedizinischen Bereich durchaus ihre Sinnhaftigkeit erweisen, in meiner konkreten Psychotherapiearbeit jedoch wenig hilfreich oder gar kontraproduktiv sind. Sie engen mein Wahrnehmungsfeld und das meiner Klienten und Klientinnen ein. Mit dieser kritischen Grundhaltung mache ich meinen Klienten deutlich, dass die mitgebrachten Diagnosen von Psychiatern, Kliniken und anderen Psychotherapeuten für unsere beginnende Zusammenarbeit nicht zentral sein sollten und ich diese persönlich nicht zwingend brauche.

Karl Kraus, der langjährige Herausgeber der satirischen Zeitschrift »Die Fackel«, die als Abonnenten u. a. Sigmund Freud und Bert Brecht hatte, war bekannt und berüchtigt für seine Radikalität, seine Kompromisslosigkeit, seine Strenge und seinen Zorn (Fischer, 2020). Er war gewiss kein Freund der psychologischen Wissenschaft und verdichtete es im Aphorismus: »Die Psychologie ist so müßig wie eine Gebrauchsanweisung für Gift« (Kraus, 1919/1990, S. 51). In einem anderen Aphorismus hielt er fest: »Eine der verbreitetsten Krankheiten ist die Diagnose« (S. 104). Ich will dieser Sentenz nicht blind folgen. Doch sind Diagnosen stets mit Vorsicht zu genießen und bedürfen der Überprüfung, welche Funktion sie für die Einzelnen haben. Sie bringen den Nachteil mit sich, dass viele Klienten und Klientinnen sich aufgrund der Diagnose auf eine Erklärung festlegen und sie manchmal auch brauchen, um die Verantwortung für die eigene psychische Gesundheit abzugeben. Die passiven Annahmen von Diagnosen haben zur Folge, dass die Verantwortung für den Gesundungsprozess nicht mehr im selbstwirksamen Handeln angesiedelt, sondern in der Regel an den Mediziner, den Psychiater, den Psychotherapeuten oder den Ehepartner bzw. Verwandten delegiert wird.

Aus meinen Ausführungen wurde – hoffe ich – deutlich, dass zwei Aspekte die Stabilisierungs- und Heilungsprozesse weiterbringen:

- die Zweite-Person-Perspektive, also das transparente Miteinander von »Du und Ich«, in dem der Bindungshalt in der Bearbeitung neuralgischer biografischer Momente wesentlich ist, und
- die Wirklichkeitskonstruktionen des Klienten oder der Klientin, die es sind, die die Arbeit tragen, und nicht die anerkannten Diagnosen und auch nicht meine Konzeption zu symbiotischen Verstrickungen. Damit will ich deutlich machen, dass meine Dritte-Person-Perspektive zwar wichtig ist, mir jedoch nur als grobe Rahmung dient, die, wenn die beschriebenen Sachverhalte passen, individuell vom Klienten oder von der Klientin aufgefüllt und gegebenenfalls erweitert wird.

Mir ist bewusst, dass dieses Buch nur einen kleinen Einblick in dieses psychodynamische Phänomen geben kann. Zu guter Letzt möchte ich festhalten, dass es mich erstaunt, dass fachliche Publikationen zum Thema »symbiotisierte Verstrickungen« rar sind. Mit diesem Buch wollte ich verdeutlichen, dass dies ein verbreitetes Phänomen ist, das mehr fachliche Aufmerksamkeit verdient. Zwar bleiben symbiotisierende Prozesse in relativ wenig psychisch belasteten Familienkonstellationen gänzlich unbeachtet, doch werden sie auch im professionellen Umfeld nicht gebührend berücksichtigt. In der Fachliteratur fristen Symbiotisierungsprozesse nur ein Nischendasein, obwohl sie zu unzähligen Symptombildungen beitragen. In den unterschiedlichen Beratungssettings und in der psychotherapeutischen Therapie torpedieren sie Behandlungsfortschritte, wenn sie nicht mitbehandelt werden. Vor diesem Hintergrund würde es mich freuen, wenn die in diesem Buch vertretenen Hypothesen für den Leser und für die Leserin als hilfreich betrachtet werden können, aber auch Widerspruch oder Ergänzungen finden und zu einer Vertiefung der aufgeworfenen Fragen beitragen können.

Literatur

Agassi, A. (2009). Open. Das Selbstporträt. München.
Ainsworth, M., Blehar, M., Waters, E., Wall, S. (1979). Patterns of attachment. A psychological study of the strange situation. New York.
Antonovsky, A. (1997). Salutogenese. Zur Entmystifizierung der Gesundheit. Tübingen.
Bachtin, M. (1979). Die Ästhetik des Wortes. Frankfurt a. M.
Badinter, E. (1980). Die Mutterliebe. Geschichte eines Gefühls vom 17. Jahrhundert bis heute. Frankfurt a. M.
Baldwin, M. (2002). Das Konzept der Triaden in Virginia Satirs Arbeit. In G. Moskau, G. F. Müller (Hrsg.), Wege zum Wachstum. Ein Handbuch für die therapeutische Arbeit mit Einzelnen, Paaren, Familien und Gruppen (3. Aufl., S. 47–65). Paderborn.
Bandler, R., Grindler, J. (1985). Metasprache und Psychotherapie. Die Struktur der Magie I. Paderborn.
Bary, H. A. de (1879). Die Erscheinung der Symbiose. Vortrag, gehalten auf der Versammlung Deutscher Naturforscher und Aerzte zu Cassel. Strassburg.
Bateson, G. (1982). Geist und Natur. Eine notwendige Einheit. Frankfurt a. M.
Bateson, G., Jackson, Haley, J., Weakland, J. H., Wynne, I. M., Ryckoff, I. M., Day, J., Hirsch, S. J., Lidz, T., Cornelison, A., Fleck, S. Terry, D. Searles, H. F., Bowen, M., Vogel, E. F., Bell, N. W., Laing, R. D., Foudrain, J. (1969). Schizophrenie und Familie. Beiträge zu einer neuen Theorie von Gregory Bateson. Frankfurt a. M.
Bauriedl, T. (1984). Beziehungsanalyse. Das dialektisch-emanzipatorische Prinzip der Psychoanalyse und seine Konsequenzen für die psychoanalytische Familientherapie. Frankfurt a. M.
Bauriedl, T. (1994). Auch ohne Couch. Psychoanalyse als Beziehungstheorie und ihre Anwendungen. Stuttgart.
Bauriedl, T. (1996). Leben in Beziehungen. Von der Notwendigkeit, Grenzen zu finden. Freiburg u. a.
Beebe, B., Lachmann, F. M. (2004). Säuglingsforschung und Psychotherapie Erwachsener. Stuttgart.
Benzen, M., Hart, S. (2016). Neuroaffektive Therapie mit Kindern und Jugendlichen. Vier entwicklungsbezogene Behandlungsansätze. Lichtenau.

Bernhard, T. (1988). Stücke. Bd. 3. Frankfurt a. M.
Biondi, F. (1991/2015). Die Unversöhnlichen. Roman. Berlin.
Biondi, F. (2012). Kostas stille Jahre. Roman. Berlin.
Biondi, F. (2017). Wort-Wege. Essays und Vorträge. 1974–2015. Dresden.
Biondi, F. (2020). Die Fremdbestimmten. Novelle. Dresden.
Bleckwedel, J. (2008). Systemische Therapie in Aktion. Kreative Methoden in der Arbeit mit Familien und Paaren. Göttingen.
Boon, S., Steele, K., van der Hart, O. (2013). Traumabedingte Dissoziation bewältigen. Ein Skills-Training für Klienten und ihre Therapeuten. Paderborn.
Boszormenyi-Nagy, I., Spark, G. M. (1981). Unsichtbare Bindungen. Die Dynamik familiärer Systeme. Stuttgart.
Bowlby, J. (1969/2006) Bindung. München.
Bowlby, J. (1976/2006) Trennung. München.
Bowlby, J. (1983/2006). Verlust. München.
Braun, B. (Hrsg.) (1986). Treatment of Multiple Personality Disorder. Washington.
Braun, B. (1988). The BASK model of dissociation. Part II. Treatment. Dissociation, 2 (2), 16–23.
Braun, B. (1998). The BASK model of dissociation. Clinical application. Dissociation, 1 (1), 4–23.
Breitenbach, G. (2011). Innenansichten dissoziierter Welten extremer Gewalt. Heidelberg.
Bretherton, I. (2001). Zur Konzeption innerer Arbeitsmodelle in der Bindungstheorie. In G. Gloger-Tippelt (Hrsg.), Bindung im Erwachsenenalter. Ein Handbuch für Forschung und Praxis (S. 65–92). Bern u. a.
Bretherton, I. (2002). Konstrukt des inneren Arbeitsmodells. Bindungsbeziehungen und Bindungsrepräsentationen in der frühen Kindheit und im Vorschulalter. In K. H. Brisch, K. Grossmann, K. E. Grossmann, L. Köhler (Hrsg.), Bindung und seelische Entwicklungswege. Grundlagen, Prävention und klinische Praxis (S. 13–47). Stuttgart.
Brisch, K. H. (2004). Der Einfluss von traumatischen Erfahrungen auf die Neurobiologie und die Entstehung von Bindungsstörungen. Zeitschrift für Psychotraumatologie und Psychologische Medizin, 2 (1), 29–44.
Brisch, K. H. (Hrsg.) (2017). Bindung und emotionale Gewalt. Stuttgart.
Brisch, K. H., Grossmann, K. G., Grossmann, K., Köhler, L. (Hrsg.) (2002). Bindung und seelische Entwicklungswege. Grundlagen, Prävention und klinische Praxis. Stuttgart.
Buchheim, A. (2002). Bindung und Psychopathologie im Erwachsenenalter. In B. Strauß, A. Buchheim, H. Kächele (Hrsg.), Klinische Bindungsforschung. Theorien. Methoden. Ergebnisse (S. 196–214). Stuttgart.
Damasio, A. R. (1995). Descartes' Irrtum. Fühlen, Denken und das menschliche Gehirn. München.
Damasio, A. R. (2000). Ich fühle, also bin ich. Die Entschlüsselung des Bewusstseins. München.

Damasio, A. (2013). Selbst ist der Mensch. Körper, Geist und die Entstehung des menschlichen Bewusstseins. München.
Downing, G. (1996). Körper und Wort in der Psychotherapie. Leitlinien für die Praxis. München.
Egger, J. W. (2005). Das biopsychosoziale Krankheitsmodell. Grundzüge eines wissenschaftlich begründeten ganzheitlichen Verständnisses von Krankheit. Psychologische Medizin, 16 (2), 3–12.
Egger, J. W. (2005). Theorie der Körper-Seele-Einheit. Folgerungen für die biopsychosozial orientierte Forschung. Psychologische Medizin, 23 (1), 24–30.
Ekman, P. (2004). Gefühle lesen. Wie Sie Emotionen erkennen und richtig interpretieren. München.
Eliacheff, C., Heinich, N. (2004). Mütter und Töchter. Ein Dreiecksverhältnis. Düsseldorf u. Zürich.
Ellenberger, H. F. (1985). Die Entdeckung des Unbewussten. Geschichte und Entwicklung der dynamischen Psychiatrie von den Anfängen bis zu Janet, Freud, Adler und Jung. Zürich.
Endres, M., Hauser, S. (Hrsg.) (2001). Bindungstheorie in der Psychotherapie. München u. Basel.
Fiedler, P. (1999). Dissoziative Störungen und Konversion. Heidelberg.
Fiedler, P. (Hrsg.) (2006). Trauma, Dissoziation, Persönlichkeit. Pierre Janets Beiträge zur modernen Psychiatrie, Psychologie und Psychotherapie. Lengerich.
Fischer, G., Riedesser, P. (1999). Lehrbuch der Psychotraumatologie. München u. Basel.
Fischer, J. M. (2020). Karl Kraus. Der Widersprecher. Wien.
Flöttmann, H. B. (2011). Angst. Ursprung und Überwindung. Stuttgart.
Fonagy, P., Gergely, G., Jurist, E. L., Target, M. (2004). Affektregulierung, Mentalisierung, Entwicklung des Selbst. Stuttgart.
Fromm, E. (1941/1990). Die Furcht vor der Freiheit. München.
Fuchs, T. (2008/2013). Das Gehirn – ein Beziehungsorgan. Eine phänomenologisch-ökologische Konzeption (4. Aufl.). Stuttgart.
Gast, U., Rodewald, F., Hoffmann, A., Matthes, H., Nijenhuis, E., Emrich, H. M. (2006). Die dissoziative Identitätsstörung – häufig fehldiagnostiziert. Deutsches Ärzteblatt, 103 (47), 3193–3200.
George, C., Kaplan, N., Main, M. (2001). Adult Attachment Interview. In G. Gloger-Tippelt (Hrsg.), Bindung im Erwachsenenalter. Ein Handbuch für Forschung und Praxis (S. 364–387). Bern u. a.
Gianino, A., Tronick, E. (2008). Il modello di regolazione reciproca. Autoregolazione, regolazione interattiva, coping e capacità difensive nel bambino. In E. Tronick, Regolazione emotiva. Nello sviluppo e nel processo terapeutico (S. 63–90). Milano.
Grindl, B. (2002). Anklang. Die Resonanz der Seele. Über ein Grundprinzip therapeutischer Beziehung. Paderborn.
Gruen, A. (1986). Der Verrat am Selbst. Die Angst vor Autonomie bei Mann und Frau. München.

Haley, J. (1977). Direktive Familientherapie. Strategien für die Lösungen von Problemen. München.
Hanswille, R., Kissenbeck, A. (2008). Systemische Traumatherapie. Göttingen.
Hellbrügge, T. (2006). Vom Deprivationssyndrom zur Entwicklungs-Rehabilitation. In K. H. Brisch, T. Hellbrügge (Hrsg.), Kinder ohne Bindung. Deprivation, Adoption und Psychotherapie (S. 13–29). Stuttgart.
Hesse, E., Main, M. (2000). Disorganized infant, child, and adult attachment. Colapse in behavioral and attentional strategies. Journal of the American Psychoanalytic Association, 40, 1097–1127.
Hesse, E., Main, M. (2002). Desorganisiertes Bindungsverhalten bei Kleinkindern, Kindern und Erwachsenen. Zusammenbruch von Strategien des Verhaltens und der Aufmerksamkeit. In K. H. Brisch, K. E. Grossmann, K. Grossmann, L. Köhler (Hrsg.), Bindung und seelische Entwicklungswege. Grundlagen, Prävention und klinische Praxis (S. 219–248). Stuttgart.
Heyne, C. (1993). Täterinnen. Offene und versteckte Aggressionen von Frauen. Zürich.
Hirsch, M. (1998). Der eigene Körper als Übergangsobjekt. In M. Hirsch (Hrsg.), Zur Psychodynamik selbstdestruktiven Körperagierens (S. 8–32). Gießen.
Hochauf, R. (2003). Zur Rekonstruktion früher traumatischer Erfahrungen. Persönlichkeitsstörungen und der Körper. PTT – Persönlichkeitsstörungen Theorie und Therapie, 2, 44–55.
Hochauf, R. (2003). Frühe Traumatisierung und Strukturstörung. Zeitschrift für Psychotraumatologie und Psychologische Medizin, 1 (2), 45–58.
Hochauf, R. (2012). Frühes Trauma und Strukturdefizit. Ein psychoanalytisch-imaginativ orientierter Ansatz zur Bearbeitung früher und komplexer Traumatisierungen. Kröning.
Hoferus, J. (1688/1992). Dissertatio Medica De Nostalgia oder Heimweh. Vorgestellt am 22. Juni 1688. In A. Prete (Hrsg.), Nostalgia. Storia di un sentimento (S. 43–59). Milano.
Hoffmann, N. (1998). Zwänge und Depressionen. Pierre Janet und die Verhaltenstherapie. Berlin u. a.
Hopf, C. H. (2001). Muster der Repräsentation von Bindungserfahrungen und rechtsextreme Orientierungen. In G. Gloger-Tippelt (Hrsg.), Bindung im Erwachsenenalter. Ein Handbuch für Forschung und Praxis (S. 344–363). Bern u. a.
Hüther, G. (2002). Und nichts wird fortan so sein wie bisher … Die Folgen traumatischer Kindheitserfahrungen für die weitere Hirnentwicklung. Analytische Kinder- und Jugendlichen-Psychotherapie, 4 (116), 461–476.
Hüther, G. (2003). Die Auswirkungen traumatischer Erfahrungen im Kindesalter auf die Gehirnentwicklung. In K. H. Brisch, T. Hellbrügge, T. (Hrsg.), Bindung und Trauma. Risiken und Schutzfaktoren für die Entwicklung von Kindern (S. 94–104). Stuttgart.
Hüther, G. (2004). Die Bedeutung innerer und äußerer Bilder für die Strukturierung des kindlichen Gehirns. In A. Neider (Hrsg.), Lernen aus neurobio-

logischer, pädagogischer, entwicklungspsychologischer und geisteswissenschaftlicher Sicht (S. 55–77). Stuttgart.
Jacobvitz, D., Hazen, N., Thalhuber, K. (2001). The origins of attachment disorganization in infancy. Links with mothers' history of trauma and current mental health. In G. H. Suess, H. Scheuerer-Englisch, W. P. Pfeifer (Hrsg.), Bindungstheorie und Familiendynamik (S. 125–156). Gießen.
Janet, P. (1889/2013). L'automatismo psicologico. Saggio di psicologia sperimentale sulle forme inferiori dell'attività umana. Milano.
Janet, P. (1938/2013). Die Psychologie menschlichen Handelns. In P. Janet, Die Psychologie des Glaubens und die Mystik (S. 268–290). Berlin.
Janet, P. (1984). Der Geisteszustand des Hysterischen. Nachdruck der deutschen Ausgabe. Leipzig u. Wien.
Jaspers, K. (1909/1993). Heimweh und Verbrechen. München.
Jelinek, E. (1986). Die Klavierspielerin. Reinbek.
Jork, K., Peseschkian, N. N. (Hrsg.) (2006). Salutogenese und Positive Psychotherapie (2., überarb. Aufl.). Bern.
Kast, V. (2005). Vater-Töchter, Mutter-Söhne. Wege zur eigenen Identität aus Vater- und Mutterkomplexen. Stuttgart.
Keleman, S. (1990). Körperlicher Dialog in der therapeutischen Beziehung. München.
Keleman, S. (1994). Forme dein Selbst. Wie wir Erfahrungen verkörpern und umgestalten. Ein Übungsbuch. München.
Keupp, H., Abbe. T., Gmür, W., Höfer, R., Mitzschelich, B., Straus, F. (1999). Identitätskonstruktionen. Das Patchwork der Identitäten in der Spätmoderne. Reinbek.
Kissenbeck, A., Eckers, D. (2011). Behandlung von Kindern. In L. Reddemann, A. Hoffmann, U. Gast (Hrsg.), Psychotherapie der dissoziativen Störungen. Krankheitsmodelle und Therapiepraxis – störungsspezifisch und schulenübergreifend (3., überarb. Aufl., S. 164–174). Stuttgart u. New York.
Kraus, K. (1919/1990). Prodomo et mundo. Leipzig u. Frankfurt a. M.
Langlotz, E. R. (2015). Symbiose in Systemaufstellungen. Mehr Autonomie durch Selbst-Integration. Wiesbaden.
Laucht, M. (2003). Vulnerabilität und Resilienz in der Entwicklung von Kindern. Ergebnisse der Mannheimer Längsschnittstudie. In K. H. Brisch, T. Hellbrügge, T. (Hrsg.), Bindung und Trauma. Risiken und Schutzfaktoren für die Entwicklung von Kindern (S. 53–71). Stuttgart.
Lehmann, N. (2011). Womit verbindest du dich? Systemische Resonanzen und heilsame Kommunikation. In T. D. Petzold, N. Lehmann, N. (Hrsg.), Kommunikation mit Zukunft. Salutogenese und Resonanz (S. 63–80). Bad Gandersheim.
Levine, P. (1997). Trauma-Heilung. Das Erwachen des Tigers. Unsere Fähigkeit, traumatische Erfahrungen zu transformieren. Essen.
Levine, P. A. (2011). Sprache ohne Worte. Wie unser Körper Trauma verarbeitet und uns in die innere Balance zurückführt. München.

Liotti, G. (2008). Bindungsprozesse bei dissoziativen Störungen. In B. Strauß (Hrsg.), Bindung und Psychopathologie (S. 106–114). Stuttgart.
Liotti, G., Farina, B. (2011). Sviluppi traumatici. Eziopatogenesi, clinica e terapia della dimensione dissociativa. Milano.
Lorenz, R. (2005). Salutogenese. Grundwissen für Psychologen, Mediziner, Gesundheits- und Pflegewissenschaftler. München.
Lorenzer, A. (1970). Sprachzerstörung und Rekonstruktion. Vorarbeiten zu einer Metatheorie der Psychoanalyse. Frankfurt a. M.
Lüdecke, C. (2010). Neurobiologische Grundlagen von Trauma und Sucht. In C. Lüdecke, U. Sachsse, H. Faure, Sucht – Bindung – Trauma. Psychotherapie von Sucht und Traumafolgen im neurobiologischen Kontext (S. 27–85). Stuttgart.
Ludewig, K., Wilken, U. (Hrsg.) (2000). Das Familienbrett. Ein Verfahren für die Forschung und Praxis mit Familien und anderen sozialen Systemen. Göttingen u. a.
Maercker, A. (2003). Therapie der posttraumatischen Belastungsstörungen (2., berarb. u. erg. Aufl.). Berlin u. a.
Mahler, M. S., Pine, F., Bergman, A. (2001). Die psychische Geburt des Menschen. Symbiose und Individuation. Frankfurt a. M.
Main, M. (2001). Aktuelle Studien zur Bindung. In G. Gloger-Tippelt (Hrsg.), Bindung im Erwachsenenalter. Ein Handbuch für Forschung und Praxis (S. 1–51). Bern.
Main, M. (2002). Organisierte Bindungskategorien von Säugling, Kind und Erwachsenem. Flexible bzw. unflexible Aufmerksamkeit unter bindungsrelevantem Stress. In K. H. Brisch, K. E. Grossmann, K. Grossmann, L. Köhler (Hrsg.), Bindung und seelische Bindungswege. Grundlagen, Prävention und klinische Praxis (S. 165–208). Stuttgart.
Main, M., Solomon, J. (1990). Procedures for identifying infants as disorganized/disoriented during Ainsworth Strange Situation. In M. T. Greenberg, D. Ciccetti, E. M. Cummings (Eds.), Attachment in the preschool years (pp. 121–160). Chicago.
Main, M., Solomon, J., Berry, T., Brazelton, T. B. (1986). Discovery of an insecure-disorganized/disoriented attachment pattern. In T. B. Brazelton, M. W. Yogman (Eds.), Affective development in infancy (pp. 95–124). Westport CT.
Margulis, L. (2017). Der symbiotische Planet oder wie die Evolution wirklich verlief. Frankfurt a. M.
Maturana, H., Varela, F. (1987). Der Baum der Erkenntnis. Die biologischen Wurzeln menschlichen Erkennens. Bern u. a.
Metzinger, T. (2003). Being no one. The self-model theory of subjectivity. Cambridge.
Minuchin, S. (1977). Familien und Familientherapie. Theorie und Praxis struktureller Familientherapie. Freiburg.
Montaigne de, M. (1986). Saggi. Del governare la propria volontà. Milano.

Nijenhuis, E. (2008). Traumabezogene Strukturelle Dissoziation der Persönlichkeit. Diagnostik und Behandlung chronischer Traumatisierung. Nach der Theorie der Strukturellen Dissoziation der Persönlichkeit. Manual 1. Westerborg, NL.

Nijenhuis, E. (2010). Traumabezogene Strukturelle Dissoziation. Diagnostik und Behandlung chronischer Traumatisierungen. Vertiefungskurs in Bad Springen. Westerborg, NL.

Nijenhuis, E. (2012). Traumabezogene Strukturelle Dissoziation der Persönlichkeit. Diagnostik und Behandlung chronischer Traumatisierungen. Vertiefungskurs in Bad Springen. Westerborg, NL.

Nijenhuis, E. (2016). Die Trauma-Trinität. Ignoranz – Fragilität – Kontrolle. Die Entwicklung des Traumabegriffs/Traumabedingte Dissoziation. Konzept und Fakten. Göttingen.

Nijenhuis, E. (2018). Die Trauma-Trinität. Ignoranz – Fragilität – Kontrolle. Enaktive Traumatherapie. Göttingen.

Nijenhuis, E., Vandenlinden, J., Spinhoven P. (1998). Animal defensive reactions as a model for trauma-induced dissociative reactions. Journal of Traumatic Stress, (11), 242–260.

Offenberger, M. (2014). Symbiose. Warum Bündnisse fürs Leben in der Natur so wichtig sind. München.

Ogden, P., Minton, K., Pain, C. (2009). Trauma und Körper. Ein sensumotorisch orientierter psychotherapeutischer Ansatz. Paderborn.

Omer, H., Lebowitz, E. (2012). Ängstliche Kinder unterstützen. Die elterliche Ankerfunktion. Göttingen.

Omer, H., Schlippe, A. von (2010). Stärke statt Macht. Neue Autorität in Familie, Schule und Gemeinde. Göttingen.

Osten, P. (2007). Integrative Diagnostik bei Sucht- und Abhängigkeitserkrankungen. In H. Petzold, P. Schay, W. Ebert (Hrsg.), Integrative Suchttherapie. Theorie, Methoden, Praxis, Forschung (S. 201–268). Wiesbaden.

Panksepp, J. (2003). Traumaschmerz als mögliche Ursache für Panikattacken – neuropsychologische Überlegungen und Befunde. PTT – Persönlichkeitsstörungen. Theorie und Therapie, (7), 245–251.

Pankseep, J. (2004). Affective neuroscience: The foundations of human and animal emotions. New York.

Panksepp, J., Biven, L. (2012). The archology of mind. Neuroevolutionary origins of human emotions. New York u. London.

Papoušek, M. (2004). Regulationsstörungen der frühen Kindheit: Klinische Evidenz für ein neues diagnostisches Konzept. In M. Papoušek, M. Schieche, H. Wurmser (Hrsg.), Regulationsstörungen der frühen Kindheit. Frühe Risiken und Hilfen im Entwicklungskontext der Eltern-Kind-Beziehungen (S. 77–110). Bern u. a.

Papoušek, M., Hofacker von, N. (2004). Klammern, Trotzen, Toben – Störungen der emotionalen Verhaltensregulation des späten Säuglingsalter und Kleinkindalters. In M. Papoušek, M. Schieche, H. Wurmser (Hrsg.), Regulations-

störungen der frühen Kindheit. Frühe Risiken und Hilfen im Entwicklungskontext der Eltern-Kind-Beziehungen (S. 201–232). Bern u. a.
Papoušek, M., Wollwerth de Chequisengo, R. (2003). Auswirkungen mütterlicher Traumatisierungen auf Kommunikation und Beziehung in der frühen Kindheit. Werkstattbericht aus 10 Jahren Münchener Sprechstunde für Schreibabys. In K. H. Brisch, T. Hellbrügge (Hrsg.), Bindung und Trauma. Risiken und Schutzfaktoren für die Entwicklung von Kindern (S. 136–159) Stuttgart.
Peichl, J. (2007a). Innere Kinder, Täter, Helfer & Co. Ego-State-Therapie des traumatisierten Selbst. München.
Peichl, J. (2007b). Die inneren Traumalandschaften. Borderline, Ego-State, Täter-Introjekt. Stuttgart.
Peichl, J. (2013). Innere Kritiker, Verfolger und Zerstörer. Ein Praxishandbuch für die Arbeit mit Täterintrojekten. Stuttgart.
Perry, B. D., Szalavitz, M. (2008). Der Junge, der wie ein Hund gehalten wurde. Was traumatisierte Kinder uns über Leid, Liebe und Heilung lehren können. Aus der Praxis eines Kinderpsychiaters. München.
Petzold, H. G., Wolf, H. U. (2000). Integrative Traumatherapie – Modelle und Konzepte zur Behandlung von Patienten mit posttraumatischer Belastungsstörung. In B. A. van der Kolk, A. C. McFarlane, L. Weisaeth (Hrsg.), Traumatic Stress. Grundlagen und Behandlungsansätze. Theorie, Praxis und Forschungen zu posttraumatischem Streß sowie Traumatherapie (S. 371–392). Paderborn.
Petzold, T. D. (2010). Praxisbuch Salutogenese. Warum Gesundheit ansteckend ist. München.
Petzold, T. D. (2011). Salutogene Kommunikation. In T. D. Petzold, N. Lehmann (Hrsg.), Kommunikation mit Zukunft. Salutogenese und Resonanz (S. 141–163). Bad Gandersheim.
Phillips, M., Frederick, C. (2003). Handbuch der Hypnotherapie bei posttraumatischen und dissoziativen Störungen. Heidelberg.
Plassmann, R. (1998). Artifizielle Krankheiten und Münchhausen-Syndrome. In M. Hirsch (Hrsg.), Der eigene Körper als Objekt. Zur Psychodynamik selbstdestruktiven Körperagierens (S. 118–155). Gießen.
Plassmann, R. (2011). Selbstorganisation. Über Heilungsprozesse in der Psychotherapie. Gießen.
Porges, S. W. (2010). Die Polyvagal-Theorie. Neurophysiologische Grundlagen der Therapie. Emotion, Bindung, Kommunikation und ihre Entstehung. Paderborn.
Powell, B., Cooper, G., Hofman, K., Marvin, B. (2015). Der Kreis der Sicherheit. Die klinische Nutzung der Bindungstheorie. Lichtenau.
Rass, E. (Hrsg.) (2012). Allan Schore: Schaltstellen der Entwicklung. Eine Einführung in die Theorie der Affektregulation mit seinen zentralen Texten. Stuttgart.
Reddemann, L. (2001). Imagination als heilsame Kraft. Zur Behandlung von Traumafolgen mit ressourcenorientierten Verfahren. Stuttgart.

Renartz, G. (2013). Einführender Grundkurs. Medizinische und Psychotherapeutische Hypnose und Hypnotherapie. Die Zauberwiesenstrategie (4. Aufl.). Mainz.

Rost, C., Overkam, B. (2018). Selbsthilfe bei posttraumatischen Symptomen. Übungen für den Körper, Geist und Seele. Paderborn.

Rothschild, B. (2002). Der Körper erinnert sich. Die Psychophysiologie des Traumas und der Traumabehandlung. Essen.

Ruppert, F. (2005). Trauma, Bindung und Familienstellen. Seelische Verletzungen verstehen und heilen. Stuttgart.

Ruppert, F. (2010). Symbiose und Autonomie. Symbiosetrauma und Liebe jenseits von Verstrickungen. Stuttgart.

Sachsse, U. (1999). Selbstverletzendes Verhalten. Psychodynamik – Psychotherapie. Das Trauma, die Dissoziation und ihre Behandlung. Göttingen.

Sachsse, U. (2003). Distress-Systeme des Menschen. PTT – Persönlichkeitsstörungen. Theorie und Therapie, (7), 4–15.

Sachsse, U. (2004). Traumazentrierte Therapie. Theorie, Klinik und Praxis. Stuttgart.

Sack, M. (2010). Schonende Traumatherapie. Ressourcenorientierte Behandlung von Traumafolgestörungen. Stuttgart.

Sack, M., Sachsse, U., Dulz, B. (2011). Ist die Borderline-Persönlichkeitsstörung eine Traumafolgestörung? In B. Dulz, S. C. Herpertz, O. F. Kernberg, U. Sachsse, (Hrsg.), Handbuch der Borderline-Störungen (S. 197–202). Stuttgart.

Satir, V. (1972). Peoplemaking. Palo Alto.

Scaer, R. (2014). Das Trauma-Spektrum. Verborgene Wunden und die Kraft der Resilienz. Lichtenau.

Scheidt, C. E., Waller, N. (2006). Bindungsdesorganisation und narrative Kohärenz. Psychische Verarbeitungsformen von Trauma und Verlust aus der Sicht der Bindungsforschung. Zeitschrift für Psychotraumatologie und Psychologische Medizin, 4 (3), 53–65.

Scheuerer-Englisch, H., Suess, G. J., Pfeifer, W. K. P. (Hrsg.) (2003). Wege zur Sicherheit. Bindungswissen in Diagnostik und Intervention. Gießen.

Schlippe, A. von, Schweitzer, J. (1999). Lehrbuch der systemischen Therapie und Beratung. Göttingen.

Schmücker, G., Buchheim, A. (2002). Mutter-Kind-Interaktionen und Bindung in den ersten Lebensjahren. In B. Strauß, A. Buchheim, H. Kächele (Hrsg.), Klinische Bindungsforschung. Theorien. Methoden. Ergebnisse (S. 173–191). Stuttgart.

Schneider, P. K. (2007). Multiplentherapie. Konzepte, Materialien und ernste Spiele für eine integrative Praxis. Heidelberg.

Schore, A. (2000). Attachment and the regulation oft he right brain. Attachment and Human Development, 2, 1, 23–47.

Schore, A. (2001). The effects of a secure attachment relationship on right brain development, affect regulation, and infant mental health. Mental Health Journal, 22 (1–2), 7–66.

Schore, A. (2002). Dysregulation des rechten Gehirns: Grundlegende Mechanismen einer traumatischen Bindung und die Psychopathogenese der Belastungsstörungen. In E. Rass (Hrsg.): Allan Schore: Schaltstellen der Entwicklung. Eine Einführung in die Theorie der Affektregulation mit seinen zentralen Texten (111–151). Stuttgart.

Schore, A. (2005). Das menschliche Unbewusste: die Entwicklung des rechten Gehirns und seine Bedeutung für das frühe Gefühlsleben. In V. Green (Hrsg.), Emotionale Entwicklung in Psychoanalyse, Bindungstheorie und Neurowissenschaften. Theoretische Konzepte und Behandlungspraxis (S. 35–68). Frankfurt a. M.

Schore, A. (2007). Affektregulation und die Reorganisation des Selbst. Stuttgart.

Schore, A. (2012). Bindung und die rechtshemisphärische Regulation. In E. Rass (Hrsg.): Allan Schore: Schaltstellen der Entwicklung. Eine Einführung in die Theorie der Affektregulation mit seinen zentralen Texten (87–109). Stuttgart.

Schulz von Thun, F. (2001). Miteinander reden: 1. Störungen und Klärungen. Reinbek.

Schwartz, L. (1951). Die Neurosen und die dynamische Psychologie von Pierre Janet. Basel.

Schwartz, R. C. (1997). Systemische Therapie mit der inneren Familie. Stuttgart.

Schwing, R., Fryszer, A. (2006). Systemisches Handwerk. Werkzeug für die Praxis. Göttingen.

Selvini Palazzoli, M., Boscolo, L., Cecchin, G., Prata, G. (1981). Paradoxon und Gegenparadoxon. Ein neues Therapiemodell für die Familie mit schizophrener Störung. Stuttgart.

Selvini Palazzoli, M., Cirillo, S., Selvini, M., Sorrentino, A. M. (1992). Die psychotischen Spiele in der Familie. Stuttgart.

Siegel, D. J. (2006). Wie wir werden, die wir sind. Neurobiologische Grundlagen subjektiven Erlebens und die Entwicklung des Menschen in Beziehungen. Paderborn.

Spitz, R. A. (1983). Vom Säugling zum Kleinkind. Naturgeschichte der Mutter-Kind-Beziehungen im ersten Lebensjahr. Stuttgart.

Spitz, R. A. (1985a). Hospitalismus I. Eine Untersuchung der Genese psychiatrischer Krankheitsbilder in der frühen Kindheit (Vorläufiger Bericht). In G. Bittner, E. Harms (Hrsg.), Erziehung in früher Kindheit (überarb. Neuausg., S. 89–116). München.

Spitz, R. A. (1985b). Hospitalismus II. Katamnese zur 1945 veröffentlichten Untersuchung. In G. Bittner, E. Harms (Hrsg.), Erziehung in früher Kindheit (überarb. Neuausg., S. 117–161). München.

Steele, K., Boon, S., van der Hart, O. (2017). Die Behandlung traumabasierter Dissoziation. Eine praxisorientierte, integrative Vorgehensweise. Lichtenau.

Stern, D. (2000). Mutter und Kind. Die erste Beziehung. Stuttgart.

Stern, D. (2007). Die Lebenserfahrung des Säuglings. Stuttgart.

Stierlin, H. (1982). Delegation und Familie. Beiträge zum Heidelberger familiendynamischen Konzept. Frankfurt a. M.

Strauß, B., Buchheim, A., Kächele, H. (Hrsg.) (2002). Klinische Bindungsforschung. Theorien. Methoden. Ergebnisse. Stuttgart.
Tronick, E. (2008a). Espansione diadica degli stati di coscienza e processo di cambiamento terapeutico. In E. Tronick, Regolazione emotiva. Nello sviluppo e nel processo terapeutico (S. 237–250). Milano.
Tronick, E. (2008b). Autoregolazione e regolazione reciproca, formazione del significato ed espansione diadica della coscienza. In E. Tronick, Regolazione emotiva. Nello sviluppo e nel processo terapeutico (S. 351–374). Milano.
Tronick, E., Gianino, A. (2008). Mancata corrispondenza e riparazione nell'interazione. Problematiche di coping nel bambino. In E. Tronick, Regolazione emotiva. Nello sviluppo e nel processo terapeutico (S. 33–44). Nello sviluppo e nel processo terapeutico. Milano.
Tronick, E., Weinberg, M. K. (2008a). Le madri depresse e i loro bambini. L'insuccesso nella formazione di stati di coscienza diadica. In E. Tronick, Regolazione emotiva. Nello sviluppo e nel processo terapeutico (S. 155–183). Milano.
Tronick, E., Weinberg, M. K. (2008b). Differenze di genere e depressione materna. In E. Tronick, Regolazione emotiva. Nello sviluppo e nel processo terapeutico (S. 185–198). Milano.
Trost, A. (2018). Bindungswissen für die systemische Praxis. Ein Handbuch. Göttingen.
Vaitl, D. (2011). Psychische Funktionen. Emotionen. In G. Schiepek (Hrsg.), Neurobiologie der Therapie (2. Aufl., S. 233–249). Stuttgart.
Vaitl, D. (2012). Veränderte Bewusstseinszustände. Grundlagen – Techniken – Phänomenologie. Stuttgart.
Van der Hart, O., Nijenhuis, E., Steele, K. (2008). Das verfolgte Selbst. Paderborn.
Van der Kolk, B. (2009). Entwicklungstrauma-Störung: Auf dem Weg einer sinnvollen Diagnostik für chronisch traumatisierte Kinder. Praxis der Kinderpsychologie und Kinderpsychiatrie, 58 (8), 572–586.
Van der Kolk, B. (2014). Verkörperter Schrecken. Traumaspuren im Gehirn, Geist und Körper und wie man sie heilen kann. Lichtenau.
Van der Kolk, B., McFarlane, A. C., Weisaeth, L. (1996). Traumatic stress. Paderborn.
Visconti, L. (1951). Bellissima. Drehbuch: Suso Cecchi D'Amico, Francesco Rosi, nach einer Idee con Cesare Zavattini. Italien.
Vogt, R. (Hrsg.) (2012). Täterintrojekte. Diagnostik und Behandlungsmodelle dissoziativer Strukturen. Kröning.
Watkins, J. G., Watkins, H. H. (2003). Ego-States – Theorie und Therapie. Ein Handbuch. Heidelberg.
Watzlawik, P., Beavin, J. H., Jackson D. D. (1974). Menschliche Kommunikation. Formen, Störungen, Paradoxien. Bern u. a.
Weber, A. (2001). »The surplus of meaning«. Biosemiotic aspects in Francisco J. Varela's philosophy of cognition. Cybernetics & Human Knowing, 9 (2), 11–29.
Weber, A. (2017). Alles fühlt. Mensch, Natur und die Revolution der Lebenswissenschaften. Berlin.

Weinberg, D. (2005). Traumatherapie mit Kindern. Strukturierte Trauma-Intervention und traumabezogene Spieltherapie. Stuttgart.
Weinberg, D. (2010). Psychotherapie mit komplex traumatisierten Kindern. Stuttgart.
Welter-Enderlin, R., Hildebrand, B. (1998). Gefühle und Systeme. Die emotionale Rahmung beraterischer und therapeutischer Prozesse. Heidelberg.
Welter-Enderlin, R. (2006). Resilienz aus der Sicht von Beratung und Therapie. In R. Welter-Enderlin, B. Hildenbrand (Hrsg.), Resilienz – Gedeihen trotz widriger Umstände (S. 7–20). Heidelberg.
Wöller, W. (2006). Trauma und Persönlichkeitsstörungen. Psychodynamisch-integrative Therapie. Stuttgart.
Zimmermann, P. (2002). Von Bindungserfahrungen zur individuellen Emotionsregulation: das entwicklungspathologische Konzept der Bindungstheorie. In B. Strauß, A. Buchheim, H. Kächele (Hrsg.), Klinische Bindungsforschung. Theorien. Methoden. Ergebnisse (S. 147–161). Stuttgart.